MARIZA SNYDER

AROMATHERAPIE FÜR ENTSPANNTE WECHSELJAHRE

Mit ätherischen Ölen Hitzewallungen, Stimmungsschwankungen, Lustlosigkeit und Schlafstörungen lindern

riva

Für meinen Mann Alex, der tagtäglich Freude in mein Leben bringt und fast genauso viel über den Hormonhaushalt von Frauen weiß wie ich. Danke für deine bedingungslose Unterstützung, deine leckeren Tacos und dafür, dass du mein Leben schön machst und mich immer wieder zum Lachen bringst.

Bibliografische Information der Deutschen Nationalbibliothek
Die Deutsche Nationalbibliothek verzeichnet diese Publikation in der Deutschen Nationalbibliografie. Detaillierte bibliografische Daten sind im Internet über https://dnb.de abrufbar.

Für Fragen und Anregungen
info@m-vg.de

Wichtiger Hinweis
Dieses Buch ist für Lernzwecke gedacht. Es stellt keinen Ersatz für eine individuelle medizinische Beratung dar und sollte auch nicht als solcher benutzt werden. Wenn Sie medizinischen Rat einholen wollen, konsultieren Sie bitte einen qualifizierten Arzt. Der Verlag und die Autorin haften für keine nachteiligen Auswirkungen, die in einem direkten oder indirekten Zusammenhang mit den Informationen stehen, die in diesem Buch enthalten sind.

Ausschließlich zum Zweck der besseren Lesbarkeit wurde auf eine genderspezifische Schreibweise sowie eine Mehrfachbezeichnung verzichtet. Alle personenbezogenen Bezeichnungen sind somit geschlechtsneutral zu verstehen.

2. Auflage 2026

Türkenstraße 89
80799 München
Tel.: 089 651285-0

Die amerikanische Originalausgabe erschien 2021 bei Rodale unter dem Titel *The Essential Oils Menopause Solution*.

Übersetzung: Marion Zerbst
Redaktion: Stephanie Kaiser-Dauer
Umschlaggestaltung: Sonja Vallant
Umschlagabbildung: Shutterstock/LiliGraphie, Africa Studio
Satz: Röser MEDIA GmbH & Co. KG, Karlsruhe
Druck: Florjancic Tisk d.o.o., Slowenien
Printed in the EU

ISBN Print 978-3-7423-1975-3
ISBN E-Book (PDF) 978-3-7453-1709-1
ISBN E-Book (EPUB, Mobi) 978-3-7453-1710-7

INHALT

EINFÜHRUNG

Wahrscheinlich haben Sie von Ärzten, Familienangehörigen und Freunden schon öfters gehört, dass es ganz normal ist, ein bisschen müde, gestresst und launisch zu sein – vor allem, wenn Ihre Periode bevorsteht oder wenn Sie in die Wechseljahre kommen. Dieser Zustand ist so normal, dass man nichts dagegen tun kann – außer eine Pille gegen die Symptome zu schlucken. Als erwachsene Frau in unserer heutigen Welt müssen Sie eben einfach die Zähne zusammenbeißen und hoffen, dass Ihre Beschwerden irgendwie und irgendwann wieder verschwinden.

Doch das ist eine große Lüge. Was Sie erleben, ist alles andere als normal.

Es gibt keinen vernünftigen Grund, warum es Ihnen während der Wechseljahre (Menopause) und in der Zeit kurz vor dem endgültigen Ausbleiben der Menstruation (Perimenopause) schlecht gehen sollte. Natürlich: Wenn die Funktion Ihrer Eierstöcke nachlässt und Ihr Hormonhaushalt sich umstellt, verändert sich Ihr ganzer Körper – daran führt kein Weg vorbei. Aber das ist ein ganz natürlicher, normaler Prozess, für dessen Bewältigung Ihr Organismus bestens eingerichtet ist. Sie können und sollten sich auch während dieser Zeit in optimaler gesundheitlicher Verfassung befinden, also gut schlafen und klar denken können, nicht unter Stimmungsschwankungen leiden und schmerzfreien Sex haben. Jeder Mensch hat – unabhängig von seinem Alter – einen Körper verdient, der gut funktioniert; und wenn es Ihnen tatsächlich einmal nicht so gut geht, haben Sie Anspruch auf Behandlungsmethoden, die nicht einfach nur Ihre Symptome unterdrücken, sondern Ihr Problem beheben und einen Heilungsprozess in Gang setzen.

Leider können viele Ärzte – selbst Gynäkologen – Ihnen den Unterschied zwischen Perimenopause und Menopause nicht erklären oder wissen nicht, wie man die vielen Beschwerden behandelt, unter denen die meisten Frauen in dieser hormonellen Umstellungsphase leiden. Nur allzu oft zücken sie dann einfach ihren Rezeptblock oder tun Ihre Probleme als ganz normale Begleiterscheinungen des Alterungsprozesses ab. Auch heute noch bekommen Frauen immer wieder zu hören, dass man gegen Erschöpfung, Schlaflosigkeit, Gehirnnebel, sexuelle Lustlosigkeit, Hitzewallungen, Gewichtszunahme und Kopfschmerzen im Alter nichts tun kann.

Ich weiß, dass Ihnen beunruhigende Veränderungen in Ihrer Stimmung, Ihrem Schlaf, Ihrer Verdauung, Ihrem Körpergewicht und – falls Sie Ihre Periode noch haben – auch in Ihrem Zyklus aufgefallen sind. Wahrscheinlich verfluchen Sie Ihre Hormone (vor allem das verdammte Östrogen), und manchmal schaffen Sie es kaum noch durch den Tag. Vielleicht waren Sie sogar schon mal bei einem Arzt; doch der hat Ihre Beschwerden einfach nur als normale Begleiterscheinungen des Alterungsprozesses abgetan.

Oder vielleicht hat er Ihnen gesagt, die einzige Möglichkeit, sich besser zu fühlen, bestünde darin, ein Medikament gegen Ihre Beschwerden zu schlucken: die Antibabypille, bioidentische Hormone oder ein Antidepressivum.

Aber Sie können viel mehr tun. Es gibt Lebensstiländerungen, Nahrungsergänzungsmittel und Selbstfürsorgerituale, bei denen ätherische Öle eine wichtige Rolle spielen. Mit diesen Maßnahmen können Sie die Ursache Ihres Problems bekämpfen und die Hormone, die hinter Ihren Beschwerden stecken, wieder in ein harmonisches Gleichgewicht bringen. Damit meine ich nicht nur Ihre Sexualhormone, sondern auch die Hormone, die Stoffwechsel, Stressreaktionen, kognitive Funktion, Stimmung, Schlaf, Verdauung, Hunger, Haarwuchs und viele andere Prozesse in Ihrem Körper steuern.

Sie sind eine Superfrau. Aber wenn Sie dieses Buch in die Hand genommen haben, liegt das sicherlich daran, dass Sie sich nicht so ganz auf der Höhe fühlen. Vielleicht sind Sie müde und abgeschlagen und machen sich Sorgen um Ihre Gesundheit. Wahrscheinlich leiden Sie unter einigen der Beschwerden, die ich gerade beschrieben habe. Aber Sie sollten wissen, dass Sie damit nicht allein dastehen! Wir Frauen sitzen alle im selben Boot. Sie können Ihre Gesundheit selbst in die Hand nehmen und Ihren Hormonhaushalt und Ihr Leben auf natürliche Weise wieder ins Gleichgewicht bringen. Mit wichtigen Lebensgewohnheiten wie gesunder Ernährung, Nahrungsergänzungsmitteln, Bewegung und Selbstfürsorge – einschließlich der regelmäßigen Anwendung ätherischer Öle – können Sie auf die Neustarttaste Ihres Hormonhaushalts drücken, wieder gesund werden und mit Leichtigkeit und Anmut in die Lebensphase der Perimenopause und Menopause eintreten – ohne quälende Symptome und ohne Medikamente einnehmen zu müssen.

Warum ich dieses Buch geschrieben habe: Die Geschichte meiner Mutter

Ich erinnere mich noch genau an die Nacht, in der meine Mutter endlich Hilfe suchte – genau wie Sie es jetzt tun. Spätnachts wurde ich plötzlich vom Klingeln meines Telefons aus dem Schlaf gerissen. Ich hörte die Angst und die Niedergeschlagenheit in der Stimme meiner Mutter – einen Tonfall, den ich in meinem ganzen Leben nur selten von ihr gehört habe.

Für meine alleinerziehende Mutter Jody war es ein harter Kampf gewesen, meine Schwester Cynthia und mich aufzuziehen. Jahrelang lebten wir in einer kleinen Zweizimmerwohnung und kamen kaum über die Runden, doch erst sehr viel später wurde uns klar, wie schwierig dieser gnadenlose Überlebenskampf für unsere Mutter gewesen war. Der Stress und die Erschöpfung eines Lebens als Alleinerziehende machten ihr schwer zu schaffen, aber sie ließ sich nicht unterkriegen. Diese Frau hat mich so sehr beeindruckt, dass ich immer so werden wollte wie sie, als ich erwachsen war. Nach ihrem Examen im Alter von 27 Jahren baute sie sich eine fantastische Karriere auf, um ihren Mädchen zu zeigen, wie man als Frau erfolgreich sein kann. Sie hat immer für uns gekämpft, und ich habe sie stets bewundert: ihr gepflegtes Aussehen, ihr entschlossenes Auftreten, die Zielstrebigkeit, mit der sie ihr Leben anging. Sie machte das Unmögliche möglich.

Aber wie es nun einmal ist, wenn wir uns selbst vernachlässigen, begann meine Mutter doch irgendwann Anzeichen eines körperlichen und seelischen Zusammenbruchs zu zeigen. Sie trieb immer weiter in einen tiefen Abgrund hinein, die Hetze ihres täglichen Lebens zermürbte sie – bis sie sich irgendwann in einen uns völlig unbekannten Menschen verwandelte. Sie wurde von Dr. Jekyll zu Mr. Hyde – zu einer Frau, die plötzlich aus der Haut fuhr, sodass wir uns in einem anderen Zimmer versteckten, bis die quirlige, stets fröhliche Mutter, die wir liebten (eine Frau, die nichts umhauen konnte), wieder aus der Versenkung hervorkam. Dank meiner medizinischen Ausbildung weiß ich inzwischen, woher diese plötzliche Veränderung kam: Der Hormonhaushalt meiner Mutter war völlig durcheinandergeraten. Trotzdem hat sie uns stets geliebt – auch wenn es ihr hundeelend ging, auch wenn ihr schweres prämenstruelles Syndrom sie zu einem körperlichen und seelischen Wrack machte. Vielleicht begriffen wir damals noch nicht, was in ihrem Körper vor sich ging, sondern sahen nur die äußeren Anzeichen ihrer hormonellen Probleme, aber wir haben immer gewusst, dass unsere Mutter uns liebte.

Mit zunehmendem Alter verschlimmerten sich ihre Hormonschwankungen. Sie erschrak selbst über die rasende Wut, die sie dann manchmal überkam, konnte aber nichts dagegen tun. Beim kleinsten Ärgernis rastete sie aus – bis sie eines Tages im Alter von 39 Jahren auf irgendeinen wildfremden Menschen losging, der ihre Einfahrt blockiert hatte. Sie hatte schon seit Längerem gespürt, wie Stress, Gereiztheit und dieses »Wenn jetzt noch irgendetwas passiert, drehe ich durch«-Gefühl sich in ihr anstauten. Aber sie biss einfach die Zähne zusammen und dachte, wenn sie nur erst einmal nach Hause käme und sich von ihrem Stress erholen könnte, würde es ihr zumindest vorübergehend ein bisschen besser gehen. Doch an diesem Tag erschrak sie über sich selbst, und das war der große Wendepunkt in ihrem Leben. Sie wusste, dass mit ihr etwas nicht stimmte und dass sie Hilfe brauchte.

Aber wissen Sie, was? Selbst nachdem meine Mutter den Mut aufgebracht hatte, einen Termin in einer Arztpraxis zu vereinbaren, dort hinzugehen und der Ärztin all ihre peinlichen Symptome zu beichten – selbst nachdem sie sich so ehrlich und verletzlich gezeigt hatte zu fragen: »Ist es normal, dass man während seiner Periode jemanden umbringen will?« –, bekam sie die übliche Antwort. Die Ärztin sagte: »Ja, das kann durchaus sein.« Doch das ist eine glatte Lüge. Nichts von dem, was meine Mutter damals durchmachte, war normal.

Diese Ärztin hat aber zumindest *etwas* Gutes für meine Mutter getan: Sie nahm ihre Symptome ernst. Doch indem sie ihr klarmachte, dass es vielen Frauen so geht, beging sie den großen Fehler, diese Beschwerden als etwas Normales hinzustellen. Aber daran ist nichts Normales. Und die Ärztin begriff auch nicht, dass die gravierenden Beschwerden meiner Mutter konkrete Ursachen hatten. Wenn man unsere Symptome als normal abtut, werden wir nie zu einem ausgewogenen Hormonhaushalt kommen! Vielleicht fühlen wir uns dann weniger allein mit unserem Schicksal – aber wer will schon stillschweigend gemeinsam leiden?

Zumindest hat das Gespräch mit dieser Ärztin meiner Mutter den inneren Antrieb gegeben, den sie brauchte, um bis weit in ihre Vierziger durchzuhalten; doch dann geriet ihr Hormonhaushalt in einen rapiden Sturzflug. Sie litt unter unregelmäßigem Schlaf, unerklärlicher Gewichtszunahme und so starker Müdigkeit und Erschöpfung, dass sie sich bereits ab 16 Uhr nachmittags total abgeschlagen fühlte – und das jeden Tag. Dennoch ließ meine Mutter sich nicht unterkriegen. Sie akzeptierte das alles einfach als ihre neue Normalität, weil die Ärztin ihr mit ihrer Beteuerung, eigentlich sei das alles doch gar nicht so schlimm, so viel Zuversicht gegeben hatte. Doch dann begannen die unregelmäßigen Perioden, starken Monatsblutungen und Hitzewallungen, sodass meine Mutter nach ihrer Arbeit im Operationssaal stets schweißgebadet war.

»Das müssen die Wechseljahre sein«, dachte sie sich. Und so ging es weiter, bis meine Mutter mehrmals pro Woche Hitzewallungen bekam und ihre ehemals schlanke Figur um gute zwölf Kilo in die Breite gegangen war. Schließlich geriet sie durch ihre ständige Schlaflosigkeit in einen Teufelskreis aus Müdigkeit und Überdrehtheit und begann sich wieder Sorgen um ihren Gesundheitszustand zu machen.

Was kann eine Frau in der Perimenopause gegen ihre Beschwerden tun? Meine Mutter suchte Hilfe in einer Arztpraxis, die sich auf die Behandlung von Frauen mit Hormonstörungen spezialisiert hatte – ohne mein Wissen. Sie kannte sich gut genug in Medizin aus, um sich einer Blutuntersuchung zu unterziehen und ihre Fortpflanzungs-, Stress- und Schilddrüsenhormone bestimmen zu lassen. Doch die Ärztin erklärte ihr, diese Tests seien nicht zuverlässig, daher verwende sie sie in ihrer Praxis nicht. Statt den Ursachen der Beschwerden meiner Mutter auf den Grund zu gehen, zückte sie einfach ihren Rezeptblock und empfahl ihr eine »einfache Lösung«: ein Östrogenpflaster. Und meine Mutter sehnte sich so verzweifelt nach einer Linderung ihrer Probleme, dass sie bereit war, alles zu probieren.

Die Hormontherapie wirkte tatsächlich ein paar Wochen lang und linderte ihre Hitzewallungen während der Arbeit. Doch ihre übrigen Symptome blieben bestehen, und es kamen sogar noch neue hinzu, die meine Mutter noch nie zuvor erlebt hatte. Schon nach zwei Monaten hatte sie weiter zugenommen, litt unter chronischen Kopfschmerzen, starken Schlafstörungen und lähmender Müdigkeit. Durch die »einfache Lösung«, zu der die Ärztin ihr geraten hatte, geriet sie in einen üblen Teufelskreis.

Mit der Zeit verschlimmerte sich der Zustand meiner Mutter immer mehr. Sie rutschte in eine Depression, die ihr all ihre Motivation und Energie raubte. Sie zog sich aus dem sozialen Leben zurück und hatte keinerlei Motivation mehr, Sport zu treiben, sich mit Freunden zu treffen – oder in ihrem täglichen Leben überhaupt noch halbwegs zu funktionieren.

Diese neuen, bisher unbekannten Symptome jagten meiner Mutter furchtbare Angst ein, aber sie wusste nicht, wo sie Hilfe suchen sollte.

Bis sie mich eines Tages anrief – beschämt, verzweifelt und in totaler Panik. Ich hörte die Angst in ihrer Stimme, als sie mir über ihre Probleme berichtete. Ihren letzten Satz sagte sie nur noch im Flüsterton: »Manchmal kommen mir Gedanken, vor denen ich selber erschrecke …«

Trotz meiner Sorge um meine Mutter blieb ich innerlich ruhig genug, um sie an einen Ort zu bringen, an dem sie gut aufgehoben war, und versicherte ihr nach einem langen Gespräch, dass alles gut werden würde. Dass ich nicht eher ruhen würde, als bis wir eine Lösung gefunden hätten. In den nächsten Wochen entwöhnte ich sie langsam von ihrem Östrogenpflaster und führte dann eine Reihe von Hormontests bei ihr durch. Ich bestimmte ihre Schilddrüsenhormone, Stresshormone, sämtliche Sexualhormone sowie DHEA, Insulin und andere wichtige Marker (meine Empfehlungen dazu finden Sie unter der Rubrik »Warum Laborwerte so wichtig sind« auf Seite 250 dieses Buches). Sie begann auch sofort mit meinem Hormonumstellungsprotokoll, der Grundlage des 21-Tage-Hormonumstellungsprogramms, das Sie in Teil III kennenlernen werden. Außerdem empfahl ich ihr ein paar wichtige ätherische Öle gegen ihre Hitzewallungen, Schlafstörungen und depressiven Verstimmungen und gegen ihre ständige Müdigkeit. Sie trug diese einfachen, wirksamen Heilmittel immer bei sich, vor allem, wenn sie etwas brauchte, was von einer Sekunde auf die andere ihre Lebensgeister weckte.

Innerhalb von 30 Tagen legte sich die Depression meiner Mutter, sie nahm neun Kilo ab, wachte morgens wieder früh auf und hatte genügend Energie, um zu arbeiten und Tennis zu spielen. Auch in emotionaler Hinsicht wurde sie allmählich wieder die Alte. Nach 60 Tagen rief sie mich an und erklärte mir, sie fühle sich wie eine jüngere Version ihrer selbst. »Ich hätte nie gedacht, dass es mir einmal wieder so gut gehen würde! Ich fühle mich wie ein ganz neuer Mensch – als hätte man mir meinen früheren Körper zurückgegeben. Wenn sich die Lebensmitte tatsächlich so anfühlt, habe ich nichts dagegen!«, schwärmte sie mir vor. »Ich habe inzwischen mehr als zwölf Kilo abgenommen. Ich bin nachmittags nicht mehr müde. Ich habe nicht mehr ständig das Bedürfnis, Limonade zu trinken, und fühle mich viel glücklicher. Außerdem habe ich jetzt wieder jede Menge Motivation, und mein Haar und meine Haut fühlen sich gesünder an und sehen auch besser aus. Ich fühle mich tatsächlich wieder wie mit 37 – vor allem ohne jegliche Hitzewallungen. Endlich bin ich wieder bereit, mich mit Volldampf ins Leben zu stürzen.«

Da war sie endlich wieder, meine kämpferische Mama, so wie ich sie früher gekannt hatte!

Ich erlaubte mir einen langen Stoßseufzer der Erleichterung, doch dann erwachte auch in mir wieder die entschlussfreudige Kämpferin. Es war höchste Zeit, auch anderen Frauen mit Rat und Tat zur Seite zu stehen und sie wieder auf den richtigen Weg zu bringen. *Sie* wieder auf den richtigen Weg zu bringen. Denn wenn meine Mutter es geschafft hat, das Rad ihrer Gesundheit zurückzudrehen, dann schafft es jede Frau. Jede Frau kann ihre Selbstheilungskräfte entdecken und nutzen. Wir müssen nur den richtigen Weg dazu finden – denn der sieht bei jeder Frau ein bisschen anders aus.

Und genau deshalb habe ich dieses Buch geschrieben.

Erobern Sie sich Ihre Energie, Ausstrahlung und Gesundheit zurück!

Idealerweise sollten Perimenopause und Menopause ein natürlicher Übergang zu einer neuen Lebensphase sein. Wie können Sie Ihren Körper am besten auf natürliche Weise durch die Lebensmitte und die Wechseljahre begleiten? Ganz einfach: indem Sie ihn durch positive tägliche Lebensgewohnheiten dazu bringen, auf zellulärer Ebene gut zu funktionieren, und zwar Schritt für Schritt. Zum Glück gibt es viele Hilfsmittel, die Ihnen diese Arbeit erleichtern:

- **Ätherische Öle:** Diese Öle entfalten ihre Wirkungen sehr rasch. Je nach Art oder Kombination können sie beruhigen, die Stimmung aufhellen, erden und/oder beleben. Ätherische Öle unterstützen das Heilungspotenzial des Körpers auf zellulärer Ebene.
- **Vorwiegend pflanzliche Ernährung:** Essen Sie Lebensmittel, die Ihnen guttun und Ihren Körper mit allen wichtigen Nährstoffen versorgen! So kommt er dauerhaft wieder ins Gleichgewicht.
- **Körperliche Aktivität:** Regelmäßige Bewegung, die Körper und Seele glücklich macht, stärkt Ihre Muskulatur und Ihr Konzentrationsvermögen, baut Stress ab und sorgt für einen ausgewogenen Hormonhaushalt.
- **Selbstfürsorgerituale:** Wenn Sie Wege finden, von innen heraus etwas für sich zu tun, können Sie nicht nur Ihren Körper wieder ins Gleichgewicht bringen, sondern auch allen anderen Menschen und Dingen in Ihrem Leben besser gerecht werden.
- **Nahrungsergänzungsmittel:** Wenn Sie unter Hormonstörungen leiden, ist es oft schwierig, Ihrem Körper die wichtigen Nährstoffe, die er braucht, allein über die Nahrung zuzuführen. Hier kommen Nahrungsergänzungsmittel ins Spiel.

Obwohl Arzneimittel und Hormone, die der Arzt Ihnen verschreibt, Ihnen auf den ersten Blick vielleicht als erfreulich einfache Lösung erscheinen, können diese die Selbstheilungsfähigkeiten Ihres Körpers beeinträchtigen und Ihr Leben verkürzen. Den Ursachen der Beschwerden auf den Grund zu gehen, unter denen Sie während der Perimenopause und Menopause leiden, kostet zwar ein bisschen Zeit, aber in diesem Buch finden Sie einfache Schritt-für-Schritt-Anleitungen dafür: Ich werde Ihnen zeigen, wie Sie etwas für Ihren Hormonhaushalt tun und sich wieder energiegeladen, fröhlich und vital fühlen können.

In Teil I (»Wie verändert sich der Hormonhaushalt in den Wechseljahren?«) erfahren Sie, was Hormone sind, welche Aufgaben sie in Ihrem Körper erfüllen, wie sie aus dem Gleichgewicht geraten können und wo die Hauptursachen für einen durcheinandergeratenen Hormonhaushalt liegen. Als Nächstes werden wir über Lösungsmöglichkeiten sprechen. Sie werden erfahren, wie ätherische Öle aus wissenschaftlicher Sicht wirken – wie sie Ihren Hormonhaushalt wieder ins Gleichgewicht bringen und verbessern können. Außerdem erläutere ich Ihnen die therapeutischen Eigenschaften der Öle, die zur Behandlung hormoneller Beschwerden am häufigsten eingesetzt werden, und verrate Ihnen, welche ätherischen Öle Ihnen am besten über Beschwerden während der Perimenopause und Menopause hinweghelfen. Und nicht zuletzt erfahren Sie alles, was Sie wissen müssen, um sofort mit der Anwendung ätherischer Öle beginnen zu können. Sobald Sie sich die wissenschaftlichen Grundkenntnisse angeeignet haben und verstehen, wie Ihr Körper funktioniert, werden Sie die vor Ihnen liegende neue Lebensphase mit Leichtigkeit meistern.

Im Fokus: Nahrungsergänzungsmittel

Unverfälschte, qualitativ hochwertige Nahrungsergänzungspräparate können Ihrem Körper wichtige Nährstoffe liefern, von denen er durch Ihre Ernährung allein vielleicht nicht genug bekommt, und können Sie auf Ihrem Weg zu Heilung und harmonischem Gleichgewicht weiterbringen. Nur leider sind viele Nahrungsergänzungsmittel von schlechter Qualität, kaum bioverfügbar oder schlicht und einfach unwirksam. In den letzten zehn Jahren habe ich die Qualität, Bioverfügbarkeit und Wirksamkeit vieler Nahrungsergänzungsmittel für den Hormonhaushalt und für eine bessere Zellfunktion eingehend untersucht. Als Biochemikerin und Verfechterin der funktionellen Medizin bin ich sogar noch einen Schritt weitergegangen und habe mich damit beschäftigt, wie Nahrungsergänzungsmittel hergestellt und auf ihre Reinheit hin überprüft werden. Nichts, was ich auf dem Markt fand, entsprach meinen Qualitätsstandards, daher habe ich meine eigene Produktlinie Essentially Whole® entwickelt.

Ich habe alle Essentially-Whole®-Nahrungsergänzungsmittel sorgfältig ausgewählt beziehungsweise formuliert. All diese Produkte enthalten gut resorbierbare, bioverfügbare Inhaltsstoffe, hinter denen gründliche Recherchen und ein sorgfältiger Auswahlprozess stehen. Meine Nahrungsergänzungsmittel wurden auf Reinheit und Wirksamkeit getestet, sind allesamt gluten-, milch-, gentechnik-, soja- und maisfrei und enthalten keinerlei schädliche Füll- oder Aromastoffe. Ich prüfe genau, wie meine Nahrungsergänzungsmittel formuliert und getestet werden, besuche sogar die Produktionsstätte, in der sie hergestellt werden, und begutachte jeden einzelnen Schritt des Qualitätskontroll- und Testverfahrens sehr sorgfältig.

Außerdem nehme ich diese Produkte selbst jeden Tag ein und bin von ihren positiven Auswirkungen auf meinen Körper und von meinen guten Laborwerten verblüfft. Probieren Sie sie ruhig einmal aus und berichten Sie mir dann über Ihre positiven Erfahrungen!

Teil II (»Ernährung, Nahrungsergänzungsmittel, ätherische Öle und natürliche Heilmittel zur Behandlung von Beschwerden in Perimenopause und Menopause«) ist nach Themen gegliedert, sodass Sie schnell zu dem Kapitel oder den Kapiteln gelangen, in denen es um *Ihr* Problem geht. Die Lösungsvorschläge, die Sie in diesen Kapiteln finden, sind auf Ihre individuelle Biochemie abgestimmt und helfen Ihnen, mögliche Probleme und Beschwerden möglichst schon im Voraus zu erkennen. Als Nächstes werden wir daran arbeiten, die belastendsten Symptome zu beseitigen, die einer Frau während der Perimenopause und Menopause das Leben schwermachen können. Wir werden Hitzewallungen auf ein Mindestmaß reduzieren und Ihr sexuelles Verlangen stärken. Die Linderung dieser Beschwerden wird Ihnen wiederum mehr Energie verleihen, Ihre Stimmung verbessern und Ihr Konzentrationsvermögen stärken. Wenn Sie schon im Voraus wissen, was Ihr Körper während dieser Lebensphase braucht, gewinnen Sie das nötige Selbstvertrauen, um Ihre Zukunft nach Ihren eigenen Vorstellungen zu gestalten.

Unter den mehr als 75 Rezepten für ätherische Ölmischungen, die ich eigens für dieses Buch entwickelt habe, können Sie problemlos die richtigen Lösungen für Ihre individuellen Bedürfnisse finden und umsetzen. Außerdem sind diese Ölmischungen so einfach herzustellen und zu verwenden, dass Ihre Freundinnen Sie schon sehr bald um Ihr Hitzewallungs-Löschspray oder Ihre Roll-on-Ölmischung »Ich schaffe das« bitten werden.

Teil III, »Das 21-Tage-Hormonumstellungsprogramm«, ist die ultimative Lösung, um Ihren Hormonhaushalt wieder ins Gleichgewicht zu bringen, Ihren Gesundheitszustand drastisch zu verbessern und Ihr Leben zu verlängern. Mit diesem sorgfältig durchdachten Plan werden Ihnen die Lebensstiländerungen, die Sie vornehmen sollten, um Ihren Hormonhaushalt in Ordnung zu bringen, wahrscheinlich sehr leichtfallen. Ich bereite Sie zunächst mit täglichen wirksamen Selbsthilfemaßnahmen und Selbstfürsorgeritualen auf das dreiwöchige Schritt-für-Schritt-Programm vor. Das Programm selbst besteht aus Essensplänen, Ratschlägen für körperliche Aktivität, Rezepten, der Einnahme von Nahrungsergänzungsmitteln und dem Einsatz hochwirksamer ätherischer Öle. Sie werden staunen, wie sehr Ihr Wohlbefinden sich dadurch verbessern wird! Es ist ganz einfach, gesünder zu leben. Dadurch wird sich Ihr Leben von Grund auf verändern und nie wieder so sein wie früher.

Vor über 130 Jahren lag die Lebenserwartung einer Frau noch bei 40 Jahren. Heute beträgt die durchschnittliche Lebenserwartung von Frauen in den USA 83 Jahre. Die Lebensmitte ist also nicht mehr das Ende und auch keine Zeit der Krankheit, des sozialen Rückzugs oder der Untätigkeit, sondern eine Chance, mit Anmut, Vitalität, Zuversicht und der Weisheit, die wir aus unseren persönlichen und beruflichen Lebenserfahrungen gewonnen haben, in die zweite Lebenshälfte zu starten. Ein ausgewogener Hormonhaushalt ist die Grundvoraussetzung für ein außergewöhnliches, vor Vitalität strotzendes Leben – und in diesem Buch werde ich Ihnen Schritt für Schritt zeigen, wie man dieses Ziel erreicht.

Und woher weiß ich, dass das möglich ist? Ganz einfach: Meine Mutter hat es geschafft! Und sie hat sich nicht nur ihr Leben zurückerobert, sondern es auf der Grundlage ihrer Hobbys und Interessen neu erfunden. Kurz nachdem sie mein Hormonumstellungsprogramm absolviert hatte, beschloss sie, Marathonläuferin zu werden. Seitdem ist sie über 70 Marathons und Halbmarathons gelaufen. Die Medaillen, die an ihrer Wand hängen, beweisen es! Inzwischen meistert meine Mutter ihr Leben mit Selbstvertrauen, Anmut und jeder Menge Energie.

Falls Sie die Antibabypille nehmen oder gerade eine Hormontherapie machen

Wenn Sie dieses Buch zur Hand genommen haben und zurzeit die Antibabypille nehmen oder eine Hormontherapie machen, sind Sie hier genau richtig! Egal ob Sie Hormone zur Bewältigung Ihrer Wechseljahrsbeschwerden einnehmen oder nicht – in diesem Buch finden Sie sichere und wirksame natürliche Behandlungsstrategien und Lebensstiländerungen, die man auch während einer Hormontherapie praktizieren kann. Diese Empfehlungen werden Ihnen übrigens auch weiterhelfen, wenn Sie gerade dabei sind, Ihre Hormontherapie zu beenden, oder das in Zukunft vorhaben.

Worauf warten Sie noch?

Zwar hatte mich eigentlich die Geschichte meiner Mutter dazu inspiriert, dieses Buch zu schreiben, aber ich bekomme tagtäglich Anfragen von anderen Frauen, die sich in einer ähnlichen Situation befinden – Frauen, die vermuten, dass hinter ihren Hormonproblemen mehr steckt als einfach nur »der ganz normale Alterungsprozess«, und die verzweifelt nach Behandlungsstrategien suchen, die sie von ihren eigenen Ärzten nicht bekommen. Ich habe Verständnis für Ihre Probleme! Ich weiß, dass Sie sich vernachlässigt und alleingelassen fühlen. Dass Sie das Gefühl haben, von niemandem gehört oder ernst genommen zu werden. Dass Sie angesichts der vielen Fehlinformationen, mit denen man Sie ständig überschüttet, völlig verwirrt sind. Ich weiß, dass es nirgends klare, überzeugende Lösungsstrategien für Ihre hormonellen Probleme gibt. Mit diesem Buch möchte ich Ihnen zeigen, dass ich Verständnis für Ihre Situation habe, und Ihnen einfache, wissenschaftlich fundierte Antworten auf Ihre dringlichsten Fragen und Sorgen geben. Ich möchte Ihnen Ihre Ängste nehmen und Lösungen anbieten, die wirklich funktionieren.

Meine Mutter Jody hat mir erlaubt, ihre Fürsprecherin zu sein. Und genau das ist es, was wir alle brauchen: eine Fürsprecherin. Ein Gesundheitsteam, das sich für uns einsetzt. Das Selbstvertrauen, eine Superfrau zu sein, und zwar auf unsere ganz persönliche, individuelle Art und Weise.

Also lassen Sie mich Ihre Fürsprecherin sein und Sie bei dieser Reise auf Schritt und Tritt begleiten! Ich hoffe, dass die Informationen und ermutigenden Worte, die praktischen Ratschläge und das Schritt-für-Schritt-Programm in diesem Buch Ihnen das nötige Selbstvertrauen geben, um Ihre Gesundheit selbst in die Hand zu nehmen und Ihr Leben zu verändern. Sie können die Uhr Ihrer hormonellen Gesundheit zurückdrehen und Ihre Lebensmitte ganz nach Ihren eigenen Vorstellungen neu definieren.

Sie können sich Ihren Schlaf zurückerobern und morgens ausgeruht und voller Tatendrang erwachen.

Sie können Ihren Hormonhaushalt wieder ins Gleichgewicht bringen und Ihr Leben von der Hölle ständiger Menstruationsprobleme befreien.

Sie können vitaler werden und Ihre Lebenserwartung verlängern.

Sie können den Weg in die Wechseljahre mit Anmut und Leichtigkeit gehen und Ihr Leben ohne quälende Wechseljahrsbeschwerden genießen.

Die nächsten Kapitel Ihres Lebens können die besten sein, die Sie je erlebt haben! Schlagen Sie mit mir zusammen eine neue Seite im Buch Ihres Lebens auf und lassen Sie uns gemeinsam Ihren Körper revolutionieren.

TEIL I

WIE VERÄNDERT SICH DER HORMONHAUSHALT IN DEN WECHSELJAHREN?

Kapitel 1

WAS SIE ÜBER SEXUALHORMONE WISSEN SOLLTEN

»Warum bin ich immer so müde und abgeschlagen?«

»Warum bin ich ständig gestresst?«

»Warum kann ich nachts nicht mehr durchschlafen?«

»Warum werde ich meine Rettungsringe einfach nicht mehr los? Ich treibe doch regelmäßig Sport und ernähre mich genauso wie früher!«

»Warum kann ich mir nichts mehr merken? Woher kommt dieser Nebel in meinem Kopf?«

»Was zum Teufel ist nur mit mir los?!«

Hormone!

Hormone sind chemische Botenstoffe, die fast alles regulieren, was in Ihrem Körper passiert: Appetit, Stoffwechsel, Haarwuchs, Schlaf, Körpertemperatur, Stimmung, Sexualtrieb und Menstruation. Die weiblichen Hormone Östrogen und Progesteron spielen bei unseren Fortpflanzungszyklen die Hauptrolle; daher ist es eigentlich kein Wunder, dass sie sich in der Pubertät (dem Übergang in die fruchtbaren Jahre unseres Lebens), aber auch während der Perimenopause und der Menopause, wenn unsere Periode ausbleibt, immer wieder bemerkbar machen. Aber sie teilen sich ihre Bühnenpräsenz mit einer ganzen Reihe anderer Hormone, die für unsere Gesundheit und unser Wohlbefinden während dieser beiden Übergangsphasen (und in der Zeit dazwischen) ebenfalls eine wichtige Rolle spielen.

Da die verschiedenen Systeme unseres Körpers so eng miteinander verbunden sind, wirken die Hormone in einer Art großer Sinfonie zusammen, um ein harmonisches Gleichgewicht aufrechtzuerhalten und dafür zu sorgen, dass in unserem Körper alles so gut wie möglich funktioniert. Wenn ein Hormon aus dem Takt gerät, werden dadurch auch andere Hormone in Mitleidenschaft gezogen – und damit gerät Ihr ganzes Leben durcheinander. Gerade aufgrund dieser Komplexität ist es nahezu unmöglich, nur ein einziges Hormon für alle unsere Probleme verantwortlich zu machen. Stattdessen müssen wir das Zusammenspiel einer Vielzahl von Hormonen betrachten.

Deshalb ist es so wichtig, dass Sie sich ein bestimmtes Grundwissen über Hormone erwerben. Wenn Sie darüber informiert sind, was Ihre Hormone bewirken und wie ihre Spiegel – vor allem vor, während und nach der Menopause – ins Schwanken geraten, wird Ihnen klar werden, dass keines der Symptome, unter denen Sie leiden, durch Zufall oder aus dem Nichts heraus entstanden ist. Es hat seine Gründe, warum Sie sich so fühlen – und die liegen in der Zusammensetzung chemischer Substanzen in Ihrem Körper, in Ihren früheren und jetzigen Erlebnissen und Erfahrungen, Ihrer Lebensweise und Ihrem Umfeld. Aber es gibt auch eine gute Nachricht: Sie können diese hormonellen Veränderungen und Beschwerden voraussehen, Ihren Lebensstil darauf einstellen und Lösungen finden, die genau auf Ihre individuellen Bedürfnisse zugeschnitten sind.

Zunächst einmal wollen wir die Veränderungen im Hormonhaushalt erwachsener Frauen ein bisschen genauer unter die Lupe nehmen: Perimenopause, Menopause und den etwas dubiosen neuen Begriff »Postmenopause«.

Perimenopause – was ist das eigentlich?

Eine einfache, spontane Antwort würde wahrscheinlich lauten: Die Perimenopause ist eine unvorhersehbare Übergangsphase. Die meisten Menschen verwechseln die Perimenopause mit der Menopause und wissen gar nicht, worin der Unterschied zwischen diesen beiden Phasen im Leben einer Frau besteht. »Peri« bedeutet so viel wie »um … herum« oder »ungefähr«; die Perimenopause umfasst also die Zeit, bevor Ihre Monatsblutung ein ganzes Jahr lang ausgeblieben ist. Die Phase kann bereits mit Mitte oder Ende 30 beginnen und vier bis zwölf Jahre dauern.

Während der Perimenopause haben Sie also immer noch Ihre Periode, aber sie wird allmählich immer unregelmäßiger. Das bedeutet, dass Sie in dieser Zeit durchaus noch schwanger werden können. Sie sollten jedoch wissen, dass Ihr Östrogenspiegel jetzt, wo die Eierstöcke ihre Produktion einstellen, sehr schnell hin und her schwankt: Er schießt abwechselnd in die Höhe und geht dann wieder rapide in den Keller. Manche Frauen kommen gut durch die Perimenopause, während andere in dieser Zeit heftige, unberechenbare Hormonschwankungen durchmachen, die verschiedene unerwünschte Veränderungen hervorrufen: Hitzewallungen, nächtliche Schweißausbrüche, Schlafprobleme, schweres PMS, starke Monatsblutungen, Gedächtnisstörungen, Scheidentrockenheit, Müdigkeit, Abgeschlagenheit, Gehirnnebel und vieles andere mehr. Die Perimenopause kann körperlich und seelisch sehr belastend sein, doch das muss nicht bei jeder Frau so sein. Also bereiten Sie sich auf das Schlimmste vor, aber rechnen Sie mit dem Besten!

Die Perimenopause ist eine ganz normale Lebensphase. Ihr Körper ist so eingerichtet, dass er seine Aktivität zu einem bestimmten Zeitpunkt herunterfährt und Sie von der Fortpflanzung entlastet. Außerdem ist jeder Körper individuell verschieden, daher kann man nicht genau vorhersagen, wie er auf diese hormonelle Umstellung reagieren wird. Aber ich stelle immer wieder fest, dass die Perimenopause bei vielen Frauen inzwischen früher und heftiger einsetzt, weil so viele von uns total gestresst und ausgebrannt sind. Dadurch, dass wir die Bedürfnisse anderer Menschen wichtiger nehmen als unsere eigenen, vernachlässigen wir unsere Selbstfürsorge. So kommt es zu diesem weitverbreiteten unausgewogenen Hormonhaushalt und zur Entstehung von Entzündungsprozessen – und das führt zu einer sehr belastenden Perimenopause mit unangenehmen Symptomen.

Sie sollten sich vor Augen halten, dass diese biologische Veränderung für Ihren Körper etwas ganz Natürliches ist und dass es in Ihrer Hand liegt, wie Sie sich darauf vorbereiten und darauf reagieren. Wenn Sie Ihren Körper während dieser Zeit unterstützen und pflegen, indem Sie auf Selbstfürsorge und auf einen Lebensstil achten, der sich positiv auf Ihren Hormonhaushalt auswirkt, haben Sie die besten Chancen, diese Übergangsphase mit Anmut und Leichtigkeit durchzustehen. Fragen Sie einfach einmal meine Mutter!

Die Wahrheit über gängige Optionen zur Behandlung von perimenopausalen Beschwerden

Die Pille

Sie können durchaus etwas gegen Ihren durcheinandergeratenen Hormonhaushalt tun, ohne Hormonpräparate einzunehmen. Sie brauchen weder die Pille noch irgendwelche anderen hormonellen Verhütungsmittel, um Ihre Beschwerden zu lindern. Die Pille und andere hormonelle Empfängnisverhütungsmethoden (Pflaster, Vaginalring, Spritze, Injektion, Implantat oder Hormonspirale) sind *Kontrazeptiva*, die eine Schwangerschaft verhindern sollen. Viele Ärztinnen und Ärzte wollen Ihnen jedoch weismachen, dass sie noch mehr bewirken, also beispielsweise gegen zu starke oder schmerzhafte Regelblutungen, PMS (prämenstruelles Syndrom) oder PMDD (prämenstruelle Dysphorie) und gegen unregelmäßige oder ausbleibende Monatsblutungen »helfen«. Tatsächlich tun die meisten US-amerikanischen Frauen, die die Antibabypille nehmen – nämlich sage und schreibe 58 Prozent – dies nicht zur Empfängnisverhütung, sondern aus anderen Gründen. Aber die Pille löst diese Probleme nicht, sondern kaschiert sie lediglich, indem sie dem Körper synthetisches Östrogen und Progesteron zuführt und ihn daran hindert, so zu funktionieren, wie er eigentlich sollte. Diese synthetischen Hormone können die unangenehmen Symptome zwar vorübergehend lindern, aber es kostet Ihren Körper eine Menge Arbeit, mit ihren unerwünschten Auswirkungen umzugehen. Daher treten jetzt neue Beschwerden auf: Migräne, sexuelle Unlust, Scheidentrockenheit, abnormale Gebärmutterblutungen und Schmierblutungen, Schilddrüsenfehlfunktionen, Blutgerinnsel und tiefe Venenthrombosen, Angstzustände, Depressionen und vieles andere mehr. Sie können also durchaus Ihre Beschwerden lindern, indem Sie die Pille weiterhin einnehmen oder während der Perimenopause erneut einzunehmen beginnen. Aber Sie müssen sich darüber im Klaren sein, dass das unerwünschte Nebenwirkungen hervorruft und dass Sie damit nicht bei den eigentlichen Ursachen Ihrer Beschwerden ansetzen. Natürliche Behandlungsstrategien, wie ich sie in diesem Buch beschreibe, lindern Ihre Symptome dagegen, indem sie die Ursache des Problems angehen – ganz ohne beängstigende und unnötige Nebenwirkungen.

Wenn natürliche Behandlungsmethoden bei Ihnen nicht so gut wirken wie erhofft, kann in manchen Fällen die vorübergehende Einnahme der Antibabypille durchaus sinnvoll sein, um starke Beschwerden zu beheben und Ihnen wieder zu einem ausgewogeneren Hormonhaushalt zu verhelfen. Als Verfechterin der funktionellen Medizin rate ich jedoch dazu, es lieber erst einmal mit natürlichen Behandlungsmethoden zu versuchen.

Endometriumablation

Bei der Endometriumablation handelt es sich um einen ambulanten Eingriff, bei dem die Gebärmutterschleimhaut (Endometrium) verödet wird, um Wucherungen und zukünftigen Blutungen entgegenzuwirken. Dazu gibt es verschiedene Techniken; ich bevorzuge das NovaSure-Verfahren, das mit Radiofrequenz arbeitet. In bestimmten Situationen kann eine Endometriumablation durchaus sinnvoll sein. Zum Beispiel, wenn eine Frau unter einer Anämie leidet, die sich aufgrund extrem starker Monatsblutungen nicht erfolgreich behandeln lässt, wenn alle anderen Möglichkeiten (beispielsweise Nahrungsergänzungsmittel und/oder Lebensstiländerungen) bereits ausgeschöpft wurden und sie keine Kinder mehr haben will. Allerdings finde ich es schon ein bisschen besorgniserregend, dass die Endometriumablation quasi das neue »Facelifting für die Gebärmutter« geworden zu sein scheint, das bereits Frauen mittleren Alters durchführen lassen, nur weil sie ihre Periode leid sind. Manche Ärzte preisen diesen Eingriff sogar als »eine der großen gynäkologischen Erfolgsstorys« zur Eindämmung der Menstruationsblutung an. Aber starke Monatsblutungen während der Perimenopause sind keineswegs unnormal, sondern auf sporadische Eisprünge und einen erhöhten Östrogenspiegel zurückzuführen: Wenn Ihr Körper keine Eizelle freisetzt, wächst die Gebärmutterschleimhaut weiter, sodass die nächste Periode stärker ausfällt als die vorherige. Das ist ganz normal.

Ich verstehe, dass es verlockend ist, sich nicht mehr aufs Klo schleichen zu müssen, um sich von triefend nassen Binden oder Tampons zu befreien, und dass es eine große Erleichterung für Sie wäre, wenn Sie nicht mehr jeden Monat unter schmerzhaften Menstruationsbeschwerden und -krämpfen zu leiden hätten. Aber bevor Sie sich für eine Endometriumablation entscheiden, sollten Sie zunächst einmal alle anderen Maßnahmen zur Behebung dieses Problems ausprobiert haben – Ernährung, körperliche Aktivität, Nahrungsergänzungsmittel, Stressbewältigung, Selbstfürsorge –, um Ihre Östrogendominanz und Ihren durcheinandergeratenen Hormonhaushalt in den Griff zu bekommen. Überstürzen Sie nichts! Überlegen Sie es sich genau, bevor Sie sich einem Eingriff unterziehen, der sich nicht mehr rückgängig machen lässt. (Nähere Informationen über zu starke Monatsblutungen finden Sie in Kapitel 14 dieses Buches.)

Menopause – was ist das eigentlich?

Unter Menopause versteht man das vollständige Ausbleiben der Regelblutung für mindestens ein Jahr.

So einfach ist das: Wenn Sie zwölf Monate hintereinander keine Periode hatten, befinden Sie sich in der Menopause. Die hormonelle Achterbahnfahrt der Perimenopause ist also jetzt vorbei. Ihre Eierstöcke stellen die Produktion von Östrogen und Progesteron ein und setzen nicht mehr jeden Monat eine Eizelle frei (Eisprung). Jetzt ist es offiziell: In Ihrem Körper kann kein Baby mehr entstehen. Ihr Körper wird Sie nicht mehr jeden Monat von Neuem auf eine Schwangerschaft vorbereiten. Sie bleiben nun für den Rest Ihres Lebens in den Wechseljahren; das ist ein Dauerzustand. Die Wechseljahre bieten unserem Körper die Möglichkeit, sich von den Anstrengungen der Fortpflanzung zu erholen und seine Energie anderweitig zu nutzen! Die Menopause ist also ein Neuanfang.

Woran merken Sie, dass Sie in den Wechseljahren sind? Der Beginn der Wechseljahre verläuft nicht so, wie man es im Fernsehen immer sieht. Sie wachen nicht eines Tages plötzlich schweißgebadet auf und schluchzen in Ihre geblümte Bettdecke. Die Menopause ist einfach nur eine Etappe auf der Reise Ihres Lebens.

Das einzig sichere Kriterium für das Einsetzen Ihrer Menopause besteht darin, dass Sie ein ganzes Jahr lang keine Menstruation mehr hatten. Es gibt keinen Hormontest, mit dem man feststellen kann, wann es so weit sein wird. Manche Ärzte messen jedoch Ihren FSH-Spiegel (also den Spiegel Ihres follikelstimulierenden Hormons) entweder im Blut oder im Speichel, um dies besser beurteilen zu können. Der FSH-Spiegel erreicht seinen Höhepunkt in der Menopause, kann aber auch schon während der Perimenopause erhöht sein, sodass dieser Test allein nicht zuverlässig ist. Man muss also einfach abwarten.

Das Durchschnittsalter für den natürlichen Eintritt in die Menopause liegt bei 51 Jahren; doch dafür gibt es keine festen Regeln. Manche Frauen kommen bereits mit Anfang 40 auf natürliche Weise in die Menopause, andere erst mit Ende 50. Viele Frauen berufen sich auf das Alter, in dem die Wechseljahre bei ihrer Mutter eingesetzt haben, aber es gibt unzählige Faktoren, die Einfluss darauf haben, wann diese Veränderung in Ihrem Leben stattfinden wird.

Es gibt zwar auch andere Formen der Menopause, aber die meisten davon werden durch äußere Faktoren verursacht. Eine vorzeitige Menopause kann schon vor dem 40. Lebensjahr eintreten und ist normalerweise auf eine Krankheit oder Vorerkrankung zurückzuführen, obwohl auch chronischer Stress eine Ursache sein kann. Die künstliche Menopause (auch als chirurgische oder chemische Menopause bezeichnet) wird durch die Entfernung beider Eierstöcke ausgelöst, zum Beispiel im Rahmen einer Hysterektomie (chirurgische Entfernung der Gebärmutter) oder durch eine Unterbrechung der Blutversorgung der Eierstöcke aufgrund von Bestrahlung, Chemotherapie oder bestimmten Medikamenten. Die künstliche Menopause setzt sofort ein und äußert sich normalerweise in viel stärkeren Symptomen als die natürliche. Bei den meisten Frauen ist es aber einfach so, dass ihr Körper von selbst seinen natürlichen Rhythmus findet.

Neudefinition der Menopause

Viele Menschen gehen davon aus, die Menopause bedeute, dass man nun endgültig »alt« ist. Sie sei das Ende ihrer Vitalität, Schönheit, Weiblichkeit, Sexualität und Leidenschaft. Aber ich bitte Sie! Das Einzige, was die Menopause beendet, ist Ihre Fähigkeit, Babys zu bekommen. Das ist alles.

Die Realität sieht ganz anders aus: Der weibliche Körper ist ein Wunderwerk der Natur. Die Fähigkeit, ein Kind zu empfangen, zu ernähren und zu versorgen, ist nur eines der vielen Wunder, für die wir Frauen geschaffen wurden. Denken Sie nur mal an all die anderen komplexen biologischen Funktionen, die Ihr Körper tagtäglich erfüllt, dann wird Ihnen klar, dass Ihr Östrogenspiegel nicht über das Ausmaß Ihrer Vitalität entscheidet. Hier ein paar Beispiele dafür, was die Wechseljahre in Wirklichkeit bedeuten.

Endlich keine Periode mehr! Jetzt brauchen Sie Ihr Leben nicht mehr um Ihren Zyklus herum zu planen. Sie verpassen keine schönen Unternehmungen mehr, nur weil Sie an Unterleibskrämpfen oder heftigen Blutungen leiden. Keine ruinierten Hosen mehr – Sie wissen ja, wie schlecht Blutflecken rausgehen!

Postmenopausale Lebensfreude. Die berühmte Anthropologin Margaret Mead hat diesen Begriff als Antwort auf eine altersdiskriminierende/sexistische Bemerkung eines Talkshow-Moderators geprägt, der ihre Fähigkeit anzweifelte, ein Arbeitspensum zu bewältigen, das bereits jemanden erschöpfen würde, der nur halb so alt sei wie sie, woraufhin sie erwiderte: »In *dem* Alter hätte mich das auch umgebracht. Ich schreibe meine Energie dem postmenopausalen Elan zu.« Ja! Nun, da Ihr Körper seine Energie nicht mehr dafür investieren muss, sich Monat für Monat auf die Fortpflanzung vorzubereiten, hat er plötzlich jede Menge Energie übrig.

Ausgewogener Hormonhaushalt. Während der Perimenopause legen Ihre Sexualhormone eine echte Achterbahnfahrt hin. Doch sobald Sie in die Menopause kommen, stabilisiert sich der Spiegel dieser Hormone, wodurch einige Beschwerden, die Sie während der Perimenopause gequält hatten, zurückgehen.

Jetzt können Sie sich neu erfinden. Nun, da Sie den ganzen Schlamassel mit der Fortpflanzung nicht mehr am Hals haben und die perimenopausalen Beschwerden nachlassen, bietet die Menopause Ihnen endlich eine Möglichkeit, sich auf sich selbst zu konzentrieren: Nun können Sie eine Bestandsaufnahme Ihrer Bedürfnisse machen und herausfinden, was Ihnen Freude bereitet. Früher, als Frauen noch eine sehr viel geringere Lebenserwartung hatten, war die Menopause vielleicht tatsächlich das »Ende« des Lebens. Aber nun, da wir weit über 80 oder sogar noch älter werden können, ist die Menopause tatsächlich die Lebensmitte. Verbringen Sie Ihre nächsten Jahrzehnte glücklich und erfolgreich, genießen Sie Ihre neu gewonnene Kraft und Ihre neuen Möglichkeiten!

Es gibt auch eine gute Nachricht zum Thema Menopause: Die wilde hormonelle Achterbahnfahrt der Perimenopause ist jetzt endlich vorbei. Die schlechte Nachricht lautet allerdings, dass Sie jetzt vielleicht immer noch mit den gleichen Wechseljahrsbeschwerden zu kämpfen haben werden wie vorher oder dass vielleicht sogar noch neue Symptome hinzukommen. Der Grund: Sie leiden immer noch an Burn-out! Ihre Beschwerden müssen nämlich nicht unbedingt immer mit den Eierstöcken und mit einem Östrogenmangel zusammenhängen. Es kann auch eine ziemlich weitverbreitete hormonelle Störung dahinterstecken, die auf Stress und einen suboptimalen Lebensstil zurückzuführen ist. Tatsächlich könnten manche Ihrer Symptome auch auf ein Zuviel an Östrogen – einschließlich des in Ihrem Fettgewebe gespeicherten Östrogens – zurückgehen. Diese Störungen Ihres Hormonhaushalts sind die Ursache für Stimmungsschwankungen, Migräne, Schlafstörungen, Müdigkeit, Abgeschlagenheit und andere Symptome, die oft vorschnell als Wechseljahrsbeschwerden abgestempelt werden. Aber wissen Sie, was? Wenn Sie es schaffen, ein gesünderes Leben zu führen, und verstehen, was in Ihrem Körper vor sich geht, werden Sie diese Symptome in den Griff bekommen. Sie können ihren Eintritt dann sogar voraussehen und sich schon jetzt darauf einstellen, um Ihrem Körper diesen natürlichen Veränderungsprozess zu erleichtern.

Normalerweise gilt das Wort »Wechseljahre« als Schimpfwort, oder man betrachtet diese Lebensphase als behandlungsbedürftigen Zustand. Dabei sind die Wechseljahre in Wirklichkeit weder das eine noch das andere. Unser wunderbarer Körper ist so konzipiert, dass diese Phase eintritt, wenn unsere fruchtbaren Jahre vorbei sind, und wenn wir unserem Körper eine gute Grundlage dafür bieten, sollten wir in der Lage sein, mit Anmut und Selbstvertrauen in diese neue Lebensphase überzugehen, weil wir wissen, dass wir unser Bestes getan haben, um unseren Körper dabei zu unterstützen und die dafür nötigen Veränderungen vorzunehmen.

Postmenopause – was ist das eigentlich?

»Postmenopause« ist ein neuer, ziemlich trendiger Begriff für den Zeitraum, der zwölf Monate nach Ihrer letzten Periode anfängt. (»post« bedeutet »nach«). Nach dieser Sicht gilt Folgendes:

Perimenopause (die Zeit vor der Menopause)

↓

Menopause (der Zeitpunkt, zu dem Sie zwölf Monate lang keine Periode mehr hatten)

↓

Postmenopause (die Zeit nach der Menopause)

Das Problem ist nur, dass »Postmenopause« eigentlich ein überflüssiger Begriff ist. Denn per Definition ist die Menopause ein dauerhafter Zustand, der auch diesen Lebensabschnitt mit einschließt. Wir brauchen also nicht noch ein weiteres Wort für diese Lebensphase. Ich ziehe es vor, mich an die wissenschaftlichen Definitionen zu halten. Wenn Ihre fruchtbaren Jahre vorbei sind, gilt alles, was in diesem Buch für Frauen in den Wechseljahren steht, automatisch auch für Sie.

Welche Rolle spielen die Sexualhormone?

Egal ob Sie noch fortpflanzungsfähig sind oder nicht – Ihre Sexualhormone spielen in Ihrem Leben trotzdem immer eine Rolle. Denn sie sind nicht nur für Ihre sexuelle Entwicklung und Fortpflanzung wichtig, sondern für Ihre ganze körperliche und emotionale Gesundheit. Im Folgenden finden Sie eine Übersicht über die wichtigsten Hormone, deren Spiegel sich im Lauf der Zeit und vor allem während der Perimenopause und Menopause verändert (was völlig normal ist). Ich erzähle Ihnen das Wichtigste, was Sie über diese Hormone wissen müssen, beschreibe auch Anzeichen dafür, dass Sie womöglich zu viel oder zu wenig davon haben, und erkläre Ihnen, was Sie während der Wechseljahre im Hinblick auf die Spiegel dieser Hormone erwartet. Wenn Sie den Verdacht haben, dass eines dieser Hormone bei Ihnen ins Ungleichgewicht geraten sein könnte, sollten Sie jetzt besonders genau aufpassen, denn in diesem Buch werde ich Ihnen erklären, was Sie dagegen tun können.

DHEA (Dehydroepiandrosteron) ist ein Hormon, das vor allem von den Nebennieren produziert wird und das der Körper in die Sexualhormone Östrogen und Testosteron umwandelt. Ihre DHEA-Produktion erreicht ihren Höhepunkt mit Mitte 20 und nimmt mit zunehmendem Alter ab. Zu viel DHEA kann zu einem polyzystischen Ovarialsyndrom (PCOS), übermäßigem Haarwuchs im Gesicht und am Körper (Hirsutismus), Haarausfall, unregelmäßigen Monatsblutungen, Unfruchtbarkeit, Akne, Cushing-Syndrom, angeborener Nebennierenhyperplasie, Nebennierenkrebs oder Tumorerkrankungen führen. Ein zu niedriger DHEA-Spiegel ist aber ebenfalls problematisch: Denn dann kann man an Morbus Addison, Demenz, Diabetes, Osteoporose, chronischem Müdigkeitssyndrom, Autoimmunkrankheiten wie Lupus oder Hashimoto-Thyreoiditis erkranken und unter sexueller Unlust, Scheidenatrophie oder Scheidentrockenheit leiden.

Östrogen ist ein Sammelbegriff für sämtliche Hormone, die bei Säugetieren den Östrus, also die Paarungsbereitschaft, auslösen. Wenn wir von »Östrogen« sprechen, meinen wir damit normalerweise die drei wichtigsten Östrogene: Östron, Östradiol und Östriol. Diese drei Hormone steuern das Wachstum und die Entwicklung des weiblichen Körpers, einschließlich der Brüste und anderer sekundärer Geschlechtsmerkmale, spielen aber auch für die Knochendichte eine wichtige Rolle. Außerdem regulieren sie den Menstruationszyklus und sind mehr oder weniger an allen Körperfunktionen beteiligt: Herz, Gehirn, Knochen, Blase, Dickdarm, praktisch jedes Organ in Ihrem Körper – sie alle brauchen Östrogen, um richtig funktionieren zu können. Während unserer fruchtbaren Phase werden Östrogene hauptsächlich in den Eierstöcken produziert; in den Wechseljahren dagegen stellen die Eierstöcke ihre Östrogenproduktion ein. Jetzt stammen Ihre Östrogene hauptsächlich aus dem Fettgewebe. Schauen wir uns die drei wichtigsten Östrogene einmal ein bisschen genauer an:

Östron (Ö1), auch als Estron bezeichnet, wird von den Eierstöcken und Nebennieren, aber auch von unserem Fettgewebe produziert (je mehr Fett, desto mehr Östron) und ist für unsere sexuelle Entwicklung und Funktion zuständig. Da Östron weniger aktiv ist als Östradiol, kann es bei Bedarf in Östradiol umgewandelt werden. Ein zu hoher Östronspiegel wird mit der Entstehung von Brustkrebs und Gebärmutterkörperkrebs in Verbindung gebracht. Zu wenig Östron kann zu Osteoporose und Wechseljahrsbeschwerden wie Hitzewallungen, Abnahme des sexuellen Verlangens, Müdigkeit, Abgeschlagenheit und Depressionen führen. Östron ist das Östrogen, das während der Wechseljahre die wichtigste Rolle spielt.

Östradiol (Ö2), auch unter dem Namen Estradiol bekannt, ist der Powerplayer unter den drei Östrogenarten. Östradiol wird direkt in den Eierstöcken produziert und reguliert unser gesamtes Fortpflanzungssystem. Während des Menstruationszyklus führen steigende Östradiolspiegel zur Reifung und Freisetzung einer Eizelle (Eisprung) und regen die Gebärmutterschleimhaut dazu an, sich zu verdicken, damit sich eine befruchtete Eizelle darin einnisten kann. Während der Schwangerschaft sinkt der Östradiolspiegel, steigt danach jedoch wieder an. Der Östradiolspiegel nimmt mit zunehmendem Alter ab, vor allem in der Menopause, wenn die Eierstöcke ihre Östradiolproduktion einstellen und nur noch unser Fettgewebe dieses Hormon herstellt.

Ein zu hoher Östradiolspiegel kann zu Akne, Verstopfung, sexueller Unlust, Depressionen und Gewichtszunahme führen. Extrem hohe Östradiolspiegel werden mit Gebärmutter- und Brustkrebs sowie Herz-Kreislauf-Erkrankungen in Verbindung gebracht. Ein zu niedriger Östradiolspiegel kann das Knochenwachstum und die Entwicklung behindern, die Pubertät verzögern, die Entstehung von Osteoporose und Insulinresistenz beschleunigen und Stimmungsschwankungen verschlimmern.

Östriol (Ö3), auch Estriol genannt, ist das Schwangerschaftsöstrogen, das in großen Mengen von der Plazenta freigesetzt wird. Bei nicht schwangeren Frauen ist es kaum nachweisbar.

Externe Östrogene: die guten, die schlechten und die hässlichen

Sie sollten nicht nur über Ihre eigenen Östrogene, sondern auch über die körperfremden Östrogene aus unserer Umwelt Bescheid wissen. Diese sind dem natürlichen Östrogen in ihrer Molekülstruktur so ähnlich, dass sie mit unseren körpereigenen Hormonen um Östrogenrezeptoren konkurrieren können. (Ein Hormonrezeptor ist wie ein Schloss, das den Zugang zur Zelle bewacht, und das dazugehörige Hormon ist der Schlüssel, der es öffnen kann.) Einfach ausgedrückt: Manche externe Östrogene sind gut, andere nicht.

Die guten: Phytoöstrogene

Phytoöstrogene sind östrogene Substanzen, die natürlicherweise in Obst und Gemüse, Hülsenfrüchten und manchen Getreidearten vorkommen. In unserem Körper wirken sie wie Östrogen und binden an Östrogenrezeptoren, sind aber schätzungsweise 500- bis 1000-mal weniger wirksam als die Östrogene, die unser eigener Körper produziert. Außerdem handelt es sich dabei um Adaptogene, die sich positiv auf unseren Körper auswirken, wenn unser natürlicher Östrogenspiegel zu niedrig oder zu hoch ist. Daher werden Phytoöstrogene häufig eingesetzt, um die Beschwerden zu lindern, unter denen Frauen während der Perimenopause und Menopause leiden.

Die schlechten und die hässlichen: Xenoöstrogene und synthetische Östrogene

Diese beiden Östrogene werden auch als endokrine Disruptoren bezeichnet und richten in Ihrem Körper und Ihrem Hormonhaushalt verheerende Schäden an. Sie werden beide auf künstlichem Weg hergestellt. **Xenoöstrogene** wie BPA, Parabene und Phthalate sind in allen möglichen Produkten enthalten, von Körper- und Schönheitspflegeprodukten bis hin zu Einkaufsquittungen. **Synthetische Östrogene** werden von der Pharmaindustrie hergestellt und sind in der Antibabypille und der Hormontherapie enthalten.

Progesteron ist der Gegenspieler des Östrogens und bildet ein Gegengewicht zur Typ-A-Persönlichkeit des Östrogens. Dieses Hormon wird während der Menstruation in den Eierstöcken, während der Schwangerschaft in der Plazenta und während der Menopause in den Nebennieren gebildet und ist vor allem dafür bekannt, dass es die Gebärmutterschleimhaut kuschelig weich hält, damit eine befruchtete Eizelle sich dort einnisten und wachsen kann. Aber Progesteron kann noch viel mehr! Dieses Hormon hilft uns, Fett zur Energiegewinnung zu nutzen, eine normale Schilddrüsenfunktion und einen normalen Blutzuckerspiegel aufrechtzuerhalten und unser sexuelles Verlangen wieder zurückzugewinnen, und senkt unser Risiko für bestimmte Krebsarten. Außerdem ist es ein natürliches Antidepressivum und hat eine angstlösende und diuretische Wirkung, das heißt, es beugt der Entstehung von Wassereinlagerungen und Schwellungen im Körper vor. Während der Wechseljahre ist Ihr Progesteronspiegel naturgemäß sehr niedrig, da Sie jetzt keine Menstruation mehr haben. Wenn Ihr Progesteronspiegel in den Wechseljahren zu hoch ist, kann das zu Gewichtszunahme, Müdigkeit, Abgeschlagenheit, Spannungsgefühl in den Brüsten, Wasseransammlungen im Körper, Stimmungsschwankungen, Depressionen und Verdauungsproblemen führen. Ein zu niedriger Progesteronspiegel dagegen kann unregelmäßige Menstruationszyklen, Unfruchtbarkeit, Schmierblutungen, Scheidentrockenheit, PMS, sexuelle Unlust, Angstzustände, Kopfschmerzen oder Migräne verursachen und das Risiko für Fehl- oder Frühgeburten erhöhen.

Testosteron ist keine reine Männersache. Auch wir Frauen brauchen dieses Hormon, das in den Eierstöcken und Nebennieren produziert wird, um unsere Knochen gesund zu halten,

Muskeln aufzubauen und unseren Sexualtrieb aufrechtzuerhalten. Unser Testosteronspiegel erreicht in den Zwanzigern seinen Höhepunkt und nimmt mit dem Alter allmählich wieder ab. Auch in den Wechseljahren produzieren die Eierstöcke weiterhin Testosteron, genau wie die Nebennieren – aber nur noch halb so viel wie in der Zeit, als unser Testosteronspiegel sich auf dem Höchststand befand. Zu viel Testosteron führt zu unregelmäßigen Menstruationszyklen, zu dichtem Haarwuchs oder Haarausfall, Stimmungsschwankungen, Akne, Abnahme des sexuellen Verlangens und übermäßigem Haarwuchs auf Gesicht, Rücken und Brust (Hirsutismus). Zu wenig Testosteron führt ebenfalls zu unregelmäßigen Menstruationszyklen und sexueller Unlust, aber auch zu Muskelschwäche, Müdigkeit, Abgeschlagenheit, Abnahme der Knochendichte und Scheidentrockenheit.

FSH (das follikelstimulierende Hormon) regt, wie sein Name schon sagt, die Follikel in den Eierstöcken – mit Flüssigkeit gefüllte Säckchen, die unreife Eizellen enthalten – zur Reifung und Östrogenproduktion an. FSH wird in der Hirnanhangdrüse (Hypophyse) gebildet und ist eines der Hormone, die für den Östrogenspiegel im Körper zuständig sind. Wenn unser Östrogenspiegel im Alter sinkt, steigt der FSH-Spiegel an und erreicht in den Wechseljahren seinen Höchststand. Ein Zuviel oder Zuwenig kann zu Unfruchtbarkeit und Menstruationsbeschwerden führen.

LH (das luteinisierende Hormon) wird ebenso wie das FSH in der Hypophyse gebildet und regt die Eierstöcke zur Östrogenproduktion an. Ein Anstieg des LH-Spiegels löst den Eisprung – also die Freisetzung einer Eizelle aus einem Eierstockfollikel – aus, wodurch die fruchtbare Phase Ihres Zyklus eingeleitet wird; und wenn es zu einer Befruchtung kommt, kurbelt das LH die Produktion von Progesteron an, um die Schwangerschaft aufrechtzuerhalten. Genau wie der FSH-Spiegel steigt mit zunehmendem Alter auch der LH-Spiegel an, während der Östrogenspiegel gleichzeitig sinkt, und erreicht in den Wechseljahren seinen Höchststand. Ein Zuviel oder Zuwenig trägt zur Entstehung von Unfruchtbarkeit bei.

Was bewirken die Sexualhormone während Ihrer fruchtbaren Phase?

Zu Beginn der Pubertät schaltet das Fortpflanzungssystem der Frau auf Babyerzeugung um: Es versucht, eine Eizelle freizusetzen und befruchten zu lassen, damit sie sich in der Gebärmutterschleimhaut einnisten kann – koste es, was es wolle. Wenn Sie wissen, wie der Spiegel Ihrer Hormone während dieses ungefähr 28-tägigen Zyklus ansteigt und wieder absinkt und wie diese Hormone zusammenwirken, werden Sie besser verstehen, was passiert, wenn Ihr Zyklus während der Perimenopause und Menopause immer unregelmäßiger wird und schließlich ganz zum Erliegen kommt. Wenn Sie sich noch in der Perimenopause befinden, empfehle ich Ihnen, Ihren Menstruationszyklus zu dokumentieren, um die Veränderungen zu erkennen, denen Ihr Zyklus unterworfen ist, während Sie auf die Menopause zusteuern.

Phase I: Menstruation (Tag 1–7)

Tag 1 Ihres Zyklus ist stets der erste Blutungstag. Jetzt befinden Östrogen, Progesteron, LH und FSH sich auf ihrem niedrigsten Stand. Der Abfall des Progesteronspiegels führt zum Abbau und zur Ablösung der Gebärmutterschleimhaut – das ist Ihre Periode.

Phase II: Follikuläre Phase (Tag 1–13)

Diese Phase beginnt ebenfalls am ersten Tag Ihres Zyklus, dauert aber noch ungefähr eine Woche an, nachdem Ihre Blutung aufgehört hat. Ihre FSH-, LH-, Östrogen-, Progesteron- und Testosteronspiegel steigen jetzt allmählich an.

Nach den ersten Tagen Ihrer Periode beginnt die Hypophyse mit der Ausschüttung von FSH. Dadurch werden die Follikel zur Reifung und Produktion von immer mehr Östrogen angeregt.

Durch den steigenden Östrogenspiegel verdickt sich Ihre Gebärmutterschleimhaut und bildet ein bequemes Polster, in dem sich eine befruchtete Eizelle einnisten kann.

Sobald Ihr Östrogenspiegel seinen Höchststand erreicht hat, senkt die Hypophyse den FSH-Spiegel wieder ab und lässt dafür den LH-Spiegel ansteigen (das ist das Hormon, das für den Eisprung die wichtigste Rolle spielt). Mit dem LH-Spiegel steigt gleichzeitig auch der Testosteronspiegel. Das Testosteron regt die Follikel zur Entwicklung an und gibt rechtzeitig vor dem Eisprung Ihrem Sexualtrieb den nötigen Auftrieb.

Phase III: Eisprung (Tag 14)

Ein einziger Tag mit einem einzigen Ziel: Jetzt ist es höchste Zeit, ein Baby zu machen! Der Eisprung ist das wichtigste Ereignis in Ihrem Menstruationszyklus. Jetzt hat Ihr Körper so richtig Lust auf Sex. Schließlich muss Ihre Eizelle befruchtet werden!

Ihr Östrogenspiegel geht kurz vor dem LH-Anstieg in den Keller und signalisiert der Eizelle, dass sie aus dem Follikel in den Eileiter austreten und in die Gebärmutter wandern soll. Die Eizelle hat nur ein Zeitfenster von 24 Stunden, um befruchtet zu werden, danach zerfällt sie. Das ist zwar nur ein kurzes Zeitfenster, aber darin können wahre Wunder geschehen!

Phase IV: Lutealphase (Tag 15–28)

Nach dem Eisprung verwandelt sich der Follikel in einen sogenannten Gelbkörper und beginnt Progesteron und Östrogen zu bilden. Während die Spiegel dieser beiden Hormone ansteigen, sinken der FSH- und der LH-Spiegel ab. Findet kein Eisprung statt, so kann in der Lutealphase kein Progesteron gebildet werden, was zu einem niedrigen Progesteronspiegel führt.

Wenn die Eizelle befruchtet wird, erhält das Progesteron aus dem Gelbkörper die frühe Schwangerschaft aufrecht. Während Ihr Körper einen sicheren Zufluchtsort für das Baby schafft, steigt Ihr Progesteronspiegel weiterhin rapide an. Im zweiten Trimenon übernimmt die Plazenta die Produktion dieses Hormons.

Wenn die Eizelle nicht befruchtet wird, beginnt der Gelbkörper zu zerfallen, was zu einem Abfall des Östrogen- und Progesteronspiegels und zu einer Abstoßung der Gebärmutterschleimhaut führt. Damit beginnen der Zyklus und das Streben Ihres Körpers nach Fortpflanzung von Neuem.

Was passiert während der fruchtbaren Lebensphase mit Ihren Sexualhormonen?

Ihr Körper durchläuft diesen Zyklus Monat für Monat aufs Neue – und das ungefähr 25 bis 30 Jahre lang, bis er schließlich anfängt, die Sache ein bisschen langsamer anzugehen. Mit Mitte 30 bis Anfang 40 nehmen Anzahl und Qualität der Follikel ab. Damit sinkt die Wahrscheinlichkeit der Freisetzung einer neuen Eizelle. Paradoxerweise setzt Ihr Körper in einem letzten Versuch, eine Schwangerschaft zustande zu bringen, jetzt allerdings öfters mehrere Eizellen frei, sodass Mehrlingsgeburten bei Frauen über 35 Jahren häufiger vorkommen. Ein unregelmäßiger Eisprung führt zu einigen wichtigen Veränderungen:

- Ihre Perioden werden unregelmäßig, und die Zyklusdauer und Stärke der Blutungen variiert von Monat zu Monat. Mit Mitte bis Ende 40 kann Ihre Periode sogar mehrere Monate lang ausbleiben, bevor sie irgendwann wieder einsetzt, und die Blutungen können von besonders leicht bis zu extrem stark schwanken.
- Ihr Östrogenspiegel wird unberechenbar und schwankt rapide: Er fällt steil ab und steigt dann wieder über die normalen Werte hinaus an.
- Ihr FSH- und Ihr LH-Spiegel steigen, weil Ihre Hypophyse die Eierstöcke jetzt dazu anregt, mehr Östrogen zu produzieren, um einen ausgewogenen Hormonhaushalt für die Fortpflanzung wiederherzustellen.
- Ihr Progesteronspiegel sinkt. Dadurch, dass Sie seltener einen Eisprung haben, entsteht weniger Gelbkörper, und während der Lutealphase Ihres Zyklus wird weniger von dem wichtigen Progesteron ausgeschüttet.
- Ihr Testosteronspiegel nimmt altersbedingt und erwartungsgemäß weiterhin ab.

Was passiert während der Menopause mit Ihren Sexualhormonen?

Wenn Ihre Periode ein Jahr lang ausgeblieben ist, Sie sich also offiziell in den Wechseljahren befinden (juhu!), haben sich die Spiegel Ihrer Sexualhormone eingependelt. Endlich ist es mit der allmonatlichen hormonellen Achterbahnfahrt vorbei! Wenn Sie während der Perimenopause unter Beschwerden gelitten haben, lassen diese jetzt vielleicht allmählich nach oder verschwinden sogar völlig.

- Ihre Östrogen-, Progesteron- und Testosteronspiegel haben inzwischen deutlich abgenommen und ihren menopausalen Tiefpunkt erreicht. Ihre Eierstöcke bilden diese Hormone inzwischen nicht mehr; jetzt sind Ihre Nebennieren dafür zuständig, genug davon zu produzieren, um den Bedarf Ihres Körpers zu decken.
- Ihr FSH- und Ihr LH-Spiegel bleiben nach wie vor hoch.

Östrogendominanz

Die moderne Medizin verleitet uns zu der Annahme, dass alle perimenopausalen Beschwerden auf Östrogenmangel zurückzuführen sind, der durch die kontinuierliche Abnahme Ihrer Eierstockfunktion entsteht, und dass wir uns jetzt einer Hormontherapie unterziehen sollten, um unseren Östrogenspiegel zu erhöhen. Doch diese Beschwerden sind nicht auf zu wenig, sondern auf zu viel Östrogen zurückzuführen!

Synthetische Östrogene in der Umwelt, in Reinigungs- und Körperpflegeprodukten tragen zur Entstehung eines Zustands namens Östrogendominanz bei, in dem der Körper zu viel Östrogen hat und nicht genügend Progesteron vorhanden ist, um diesen zu hohen Östrogenspiegel auszugleichen. Es dauert einige Zeit, bis sich diese zusätzlichen Östrogene im Körper ansammeln; daher leiden die meisten Frauen erst während des Übergangs zur Menopause unter den Auswirkungen dieser Östrogendominanz. Denn bis dahin hat sich bereits seit Jahren überschüssiges Östrogen in unserem Körper angesammelt. Zu dieser Östrogendominanz kommt als erschwerender Faktor auch noch die Tatsache hinzu, dass Progesteron das erste Hormon ist, dessen Spiegel abnimmt, wenn wir die 40 überschreiten. Auch bei Frauen in der Menopause kann es zu einer Östrogendominanz kommen. Doch auch wenn der Östrogenspiegel nach Ihrer letzten Regelblutung deutlich absinkt, kommt es nicht auf die Spiegel der einzelnen Hormone, sondern auf das Verhältnis zwischen Östrogen und Progesteron an. Man kann also durchaus einen niedrigen Östrogenspiegel, aber im Verhältnis zum Progesteron trotzdem immer noch zu viel Östrogen haben.

Die Östrogendominanz ist in meiner Praxis fast schon eine Epidemie. Manche Frauen leiden 10 bis 15 Jahre lang unter den Symptomen einer Östrogendominanz, und das schon seit ihrem 35. Lebensjahr. Bei mir trat die Östrogendominanz im Alter von 36 Jahren auf, und das hatte sehr negative Auswirkungen auf mein Energieniveau, da ich nachts meistens zu wenig schlief. Unbehandelt kann eine Östrogendominanz noch viel schwerere Probleme verursachen: beispielsweise Myome, Eierstockzysten, Endometriose, Brust- und Gebärmutterkrebs, Autoimmunerkrankungen und eine vermehrte Neigung zu Blutgerinnseln.

Bei den meisten Frauen tritt die Östrogendominanz während der Perimenopause auf, da die Ansammlung synthetischer Östrogene unseren Körper jetzt allmählich immer mehr belastet und gleichzeitig der Progesteronspiegel abnimmt. Aber das sind nicht die einzigen Ursachen. Welche Gründe könnte es noch dafür geben, dass Östrogen- und Progesteronspiegel aus dem Gleichgewicht geraten? Hier nur eine kleine Auswahl:

- Zu viel Stress belastet die Nebennieren und beeinträchtigt sie in ihrer Fähigkeit, Progesteron zu bilden.
- Übermäßiges Körperfett absorbiert und speichert Östrogen; dadurch steigt der Östrogenspiegel.
- Eine träge Leber ist nicht in der Lage, überschüssiges Östrogen auszuscheiden.
- Antibabypillen und Hormontherapien, die synthetisches oder bioidentisches Östrogen enthalten, können den Östrogenspiegel zusätzlich erhöhen.

Doch eine Östrogendominanz ist keine zwangsläufige Folge der Veränderungen unseres Sexualhormonhaushalts während der Perimenopause und Menopause. Wenn wir uns dieser Problematik bewusst sind und unseren Lebensstil entsprechend ändern, können wir einer Östrogendominanz vorbeugen.

Hormonersatztherapie als einziger Weg? Ein Irrglaube!

Es gibt nur einen einzigen Grund, warum Sie eine Hormonersatztherapie (HET) durchführen sollten: wenn Sie und Ihr behandelnder Arzt über all Ihre Beschwerden gesprochen, sämtliche Optionen abgewogen, Ihre Risikofaktoren und persönlichen Präferenzen berücksichtigt haben und letztendlich zu dem Schluss gekommen sind, dass diese Therapie für Sie richtig ist. Sie brauchen sich keiner HET zu unterziehen. Eine Hormontherapie ist für einen guten Gesundheitszustand – einschließlich starker Knochen, eines gesunden Herz-Kreislauf-Systems oder eines gut funktionierenden Verstandes – nicht notwendig. Schließlich sind die Wechseljahre keine Krankheit und auch kein Mangelzustand; Ihr Körper braucht also kein Östrogenpräparat, um diesen Mangel zu »beheben«. Sie können Ihren Hormonhaushalt auch ohne Hormone wieder ins Gleichgewicht bringen! Bei der Hormonersatztherapie werden normalerweise synthetische Hormone zur Behandlung Ihrer lästigen Beschwerden eingesetzt in der Hoffnung, dass Sie dadurch eine gewisse Erleichterung erfahren – ähnlich wie man es tut, wenn man symptomlindernde rezeptfreie Medikamente einnimmt. Das Problem dabei ist allerdings, dass diese Therapie Ihre Beschwerden lediglich verschleiert und oft eine ganze Reihe neuer Symptome hervorruft, so wie es bei meiner Mutter der Fall war. Bevor Sie sich für eine Hormonersatztherapie entscheiden, müssen Sie sicher sein, dass die eigentlichen Ursachen Ihrer Beschwerden behoben sind. Außerdem sollten Sie durch eine vernünftige Ernährung und wirksame Selbstfürsorgestrategien etwas für Ihren Darm und Ihre Leber tun, Stress abbauen und auf diese Weise eine solide Basis für einen guten Gesundheitszustand schaffen.

Ihren Körper mit synthetischem Östrogen zu überschwemmen oder sich mit Progesteroncreme einzuschmieren, ist keine gute langfristige Lösung, wenn Ihr Cortisolspiegel aufgrund von Stress permanent erhöht ist, Ihr Insulinspiegel aufgrund schlechter Ernährung stark schwankt und Ihre Leber Überstunden machen muss, um all die Giftstoffe auszuscheiden, mit denen Ihr Körper überlastet ist. Für mich ist die Hormonersatztherapie lediglich ein letzter Ausweg zur kurzfristigen Linderung von Beschwerden.

Wenn wir schon dabei sind, sollten wir auch über bioidentische Hormone sprechen. Manche halten diese Substanzen für eine natürliche, ungefährlichere Hormonersatztherapie. Ich bin in dieser Hinsicht ein bisschen skeptisch und würde eher sagen: Ja und nein. Das Wort »natürlich« kann sehr irreführend sein, denn alle in der Hormontherapie verwendeten Hormone – egal ob synthetisch oder bioidentisch – werden im Labor hergestellt. Der Unterschied besteht lediglich darin, dass synthetische Hormone die natürlichen Hormone, die Ihr Körper produziert, nachzuahmen versuchen, aber eine etwas andere chemische Struktur haben. Bioidentische Hormone dagegen sind zwar auch Medikamente, werden aber aus Phytoöstrogenen hergestellt, die mit den vom menschlichen Körper produzierten Hormonen chemisch identisch sind. Mit bioidentischen Hormonen, die im Labor aus Süßkartoffeln und Soja hergestellt werden, konnte man einige vielversprechende Erfolge erzielen, und sie gelten als brust-, hirn- und herzschützend. Das Problem ist nur, dass diese Medikamente nicht immer gut genug reguliert und erforscht sind, sodass man sich im Hinblick auf ihre langfristige Konsistenz noch nicht sicher sein kann. Was den Einsatz bioidentischer Hormone zur Behandlung von perimenopausalen und menopausalen Beschwerden angeht, empfehle ich Ihnen, auf Ihre Intuition zu hören und immer zuerst natürliche Behandlungsstrategien und Lebensstiländerungen in Betracht zu ziehen.

Falls Ihre Beschwerden daraufhin nicht nachlassen, lohnt es sich, einen ersten Schritt in Richtung bioidentischer Hormone zu tun und sich über Ihre Risikofaktoren und Ihre Krankengeschichte – einschließlich der Familiengeschichte – klar zu werden, um sich ein besseres Bild von Ihren gesundheitlichen Bedürfnissen und Zielen machen zu können. Es ist immer wichtig, den Zustand des ganzen Körpers zu berücksichtigen, bevor man eine Therapie mit natürlichen bioidentischen Hormonen einleitet. Auch wenn solche Hormone in manchen Fällen sehr hilfreich sind, können Sie damit allein vielleicht nicht all Ihre Beschwerden vollständig beheben.

Aber halt – es kommt noch mehr!

Wie Sie sehen, ist bei Ihren Geschlechtshormonen eine ganze Menge los, vor allem während der Perimenopause. Doch egal was man Ihnen erzählt hat – die nachlassende Funktion Ihrer Eierstöcke, Ihr abnehmender Progesteronspiegel und Ihr schwankender Östrogenspiegel sind nicht der einzige Grund für Ihre Beschwerden. Erinnern Sie sich noch an die große Sinfonie der Hormone, von der ich gesprochen habe?

Es gibt nämlich noch ein paar andere wichtige Hormone, die sich auf die Funktion Ihres Körpers und auf Ihr Gefühlsleben auswirken: zum Beispiel Cortisol, Insulin und die Schilddrüsenhormone. Wenn diese Hormone aus dem Gleichgewicht geraten sind – und glauben Sie mir, das ist meistens der Fall –, werden Sie Probleme bekommen. Damit Sie sich wieder wie eine Superfrau fühlen können, müssen wir diese Hormone ins Gleichgewicht bringen und die Ursachen (Stress! Giftstoffe!) angehen, durch die sie überhaupt erst durcheinandergeraten sind.

Kapitel 2

WELCHE HORMONE SPIELEN IN DER MENOPAUSE SONST NOCH EINE WICHTIGE ROLLE?

Lange Zeit hatte man uns eingeredet, dass hinter all unseren peri/menopausalen Beschwerden ein zu niedriger Östrogenspiegel steckt. Doch inzwischen wissen wir, dass dabei *viele* Hormone eine Rolle spielen. Und zwar Hormone, die mit zunehmendem Alter immer stärker aus dem Gleichgewicht geraten, wie beispielsweise Insulin, Cortisol und Schilddrüsenhormone: Sie verstärken die hormonellen Veränderungen, die Sie ohnehin bereits durchmachen, und verschlimmern Ihre Beschwerden – von Hitzewallungen und Stimmungsschwankungen bis hin zu übermäßigem Bauchfett und schlaflosen Nächten.

Aber Hormone geraten nicht aus heiterem Himmel ins Ungleichgewicht. Es gibt immer einen Grund dafür: eine wichtige Ursache, die Ihren Hormonhaushalt durcheinanderbringt. Ich habe die Ursachen für dieses hormonelle Chaos jahrelang erforscht, denn ich habe viele Frauen leiden sehen (darunter auch meine Mutter), und schließlich musste ich mich auch selbst mit diesem Problem herumschlagen.

Bei meinen Recherchen habe ich Folgendes herausgefunden: Wenn wir unseren Hormonhaushalt ins Gleichgewicht bringen und die Ursachen beseitigen, die unsere Darm- und Leberfunktion beeinträchtigen, uns stressen, unseren Blutzuckerspiegel durcheinanderbringen und unsere Schilddrüse kaputt machen, können wir viele peri/menopausale Beschwerden beheben, und unser Körper kann wieder optimal funktionieren. Statt Ihnen für jedes einzelne Symptom irgendein notdürftiges Heilmittel zu verschreiben, wollen wir das Problem lieber an der Wurzel packen.

Cortisol: Stress als Ursache für einen durcheinandergeratenen Hormonhaushalt

Cortisol ist das wichtigste Stresshormon. Ihr Körper schüttet es als Reaktion auf wahrgenommenen Stress aus, um Ihnen zu signalisieren, dass Sie entweder gegen die Bedrohung kämpfen, fliehen oder sich tot stellen sollen. Aber Cortisol erfüllt noch viel mehr Aufgaben im Körper: Es wirkt an der Regulation Ihres Blutzuckerspiegels mit, lindert Entzündungen und steuert den zirkadianen Rhythmus – Ihre innere Uhr, die viele Körperfunktionen einschließlich Ihres Schlaf-Wach-Rhythmus beeinflusst. Cortisol ist ein sehr wirksames Hormon, und wenn es sich im Gleichgewicht befindet, ist es Ihr bester Freund. Doch wenn Ihr Cortisolhaushalt durcheinandergerät, entstehen dadurch die meisten hormonellen Probleme – vor allem die Beschwerden, unter denen viele Frauen während der Peri/Menopause leiden.

Die Bildung und Ausschüttung von Cortisol wird durch den Hypothalamus, die Hypophyse und die Nebennieren gesteuert – ein Drüsentrio, das man als HPA-Achse bezeichnet. Das funktioniert folgendermaßen: Wenn wir mit einem Stressfaktor oder vermeintlichen Stressfaktor konfrontiert werden, schüttet der Hypothalamus – das Kommunikationszentrum unseres Gehirns – CRH (Corticotropin-Releasing-Hormon) aus, um der Hypophyse zu signalisieren, dass eine potenzielle Bedrohung vorliegt. Daraufhin gibt die Hypophyse – unsere Masterdrüse, die allen endokrinen Drüsen vorschreibt, was sie zu tun haben – den Nebennieren mithilfe des adrenocorticotropen Hormons (ACTH) die Anweisung, in Aktion zu treten. Als Nächstes beginnen die Nebennieren Cortisol zu produzieren, um unseren Blutzuckerspiegel zu erhöhen, damit wir genügend Treibstoff für die bevorstehende körperliche Auseinandersetzung haben, und unterdrücken alle nicht lebenswichtigen Systeme: Verdauung und Fortpflanzung werden jetzt aufs Abstellgleis geschoben, um unsere Überlebenschancen zu verbessern.

Sobald die Gefahr wieder vorbei ist und wir das Gefühl haben, dass der Stressfaktor beseitigt wurde, löst unser Körper eine negative Rückkoppelungsschleife von den Nebennieren über die Hypophyse zum Hypothalamus aus, um die Ausschüttung von CRH und ACTH zu verlangsamen. Dadurch normalisiert sich unser Cortisolspiegel wieder, und das Stressreaktionssystem wird auf den Ausgangspunkt zurückgesetzt. Jetzt ist alles wieder gut!

Das Problem ist nur, dass viele Menschen eben nicht automatisch immer wieder in dieses harmonische Gleichgewicht zurückkehren, sondern in einem chronischen Stressmodus verharren, der durch so ziemlich alles in unserem modernen Alltagsleben ausgelöst werden kann: soziale Medien, unsere Arbeit, endlose Erledigungslisten, Umweltschadstoffe, unregelmäßige Schlafenszeiten und ungesunde Ernährung. Unsere HPA-Achse ist also ständig aktiviert, und die permanente Cortisolflut hält unser System auf Hochtouren, bis es das alles irgendwann nicht mehr schafft und zusammenbricht. Dann kommt es zu einer sogenannten HPA-Achsen-Dysfunktion und einem totalen hormonellen Chaos: Östrogendominanz, Schilddrüsenfehlfunktion, überschüssiges Bauchfett, PMS, starke, schmerzhafte Regelblutungen, Stimmungsschwankungen, Schlafstörungen und Heißhunger auf Zucker und Kohlenhydrate, um nur ein paar Beispiele zu nennen! Mit anderen Worten: Wenn Ihr Körper mit einem Übermaß an Cortisol überschwemmt wird und Ihre HPA-Achse ins Stolpern gerät, spüren Sie das in Ihrem ganzen Körper.

Normalerweise ist ein durcheinandergeratener Cortisolhaushalt auf zwei verschiedene Formen von Stress zurückzuführen: auf wahrgenommenen chronischen Stress und Traumata.

Wahrgenommener chronischer Stress

Eine der faszinierendsten Eigenschaften von Stress ist sein individueller Charakter. Es ist schwierig, Stress objektiv zu messen, da keine zwei Menschen die gleiche Situation auf genau die gleiche Art und Weise erleben. Vielleicht treibt eine stressige Konferenz am Arbeitsplatz Ihren Stresspegel in die Höhe, während mich so etwas nicht im Geringsten stört. Aber ein Streit mit meinem Mann? Der lässt mein Herz rasen und meinen Cortisolspiegel in die Höhe schnellen! Jeder Mensch reagiert anders.

Da Stress etwas so Subjektives ist, messen wir ihn oft als »wahrgenommenen« oder »empfundenen Stress«: Das heißt, es geht darum, wie Sie das Ausmaß Ihres Stresses wahrnehmen, was für Gedanken und Gefühle er in Ihnen weckt und wie gut Sie ihn bewältigen können. Eigentlich ist es kein Wunder, dass Menschen, die ihren Stress als überwältigend empfinden, ein höheres Risiko für Depressionen, Herz-Kreislauf-Erkrankungen, Probleme mit dem Immunsystem, Infektionskrankheiten und vorzeitiges Altern haben.

Je stärker man sich von chronischem Stress erdrückt und ihm hilflos ausgeliefert fühlt, umso schwieriger ist es, sich wieder von den dadurch hervorgerufenen Stoffwechselschäden zu erholen. Wie ich vor über zehn Jahren entdeckt habe, kann Stress sogar süchtig machen: Unbewusst gewöhnt sich unser Körper nämlich an die ständige Hektik. Das Gefühl, gestresst zu sein, kann leicht zu unserem neuen Normalzustand werden. Daher ist Stress eher die Ursache als eine Folge der Beschwerden und Erkrankungen, unter denen wir heutzutage am häufigsten leiden. Selbst geringe Mengen an täglichem Stress können Ihren Hormonhaushalt durcheinanderbringen.

In diesem Buch werden Sie viel über Stress erfahren, denn es ist sehr wichtig, dass Sie Ihren wahrgenommenen Stress in den Griff bekommen, um Ihren Hormonhaushalt wieder ins Lot zu bringen und Ihre menopausalen Beschwerden zu lindern.

Traumata

Als bei mir im Jahr 2018 eine Hashimoto-Thyreoiditis diagnostiziert wurde, war mir klar, dass mein früheres unverarbeitetes Trauma dabei eine wichtige Rolle spielte. Doch statt mich mit diesem Trauma auseinanderzusetzen, lenkte ich mich mit Arbeit ab und war auch noch stolz darauf, ein so leistungsbesessener Workaholic zu sein. Da ich meine Arbeit als Ablenkung missbrauchte, verfestigte sich mein Trauma, und schließlich konnte mein Körper den Stress, die Erschöpfung und die tief sitzende Wut, vor der ich viele Jahre lang weggelaufen war, nicht mehr verarbeiten. Meine Autoimmunkrankheit war ein eindeutiges Signal für mich, dass es nun höchste Zeit war, mich intensiv mit diesem Trauma zu beschäftigen und es zu heilen.

Es ist wichtig zu wissen, dass das, was unser Körper als traumatisch empfindet, von Mensch zu Mensch sehr unterschiedlich sein kann. Vielleicht leiden Sie unter einem unbewältigten Schock aufgrund traumatischer Ereignisse, die Ihnen gar nicht bewusst sind. Posttraumatische

Belastungsstörungen treten nicht nur bei Kriegsveteranen auf! Ein traumatisches Ereignis selbst zu erleben, zu beobachten oder einfach nur mitfühlend darauf zu reagieren, wenn jemand anders so etwas erlebt, hat sehr starke Auswirkungen auf Ihr Innenleben, auch wenn die Symptome dieses Traumas vielleicht erst zu einem späteren Zeitpunkt auftreten. Dann kann selbst ein ähnliches Ereignis oder Erlebnis bei Ihnen die betreffende Stressreaktion auslösen und Erinnerungen wecken, die jahrelang in Ihrem Unterbewusstsein vor sich hin schwelten.

Also setzen Sie sich nun einmal hin und erstellen Sie eine Zeitleiste für Ihr Leben und Ihren Gesundheitszustand. Beginnen Sie damit ganz am Anfang, beschreiben Sie das Geburtserlebnis Ihrer Mutter und notieren Sie dann sämtliche Krankheiten sowie größere und kleinere Ereignisse in Ihrem Leben. Jedes erschreckende oder belastende Ereignis kann sich kurz- und langfristig auf unsere körperliche und emotionale Gesundheit auswirken: elterliche Vernachlässigung, Misshandlung, Scheidung, ein Unfall, ein sexueller Übergriff oder eine Naturkatastrophe. Selbst etwas so scheinbar Harmloses wie eine Kinderkrankheit oder ein Unfall mit Blechschaden sollte nicht als unwichtig abgetan werden. Alles, was Ihnen einfällt, kann wichtig sein, also nehmen Sie sich genügend Zeit für die Erstellung dieser Zeitleiste! Seien Sie nicht überrascht, wenn Ihnen nach und nach immer mehr Ereignisse einfallen, die von Bedeutung sein könnten, sobald Sie anfangen, zeitliche Zusammenhänge zwischen Gesundheitsproblemen und belastenden Faktoren in Ihrem Leben zu erkennen.

Methoden zur Behandlung von Traumata

EFT (Emotional Freedom Techniques) ist ein psychotherapeutisches Verfahren, das mit verschiedenen Klopftechniken und affirmativen Mantras arbeitet. So können Sie Ihrem Körper dabei helfen, angestaute Negativität von einer Sekunde auf die andere loszulassen.

Die **Akupunktur** stimuliert bestimmte Körperpunkte mit sehr dünnen Nadeln, die die Haut durchdringen. Sie sollte nur von einer ausgebildeten Fachkraft durchgeführt werden. Oft kann das Verfahren sowohl Schmerzen als auch den gespeicherten emotionalen Stress traumatischer Erlebnisse lindern.

EMDR (Eye Movement Desensitization and Reprocessing) ist ein psychotherapeutisches Verfahren, bei dem die Auswirkungen von psychischem Stress durch Interaktionen zwischen Ihnen und einem hierfür geschulten Experten gelindert werden: Dadurch, dass Sie Ihre Augenbewegungen steuern, werden frühere Traumata erneut ausgelöst oder wiedererlebt. Wissenschaftlichen Untersuchungen zufolge lassen sich durch diese Technik Assoziationen und Auslöser durchbrechen, die Sie in bestimmten Lebenssituationen zu überwältigen drohen.

Therapeutische Massagen mit **ätherischen Ölen** können ebenfalls eine sehr wirksame Hilfe dabei sein, im Körper gespeicherte emotionale Traumata aufzulösen.

Im Rahmen einer **Beratung** können Sie gravierendere psychische Probleme mit einem unbeteiligten Dritten besprechen, der Sie objektiv über die für Ihren Körper, Ihren Geist und Ihre Seele am besten geeigneten Heilungstechniken informieren kann.

Vielleicht halten Sie es für ausgeschlossen, dass Ereignisse, die Jahre oder sogar Jahrzehnte zurückliegen, immer noch Auswirkungen auf Ihre Gesundheit haben können. Vielleicht erinnern Sie sich nicht einmal mehr an das betreffende Trauma oder haben nur noch eine vage Vorstellung davon. Aber Ihr Körper erinnert sich! Um mit mehr Anmut und Leichtigkeit durch die Wechseljahre zu gehen, müssen Sie Traumata aus Ihrer Vergangenheit aufarbeiten und heilen. Ich weiß: Das ist leichter gesagt als getan! Aber es gibt viele ermutigende wissenschaftliche Erkenntnisse über die Behandlung von Traumata und viele wirksame Möglichkeiten zur Linderung ihrer negativen Auswirkungen.

Die Rolle des Insulins: Hinter einem durcheinandergeratenen Hormonhaushalt kann auch ein Blutzuckerproblem stecken!

Insulin ist das von der Bauchspeicheldrüse produzierte Hormon, mit dessen Hilfe Ihr Körper Blutzucker (Glukose) zur Energiegewinnung nutzt und Ihren Blutzuckerspiegel im Gleichgewicht hält. Egal ob Sie Diabetikerin oder Prädiabetikerin sind oder nicht: Sie sollten unbedingt auf Ihr Insulin achten. In der Perimenopause und in den Wechseljahren ist das sogar noch wichtiger, weil die altersbedingten Veränderungen in unserem Körper dieses Hormon leichter aus dem Gleichgewicht bringen können.

Wenn Sie irgendein Kohlenhydrat essen, spaltet Ihr Körper dieses in Glukose (Blutzucker) auf. Und wenn Ihr Blutzuckerspiegel daraufhin ansteigt, wird Insulin ausgeschüttet, um diese Glukose aus dem Blutkreislauf in die Körperzellen zu transportieren, wo sie zur Energiegewinnung gebraucht werden. Dadurch normalisiert sich der Blutzuckerspiegel wieder. Wenn wir zu viele Kohlenhydrate essen und auf diese Weise mehr Blutzucker anfällt, als unsere Zellen benötigen, wandelt der Körper diese Glukose in Glykogen um und speichert es in der Leber oder als Fett. Und wenn wir ständig zu viele Kohlenhydrate essen und unseren Körper dadurch permanent mit Blutzucker und Insulin überschwemmen, verlieren unsere Zellen irgendwann ihre Empfindlichkeit für Insulin und reagieren nicht mehr darauf. Das bezeichnet man als Insulinresistenz. Dieses Problem kommt sehr häufig vor: Jeder dritte Amerikaner leidet darunter, und 50 Prozent aller über 60-Jährigen sind davon betroffen.

Jetzt bleibt unser Blutzucker- und Insulinspiegel ständig hoch, weil unser Körper dauernd Insulin ausschüttet, um Glukose in die Zellen zu transportieren. Aber unsere Zellen hören nicht mehr auf dieses Signal! Der im Körper zirkulierende Blutzucker wird in den Fettzellen deponiert, vor allem um die Körpermitte herum, doch gleichzeitig lechzen die Zellen immer noch nach Brennstoff. Man isst und isst, hat aber trotzdem immer noch Hunger, ist außerdem ständig müde und fühlt sich wie benebelt. Allmählich sammeln sich immer mehr Pfunde rund um Bauch und Hüften an, während andere Hormone und Körpersysteme aus dem Gleichgewicht geraten.

Mit der Zeit erschöpft sich Ihre Bauchspeicheldrüse durch diese harte Arbeit, und Ihr Risiko für Typ-2-Diabetes, Herzinfarkt, Schlaganfall und Krebs steigt. Einen erhöhten Insulinspiegel und eine Insulinresistenz in der Perimenopause und während der Wechseljahre sollte man ernst nehmen – vor allem, wenn gleichzeitig auch noch Östrogen- und Progesteronspiegel absinken. Dann ist es an der Zeit, Ihre Hormonspiegel zu stabilisieren, Ihre Insulinempfindlichkeit wiederherzustellen und Ihre unangenehmen Beschwerden in den Griff zu bekommen.

Oft ist ein durcheinandergeratener Blutzucker- und Insulinhaushalt auf falsche Ernährung zurückzuführen. Wenn Sie auf verarbeitete Lebensmittel und Zucker verzichten und stattdessen auf eine biologische, vorwiegend pflanzliche Vollwertkost mit vielen Ballaststoffen und Eiweiß von grasgefütterten Tieren umsteigen, können Sie dieser Achterbahnfahrt entrinnen. Denn so eine Ernährung führt zu einem ausgewogenen Blutzuckerspiegel und beschert Ihnen gleichzeitig einen erholsamen Schlaf, ein gesundes Körpergewicht und eine bessere, ausgeglichenere Stimmung.

Die Rolle der Leber: Auch eine träge Leber kann Ihren Hormonhaushalt aus dem Gleichgewicht bringen!

Die Leber – das größte Organ unseres Körpers – erfüllt über 500 verschiedene lebenswichtige Funktionen. Daher ist es wichtig, dass Ihre Leber hervorragende Arbeit leistet! Unter anderem produziert die Leber Gallenflüssigkeit, die dem Dünndarm bei der Aufspaltung von Fetten hilft, und spaltet Kohlenhydrate, Eiweiße, Fette, Vitamine, Mineralstoffe und andere wichtige Nährstoffe in Grundbausteine auf, die Ihr Körper nutzen kann.

Die Hauptaufgabe dieses wunderbaren Organs besteht jedoch in der Entgiftung. Die Leber leistet Tag für Tag Schwerstarbeit, um Ihren Körper von schädlichen Substanzen zu befreien. Und bei diesen Schadstoffen handelt es sich nicht nur um chemische Substanzen und Giftstoffe (Toxine), sondern auch um überschüssige und verbrauchte Hormone, die aus dem Blutkreislauf herausgefiltert werden müssen. Bei einer trägen Leber funktioniert dieser natürliche Entgiftungsprozess nicht mehr richtig, sodass Ihr Körper mit schädlichen Substanzen überlastet wird, was wiederum den Hormonhaushalt durcheinanderbringt: Vor allem Ihre Östrogene geraten dadurch aus dem Gleichgewicht. Eine gesunde Leber befreit den Körper von verbrauchtem Östrogen, das seine Aufgabe bereits erfüllt hat, indem sie es abbaut und ausscheidet. Wenn die Leber jedoch überlastet ist, gelangt das teilweise abgebaute Östrogen wieder in den Blutkreislauf, was zu einer Östrogendominanz und allen damit einhergehenden Problemen und Risiken führt.

Endokrine Disruptoren (ED) wie beispielsweise Schwermetalle

Daher sollten Sie etwas für Ihre Leber tun, indem Sie dafür sorgen, dass sie alle Nährstoffe erhält, die sie braucht, und indem Sie ihre Belastung durch schädliche Umweltgifte eindämmen. Das kann genau der Baustein sein, der Ihnen zu einem gesunden Hormonhaushalt noch fehlt, vor allem in der Perimenopause und den Wechseljahren! Endokrine Disruptoren (ED) sind in unserer Umwelt häufig vorkommende Toxine, die schuld daran sind, dass unsere Leber überlastet wird und unsere Hormone aus dem Gleichgewicht geraten. Sie sind in vielen Körperpflegeprodukten (beispielsweise Seifen, Zahnpasta und Kosmetika), Kunststoffen, Lebensmittelverpackungen, Reinigungsmitteln, ja sogar in antihaftbeschichtetem Kochgeschirr und vielen anderen Produkten enthalten.

ED sind also sehr gefährliche chemische Substanzen, die in unserem Körper gleich eine doppelt schädliche Wirkung entfalten: Erstens belasten sie die Leber, die besonders viel Arbeit leisten muss, um diese Chemikalien wieder aus dem Körper zu entfernen, enorm. Wenn die Leber mit Giftstoffen überlastet ist, kann sie diese nicht mehr so leicht ausscheiden, sodass viele dieser Toxine wieder in unseren Blutkreislauf gelangen. Und eine mittlerweile träge gewordene Leber muss nun ihre ganze Energie für die Ausscheidung von ED investieren, statt ihre anderen 500 wichtigen Funktionen erfüllen zu können. Kein Wunder, dass eine angeschlagene Leber und ein mit Giftstoffen überlasteter Körper so weitreichende negative Folgen für unsere Gesundheit haben!

Der zweite schwere Schlag für unsere Gesundheit besteht darin, dass endokrine Disruptoren, wie bereits erwähnt, Ihren Hormonhaushalt durcheinanderbringen. Sie greifen nämlich in Ihr endokrines System ein, in dem Hormone produziert werden und ihre verschiedenen Funktionen erfüllen. Manche endokrine Disruptoren binden an Hormonrezeptoren und blockieren sie auf diese Weise, sodass unsere natürlichen Hormone nicht mehr dort andocken und ihre Funktionen erfüllen können; andere ED greifen in die Herstellung, den Abbau oder die Speicherung von Hormonen ein. Wieder andere endokrine Disruptoren ahmen die Wirkung natürlicherweise in unserem Körper vorkommender Hormone nach und verhindern dadurch, dass diese körpereigenen Hormone in unsere Zellen gelangen. Xenoöstrogene imitieren zum Beispiel das Hormon Östrogen. Und leider können ED schon in kleinsten Mengen gravierende Auswirkungen auf unseren Körper haben. Daher werden ED oft in Teilen pro Milliarde (ppb) gemessen – und sie sind sehr stabil, das heißt, sie lassen sich nur schwer wieder aus dem Körper entfernen.

Zusätzlich zu den chemischen ED müssen wir uns auch Gedanken über die vielen Schwermetalle machen, mit denen wir in unserem täglichen Leben in Berührung kommen, da diese ebenfalls unsere Leber belasten und unseren Hormonhaushalt stören. Schwermetalle können nicht nur durch landwirtschaftliche und industrielle Abfälle ins Wasser, in den Boden und die Luft gelangen, sondern lauern mit Sicherheit auch in Ihrem Haus und Ihrem Kühlschrank, auf der Oberfläche Ihres Körpers, ja sogar in den Metallfüllungen Ihrer Zähne! Die meisten Menschen wissen, dass sie um Blei in Farben, Arsen im Zigarettenrauch und Quecksilber im Thunfisch einen großen Bogen machen sollten. Aber es gelangen trotzdem viele Schwermetalle in unseren Körper, denn die Giftstoffbelastung summiert sich: ein bisschen Quecksilber in Ihrem Lieblingslipgloss, ein bisschen Aluminium in Ihrem Lieblingsdeo, ein bisschen Kadmium und Nickel in Ihrer Bleichzahnpasta und eine Spur Blei, die zusammen mit Ihrem Nagellack abplatzt. Igitt! Und diese Schwermetalle lassen sich leider nur sehr schwer wieder abbauen und aus dem Körper entfernen.

Man kann sich zwar nicht hundertprozentig vor dem Kontakt mit ED und Schwermetallen schützen, aber es gibt zumindest Möglichkeiten, diese Giftstoffbelastung einzuschränken und ihre negativen Auswirkungen auf ein Mindestmaß zu begrenzen. Sie können zum Beispiel auf natürliche oder selbst hergestellte Schönheits- und Körperpflegeprodukte und Reinigungsmittel umsteigen, Ihr Wasser mit einem Osmosefilter aufbereiten und sich genau darüber informieren, wo und wie Ihre Lebensmittel angebaut werden. Das können ein paar wichtige erste Schritte sein, um die Belastung Ihres Körpers durch Umweltgifte unter Kontrolle zu bringen, und es wird sich garantiert sehr positiv auf Ihren Hormonhaushalt auswirken und sein natürliches Zusammenspiel wiederherstellen.

Die Rolle von Verdauungsstörungen: Auch Darmprobleme können Ihre Hormone aus dem Gleichgewicht bringen

Raten Sie mal, unter welchem Symptom die meisten Frauen mit hormonellen Problemen leiden? Ganz genau: Verdauungsbeschwerden! Aber das sind nicht nur ein paar Blähungen, die oft als PMS-Symptome abgetan werden. Hier ist eine tiefergehende Ursache am Werk, die die Wissenschaft allmählich immer deutlicher erkennt. Deshalb schlage ich Frauen, die mit solchen Problemen zu mir kommen, stets vor, ihre Ernährung umzustellen und sofort mit der Heilung ihres Darms zu beginnen. Ich habe schon oft festgestellt, dass Frauen mit Darmproblemen leicht in einen verhängnisvollen Teufelskreis hineingeraten: Sie gehen mit ihrem Problem zum Arzt. Der diagnostiziert bei ihnen ein Reizdarmsyndrom oder irgendeine andere Verdauungsstörung. Daraufhin fangen die Frauen an, Medikamente einzunehmen, die ihren Hormonhaushalt durcheinanderbringen, geraten deshalb in Stress – und raten Sie mal, was Ihr Körper tut, wenn er gestresst ist und Ihr Cortisolspiegel steigt? Er schaltet Ihr Verdauungssystem ab. Also geht man wieder zum Arzt, und der Teufelskreis setzt sich fort – von Medikament zu Medikament –, ohne dass man jemals wirklich an die Wurzel des Problems gelangt. Kommt Ihnen das bekannt vor?

Genau wie Ihre Leber spielt auch Ihr Darm für einen gesunden (oder kranken) Hormonhaushalt eine sehr wichtige Rolle. Deshalb betrachten manche Wissenschaftler das Mikrobiom – die Milliarden von Kleinstlebewesen in Ihrem Darm – mittlerweile sogar als endokrines Organ. Das Darmmikrobiom bildet nicht nur über zwei Dutzend Hormone, sondern fungiert auch als eine Art Dirigent, der den anderen endokrinen Drüsen die Anweisung gibt, Hormone zu produzieren und auszuschütten. Das Darmmikrobiom beeinflusst fast alle Ihre Hormone, unter anderem Östrogen, Cortisol und die Schilddrüsenhormone.

Auch seinen Einfluss auf das Östrogen sollte man auf gar keinen Fall unterschätzen. Wenn die Leber mit dem Abbau und der Deaktivierung von Östrogenen fertig ist, gelangen sie in den Darm, wo eine Gruppe von Bakterien – das Östrobolom – sie noch weiter abbaut, bis sie schließlich mit dem Stuhl ausgeschieden werden. Wenn die ungesunden Bakterien in Ihrem Mikrobiom zu sehr überhandgenommen haben und die gesunden Bakterien des Östroboloms ihrer Aufgabe daher nicht mehr nachkommen können, wird das deaktivierte Östrogen nicht vollständig verstoffwechselt und ausgeschieden, sondern gelangt wieder in den Blutkreislauf und schafft dort optimale Bedingungen für die Entstehung einer Östrogendominanz.

Undichter Darm und Darmdysbiose

Wenn Ihr Darm gesund ist, befindet sich Ihr Hormonhaushalt in einem harmonischen Gleichgewicht. Aber wenn es Ihrem Darm nicht gut geht, leidet Ihr ganzer Körper darunter! Machen Sie sich auf eine ganze Reihe von Beschwerden gefasst: von Verdauungsproblemen (Verstopfung, Blähungen, Völlegefühl, Sodbrennen, Durchfall und Magenschmerzen) bis hin zu Stimmungsschwankungen und Schlafstörungen.

Wahrscheinlich stecken hinter Ihrem Verdauungsstress und Ihren hormonellen Problemen ein undichter Darm und eine Darmdysbiose.

Ein undichter Darm (auch als »Leaky Gut« bezeichnet) liegt vor, wenn die Darmschleimhaut durchlässig wird, sodass Bakterien, Nahrungspartikel und andere Giftstoffe in den Blutkreislauf gelangen können. Dann geht das Immunsystem zum Angriff über, um diese Eindringlinge zu bekämpfen, und es kommt zu einer heftigen Entzündungsreaktion, die wiederum zu Reizdarmsyndrom, Nahrungsmittelallergien und -überempfindlichkeiten, Hautproblemen und Autoimmunerkrankungen wie beispielsweise einer Schilddrüsenunterfunktion (Hypothyreose) oder rheumatoiden Arthritis führen kann. Und natürlich gerät dadurch auch Ihr Hormonhaushalt aus dem Takt.

Unter Darmdysbiose versteht man ein ungesundes Mikrobiom, bei dem die »schlechten« Bakterien und anderen ungesunden Mikroben gegenüber den nützlichen Kleinlebewesen, die das Mikrobiom normalerweise in Schach halten, immer mehr in der Überzahl sind. Eine solche Darmdysbiose wirkt sich auf viele Körpersysteme negativ aus, vor allem aber beeinflusst sie Ihren Östrogenspiegel, indem sie das Östrobolom schädigt.

Beide Probleme können zu Verdauungsstörungen – Verstopfung, Durchfall oder einer Kombination aus beidem, Blähungen, Bauchkrämpfen und allgemeinem Unwohlsein – führen und eine ausreichende Aufnahme von Vitaminen, Mineralstoffen und Antioxidanzien, die der Körper für seine Hormonproduktion braucht, unmöglich machen. Vielleicht nehmen Sie Nahrungsergänzungsmittel und Medikamente ein, um etwas für Ihre Gesundheit zu tun. Aber ein gestörtes Verdauungssystem erschwert die Aufnahme dieser Substanzen!

Stress (ja, vor allem Stress!), eine Ernährung mit vielen verarbeiteten und entzündungsfördernden Lebensmitteln, Darminfektionen und Giftstoffe gehören zu den Hauptursachen für einen undichten Darm und eine Darmdysbiose.

Also müssen Sie nun wieder für eine gesunde Verdauung sorgen, indem Sie etwas gegen Ihren »Leaky Gut« und Ihre Darmdysbiose tun. Nur so können Sie Ihren Hormonhaushalt wieder ins Lot bringen.

Nährstoffmangel

Eigentlich ist es ganz einfach: Wenn Sie im Stress sind und Ihr Darm sich in schlechtem Zustand befindet, bekommt Ihr Körper nicht die Nährstoffe, die er für seine Hormonproduktion und für die Zellenergie benötigt, und dann funktioniert er nicht mehr optimal. Die typische US-amerikanische Ernährung mit stark verarbeiteten Lebensmitteln, die zusätzlich auch noch mit Zucker, raffiniertem Mehl und industriell hergestellten Samenölen angereichert sind, schädigt nicht nur Ihre Darmschleimhaut und Ihr Mikrobiom, sondern liefert Ihrem Körper nur leere Kalorien ohne Nährstoffe. Leider stammt mehr als die Hälfte der Kalorien, die die US-Amerikaner zu sich nehmen, aus diesen nährstoffarmen, extrem verarbeiteten Lebensmitteln – mit vorhersehbaren Folgen.

Wie können Sie Ihren Darm heilen und Ihrem Körper den Großteil der Nährstoffe, Vitamine und Mineralstoffe zuführen, die er braucht? Ganz einfach: Dazu müssen Sie »richtige« Lebensmittel verzehren – sauberes Eiweiß, gesunde Fette und Ballaststoffe sowie Obst und Gemüse. Allerdings ist es selbst mit einer superreinen, vorwiegend pflanzlichen, ballaststoffreichen Vollwertkost schwierig, sich mit allen nötigen Nährstoffen zu versorgen – vor allem bei Magnesium, Vitamin D, Zink und B-Vitaminen kann das schwierig werden. Diese Nährstofflücken lassen sich am besten mithilfe hochwertiger Nahrungsergänzungsmittel schließen. Zwar sollte der Großteil unseres Nährstoffbedarfs über die Ernährung gedeckt werden, doch manchmal können wir die nötigen Nährstoffe aufgrund unserer genetischen Konstitution nicht richtig verstoffwechseln oder methylieren. In solchen Fällen kommt man um eine Einnahme von Nahrungsergänzungsmitteln nicht herum.

Meist zeigen bereits einfache Blutuntersuchungen, ob bei Ihnen ein Mangel an bestimmten Nährstoffen vorliegt. Sie sollten also unbedingt selbst überprüfen, ob Ihren Beschwerden womöglich ein Nährstoffmangel zugrunde liegt. Doch auch wenn die Werte in Ihrem Laborbefund nicht als zu niedrig markiert sind, besteht unter Umständen Anlass zur Sorge! Jeder Mensch hat einen etwas anderen Nährstoffbedarf, also sollte Ihr Wert irgendwo in der Mitte des akzeptablen Bereichs liegen. Wenn er sich am unteren Ende des Spektrums befindet, sollten Sie Ihre Ernährung überdenken. Und wenn bestimmte Werte in Ihrem Laborbefund als zu niedrig eingestuft werden, ist womöglich sogar eine gezielte Nahrungsergänzung erforderlich, um diese Spiegel Schritt für Schritt wieder zu erhöhen. Außerdem sollten Sie dann etwas für Ihren Darm tun, damit er die Nährstoffe, die Sie Ihrem Körper zuführen, auch wirklich aufnehmen kann.

Die Rolle der Schilddrüse: Auch eine Funktionsstörung der Schilddrüse kann Ihre Hormone aus dem Gleis bringen

Viele Frauen in der Perimenopause und Menopause leiden an einer Schilddrüsenunterfunktion (Hypothyreose). Bei ungefähr 13 Prozent aller Frauen im Alter von 35 bis 65 Jahren liegt eine solche Unterfunktion der Schilddrüse vor, bei den über 65-Jährigen leiden sogar 20 Prozent darunter. Wahrscheinlich ist dieser Prozentsatz aber noch viel höher, weil viele Frauen ihre Schilddrüsenwerte nicht kennen. Ich weiß das, weil ich selbst über zwei Jahre lang zu diesen Frauen gehörte, die an einer undiagnostizierten Funktionsstörung der Schilddrüse litten. Das Gleiche gilt für viele Frauen, denen ich mit meinen Behandlungsprogrammen geholfen habe. Standard-Laboruntersuchungen sind in dieser Hinsicht leider unzureichend (Empfehlungen für Laboruntersuchungen finden Sie unter »Warum Laborwerte so wichtig sind« auf Seite 250 dieses Buches), und Anzeichen einer Schilddrüsenfunktionsstörung werden oft als unwichtig abgetan oder ignoriert, weil sie so große Ähnlichkeit mit den typischen perimenopausalen Beschwerden haben: Gehirnnebel, Hitzewallungen, hartnäckige Gewichtszunahme, Müdigkeit, Abgeschlagenheit, Reizbarkeit, sexuelle Unlust, Schlafstörungen, Haarausfall und trockene Haut. Dieses breite Spektrum an Symptomen ist darauf zurückzuführen, dass die Schilddrüse in Ihrem Körper sehr viele wichtige Aufgaben erfüllt.

Die Schilddrüse – eine schmetterlingsförmige Drüse an der Vorderseite des Halses – ist für die Regulation Hunderter verschiedener Körperfunktionen zuständig, vom Stoffwechsel bis hin zur Körpertemperatur. Außerdem sitzen auf jeder menschlichen Zelle Schilddrüsenhormonrezeptoren . Der ganze Körper – einschließlich Gehirn, Muskeln, Herz, Hoden und Immunsystem – ist auf eine ausreichende Versorgung mit Schilddrüsenhormonen angewiesen, um optimal funktionieren zu können. Die wichtigsten Schilddrüsenhormone sind:

TSH (Thyreotropin, auch als schilddrüsenstimulierendes Hormon bezeichnet) wird in der Hypophyse gebildet und regt die Produktion von T4 (Thyroxin) und T3 (Trijodthyronin) an.

T3 (Trijodthyronin) ist der Dirigent Ihres Schilddrüsenhormonorchesters und hat unmittelbare Auswirkungen auf fast alle physiologischen Prozesse wie beispielsweise Körpertemperatur, Cholesterin, Energie, Herzfrequenz, Gedächtnis, Menstruationszyklus, Muskelkraft, Körpergewicht und vieles andere. Die Leber wandelt dieses Hormon aus T4 und aus bestimmten Geweben um.

Thyroxin (T4) ist das wichtigste Schilddrüsenhormon, das von der Schilddrüse in inaktiver Form direkt in den Blutkreislauf ausgeschüttet wird und als Speicherhormon für T3 dient. Es muss von der Leber und den Nieren in T3 umgewandelt werden, damit Ihr Körper es nutzen kann. Ob Ihre Hypophyse TSH produziert oder nicht, hängt von Ihrem Thyroxinspiegel ab.

Wenn Ihre Schilddrüse optimal funktioniert, ist sie in der Lage, ein stabiles Gleichgewicht zwischen T3 und T4 aufrechtzuerhalten. Wenn Ihre Werte sinken, schüttet die Hypophyse TSH aus, um Ihre Schilddrüse zur Produktion von T4 anzuregen, das dann in T3 umgewandelt wird. Sobald Ihre T3- und T4-Werte sich wieder normalisiert haben, verlangsamt sich die TSH-Produktion; so bleibt alles im Gleichgewicht. Funktioniert Ihre Schilddrüse dagegen nicht optimal, so verlangsamt eine Unterproduktion dieser Hormone Ihren Stoffwechsel – so entsteht eine Hypothyreose (Schilddrüsenunterfunktion). Ein Überschuss dieser Hormone dagegen beschleunigt den Stoffwechsel; dann liegt eine Schilddrüsenüberfunktion (Hyperthyreose) vor. Eine Unterfunktion der Schilddrüse kann verschiedene Ursachen haben:

- Unser alter Freund, die Östrogendominanz, kann dafür sorgen, dass weniger Schilddrüsenhormone zur Verwendung in den Zellen zur Verfügung stehen.
- Stress kann diese Hormone in vielerlei Hinsicht durcheinanderbringen! Er verlangsamt die Schilddrüsenfunktion, erschöpft die Hypophyse, sodass sie nicht mehr genügend TSH produziert, führt dazu, dass Ihre Zellen die Schilddrüsenhormone aufgrund zunehmender Entzündungsprozesse nicht mehr nutzen können – und so weiter und so fort.
- Eine Autoimmunerkrankung, bei der das Immunsystem die Schilddrüse »angreift«. (Der häufigste Übeltäter ist die Hashimoto-Thyreoiditis.)
- Auch zu wenig oder zu viel Jod in der Ernährung kann sich negativ auf die Schilddrüsenhormonproduktion auswirken. (In den meisten Fällen ist zu viel Jod daran schuld.)
- Toxine können die Schilddrüse schädigen, sodass sie nicht mehr so gut auf TSH reagiert.

Wenn Sie die Symptome einer Schilddrüsenunter- oder -überfunktion und die während der Perimenopause und Menopause auftretenden Beschwerden nebeneinander auflisten, werden Sie über die vielen Parallelen erstaunt sein. Daher ist es wirklich sehr wichtig, dass Sie gut für Ihre Schilddrüse sorgen und sie in Topform erhalten!

Selbsttest: Wo liegen die Ursachen für Ihren durcheinandergeratenen Hormonhaushalt?

Ich habe einen umfassenden Hormonselbsttest für Frauen in der Perimenopause und den Wechseljahren erstellt, mit dessen Hilfe Sie den Ursachen für Ihre peri/menopausalen Beschwerden auf den Grund gehen und dieses Buch noch besser nutzen können. Denn sobald Sie diese Ursachen kennen, können Sie Ihren Körper mit gezielter Vollwerternährung, geeigneten Nahrungsergänzungsmitteln, ätherischen Ölen und Selbstfürsorgestrategien wieder auf den richtigen Kurs bringen. Sie finden den Test in meinem Buch *Aromatherapie für die Hormonbalance*.

So finden Sie Ihre hormonelle Balance wieder

Wie können Sie all die vielen aus dem Gleis geratenen Hormone, die Ihnen so großen Kummer bereiten, wieder ins Gleichgewicht bringen? Und was sollen Sie tun, wenn Sie glauben, dass mehrere oder gar sämtliche Ursachen, die ich soeben beschrieben habe, hinter ihrem Problem stecken? Kein Grund zur Panik: Sie sind hier genau richtig! Ich kenne das alles und bin selbst in Panik geraten, als ich nach den Ursachen meiner Beschwerden forschte und feststellen musste, dass bei mir gleich mehrere Problemfaktoren vorlagen! Daher habe ich es mir zur Aufgabe gemacht, für jede Frau den richtigen Therapieansatz zu finden: eine Kombination aus drei verschiedenen Behandlungsstrategien, die Ihren Darm und Ihre Leber wieder in Ordnung bringen und Ihren Stress beheben.

Wenn wir diese Hauptproblembereiche mit tiefgreifenden Lebensstiländerungen angehen, können wir gleichzeitig die häufigsten und schädlichsten Ursachen Ihrer Beschwerden beseitigen, Ihnen Ihre Energie und Ausstrahlung wiedergeben und Ihre peri/menopausalen Probleme in den Griff bekommen. Egal wo die individuellen Ursachen Ihrer Probleme liegen – es wird Ihnen auf jeden Fall etwas bringen, Ihren Darm zu heilen, Ihre Leber zu entgiften und Stress abzubauen. Dieses Ziel werden wir mit gesunden Lebensmitteln, körperlicher Aktivität, Stressbewältigungsstrategien, Nahrungsergänzungsmitteln und dem vielleicht wirksamsten Tool eines jeden Werkzeugkastens zur Selbstheilung angehen: mit ätherischen Ölen.

Kapitel 3

GEWINNEN SIE IHRE ALTE ENERGIE UND AUSSTRAHLUNG ZURÜCK – MIT ÄTHERISCHEN ÖLEN FÜR EINEN AUSGEWOGENEN HORMONHAUSHALT!

Ich kann mir ein Leben ohne tägliche Anwendung ätherischer Öle inzwischen gar nicht mehr vorstellen. Die vielen chemischen Inhaltsstoffe dieser Öle beeinflussen den Körper auf zellulärer Ebene, helfen gegen unangenehme Beschwerden und bewirken eine sofortige Linderung. Gleichzeitig unterstützen sie Ihren Körper in seiner Fähigkeit, sich von innen heraus zu heilen. Schon ein einziger Tropfen kann Ihr emotionales und körperliches Wohlbefinden massiv beeinflussen und Ihre perimenopausalen oder Wechseljahrsbeschwerden lindern. Natürlich reagiert jeder Mensch anders auf ätherische Öle. Daher ist es sehr wichtig, bei jedem Öl genau darauf zu achten, wie Sie sich nach seiner Anwendung fühlen.

Im Gegensatz zu vielen rezeptfreien oder verschreibungspflichtigen Medikamenten kann man ätherische Öle so oft anwenden, wie man möchte. Stellen Sie sich vor, Sie brauchen nicht erst 40 Minuten zu warten, bis die schmerzlindernde Wirkung eines Arzneimittels überall in Ihrem Körper angekommen ist! Im Gegensatz zu vielen rezeptfreien Medikamenten verschleiern ätherische Öle Ihre Beschwerden auch nicht einfach nur, sondern bringen nachhaltige Linderung. Sie unterstützen Ihre wunderbaren körpereigenen Selbstheilungskräfte gleichermaßen von innen und von außen. Das ist echte funktionelle Medizin. Die Verwendung von Pflanzen zur Unterstützung natürlicher körpereigener Prozesse ist zwar eine jahrhundertealte Praxis, aber seit den letzten zehn Jahren erfreuen ätherische Öle sich rasch wachsender Beliebtheit. Überall kommen derartige Öle massenhaft auf den Markt – nur leider gibt es keine zentrale Behörde zur Zulassung ätherischer Öle für den Einsatz beim Menschen, und zu vielen gibt es nur eine ganz einfache Gebrauchsanleitung. Umso wichtiger ist es für Sie, zu wissen, wie, warum und wann man solche Öle anwendet.

Was können ätherische Öle für Sie bewirken?

Im Rahmen meiner Tätigkeit als Gesundheitsfachfrau habe ich die verschiedensten funktionellen Behandlungsprotokolle erforscht, eingehend studiert und meinen Patientinnen empfohlen – und keines davon hat so unmittelbare Erfolge gebracht wie ätherische Öle.

Die rasche Wirkung dieser Öle ist unvergleichlich. Wegen ihrer starken Wirksamkeit werden sie bereits seit Jahrhunderten eingesetzt. Ich werde nie vergessen, wie das Einatmen von Pfefferminzöl ausreichte, um meinen wahnsinnigen Heißhunger auf Schokolade zu überwinden, der mich eines Nachmittags überkam. Seitdem ist Pfefferminze für mich das Öl der Wahl bei Heißhungerattacken. Welches andere Mittel hilft so schnell und so gut? Doch bevor wir uns damit beschäftigen, was ätherische Öle alles bewirken können, möchte ich Ihnen zunächst einmal kurz erklären, was sie *nicht* können.

Vorsicht vor falschen Erwartungen!

Auch wenn ätherische Öle sehr spezifische Eigenschaften besitzen und aus Hunderten wirksamer Inhaltsstoffe bestehen, sind sie keine Hormone! Sie können die Wirkung von Östrogen oder Progesteron weder nachahmen noch anstelle von Hormonen eingesetzt werden. Sie können weder Hormone produzieren, noch können sie diese ersetzen. So funktioniert die Natur nun einmal nicht.

Aber die Natur hat uns mit diesen Ölen ganz wunderbare Substanzen geschenkt, die unseren Körper bei der Selbstheilung unterstützen und fast schon wundersame Auswirkungen haben können. Mit anderen Worten: Man kann hormonelle Probleme auch ohne Hormone in den Griff bekommen.

Ätherische Öle sind also keine Lösung, aber eine große Hilfe. Verwenden Sie sie als Hilfsmittel, um Ihr Ziel zu erreichen: einen gesunden, ausgewogenen Hormonhaushalt. Das wird Ihnen allerdings nur dann gelingen, wenn Sie gleichzeitig auch die nötigen Lebensstiländerungen vornehmen, die das Fundament für einen guten Gesundheitszustand bilden.

Wie Sie mit ätherischen Ölen etwas für Ihren Hormonhaushalt tun können, ohne Ihrem Körper Hormone zuzuführen

Schon als ich das allererste Mal an Wildorangenöl schnupperte, war ich von der Heilkraft ätherischer Öle begeistert. Aber die Biochemikerin in mir wollte sich erst darauf einlassen, nachdem ich mich genau mit diesem Thema beschäftigt hatte. Also las ich ein Buch nach dem anderen über ätherische Öle und durchforstete Hunderte qualitativ hochwertiger Fachartikel. Schon bald wurde mir klar, dass man solche Öle zur Verbesserung verschiedenster Lebensbereiche einsetzen kann. Alles – vom Putzschrank bis zur Hausapotheke – funktioniert besser, wenn man es mit natürlichen Alternativen bestückt! Und noch besser: Die chemischen Baustoffe ätherischer Öle unterstützen den Körper auf zellulärer Ebene und stellen die Homöostase wieder her, um peri/menopausalen Symptomen vorzubeugen oder diese zu lindern.

Ätherische Öle haben adaptogene Eigenschaften: Das heißt, sie werden aus pflanzlichen Stoffen namens Adaptogene hergestellt, die unserem Körper helfen, sich an die inneren und äußeren Umweltfaktoren anzupassen, die Stress verursachen. Solche Öle können unseren Hormonhaushalt, unser Immunsystem und unsere allgemeine Homöostase auf systemischer, zellulärer Ebene unterstützen. Sie können uns beruhigen, innerlich aufbauen, uns neue Energie schenken und/oder erden, und ihre Wirkung ist sehr stark und tritt schnell ein. Wie Sie in diesem Kapitel erfahren werden, wirkt schon das bloße Einatmen eines ätherischen Öls sofort auf das limbische System Ihres Gehirns und setzt Selbstheilungsprozesse in Ihrem Körper in Gang.

Auf die richtige Auswahl kommt es an!

Ich verwende nur ätherische Öle, die speziell für die therapeutische Anwendung hergestellt wurden und wissenschaftlichen Teststandards entsprechen. Dennoch sollten Sie wissen, dass es ätherische Öle auch in Lebensmittel- und Parfümqualität gibt. Solche Öle sind in vielen Produkten enthalten, die Sie tagtäglich auf dem Markt sehen. Bei diesen minderwertigen Qualitäten dienen die Öle meist nur als Duftstoffe, um den Geruch der Chemikalien zu überdecken, die dem Produkt seine reinigende oder kosmetische Wirkung verleihen. Solche verfälschten Öle – die nur als Inhaltsstoffe für Lebensmittel oder Parfüms bestimmt sind – können Ihrem Körper großen Schaden zufügen und werden Ihnen nicht die in diesem Buch beschriebenen Heilerfolge bringen. Oft wird der Destillationsprozess bei solchen Ölen durch Lösungsmittel und Chemikalien beschleunigt, und oft sind als »rein« bezeichnete Öle in Wirklichkeit nur verdünnte Versionen, die Ihnen auf Ihrem Weg zur Heilung nicht einmal ansatzweise weiterhelfen werden. Wenn Ihr Körper in irgendeiner Weise negativ auf ein minderwertiges Öl reagiert, können Sie nicht wissen, ob diese Reaktion auf das ätherische Öl selbst oder auf ein schlechtes Herstellungsverfahren zurückzuführen ist, das Ihren Körper mit Schadstoffen belastet.

Wie kann ich die Qualität ätherischer Öle beurteilen? Nun ja, ich bin ganz einfach wählerisch! Die Unternehmen meines Vertrauens legen ihre Qualitätsstandards selbst fest und halten sich strikt daran. Ich kenne nicht nur diese besonderen Qualitätsstandards, sondern erhalte auch Antworten auf die unten stehende Liste wichtiger Beurteilungskriterien und erwarte auf jede Frage (oder zumindest auf die meisten davon) ein klares »Ja«:

- Gibt der Hersteller an, woher die Ursprungspflanzen seiner Öle stammen?
- Achtet er darauf, dass die Pflanzen zur Reifezeit geerntet werden, um eine möglichst hohe Qualität zu gewährleisten?

- Überprüft er die Wirksamkeit und Reinheit seiner Öle anhand von Qualitätstestverfahren?
- Wird jedes Öl auf mikrobielle Eigenschaften hin untersucht?
- Werden zur Qualitätssicherung sowohl gaschromatografische als auch massenspektrometrische Tests durchgeführt? (Beide Untersuchungen sind erforderlich, um zu überprüfen, ob das Öl auch wirklich die richtigen Substanzen enthält, und um sicherzustellen, dass das Endprodukt frei von Verunreinigungen ist.)
- Bestehen Partnerschaften zwischen lokalen Erzeugern und Erntebetrieben, die für beide Seiten von Vorteil sind?
- Sind die Geschäftspraktiken des Herstellers solide, und ist sein Führungsteam vertrauenswürdig?

Sie können sich aber auch einfach das Fläschchen anschauen: Besteht es aus bernsteinfarbenem oder dunklem Glas, um die ätherischen Öle vor Licht zu schützen? Steht es aufrecht, ist es fest mit einem Deckel verschlossen und mit einem Öffnungsreduzierer versehen, um Verdunstung zu verhindern? (Dabei handelt es sich um einen Kunststoffeinsatz, der den Inhalt vor Oxidation durch Lufteinwirkung schützt und dafür sorgt, dass das Öl nur tropfenweise aus der Flasche herauskommt.) Falls das Fläschchen keinen guten Eindruck auf Sie macht, kaufen Sie das Öl lieber nicht.

Nach dem Kauf Ihres ätherischen Öls müssen Sie sich bei seiner Anwendung auf Ihre eigenen Sinne verlassen. Beim Öffnen der Flasche sollte Ihnen ein markanter, frischer, sauberer, ausgewogener Duft in die Nase steigen. Geben Sie einen einzigen Tropfen des Öls auf Ihre Fingerspitzen und reiben Sie es in Ihre Haut ein. Hinterlässt es Rückstände auf der Haut? Oder zieht es schnell ein und hinterlässt nur einen sauberen Duft? Genau so sollte es sein! Wenn der Geruch Ihnen Kopfschmerzen verursacht, das Öl nicht einzieht, einen Ausschlag hervorruft, Rückstände auf der Haut hinterlässt oder irgendein anderes unangenehmes Gefühl hervorruft, würde ich es an Ihrer Stelle lieber nicht anwenden oder wäre zumindest sehr vorsichtig damit.

Doch auch wenn Ihre Sinne einen positiven Eindruck von dem Öl gewonnen haben, sollten Sie trotzdem auf seine Wirksamkeit achten. Wenn Sie mehr als ein bis zwei Tropfen verwenden müssen, um die gewünschten Ergebnisse zu erzielen, handelt es sich dabei wahrscheinlich um ein minderwertiges oder verdünntes Öl. Und wenn Sie das Öl regelmäßig anwenden und trotzdem keine Wirkung verspüren, stimmt damit etwas nicht. Auch wenn das Öl mit der Zeit negative Hautreaktionen hervorruft, sollten Sie es nicht mehr verwenden.

Es ist sicherer, Ihre ätherischen Öle bei einem vertrauenswürdigen Unternehmen zu kaufen, das seine Praktiken transparent macht. Größere Unternehmen haben in der Regel die nötigen Ressourcen, um die hochwertigen ätherischen Öle herzustellen, die Sie brauchen, um Ihren Körper in seinen Selbstheilungskräften zu unterstützen. Ich würde solche Öle immer nur direkt von der Website des Produzenten bestellen, obwohl manche Hersteller ihre Produkte auch in Fachgeschäften oder Naturkostläden anbieten. So einfach und unkompliziert der Onlineeinkauf auch sein mag – recherchieren Sie vorher gründlich! Auf gar keinen Fall würde ich ätherische Öle bei einem Massenanbieter wie Amazon bestellen, ohne vorher sicherzugehen, dass es sich auch wirklich um ein zertifiziertes Produkt handelt. Achten Sie stets auf Warnsignale wie angebrochene Fläschchen oder kaputte Versiegelungen, wenn Sie Ihre Öle nicht direkt über die Website des Herstellers bestellen.

Wie wendet man ätherische Öle richtig an?

Bevor Sie ätherische Öle im Rahmen Ihres Selbstbehandlungsprogramms einsetzen, sollten Sie dies unbedingt mit einem Arzt, Heilpraktiker oder Behandlungsteam Ihres Vertrauens oder mit einem Experten für ätherische Öle besprechen. Vorerkrankungen, verschreibungspflichtige Medikamente, ja sogar natürliche Nahrungsergänzungsmittel können die Wirkung der ätherischen Öle auf Ihren Körper beeinträchtigen.

Ätherische Öle kann man im Wesentlichen auf drei verschiedene Arten anwenden: als Aromatherapie, äußerlich oder innerlich. Denken Sie daran, bei jedem einzelnen Öl in der Gebrauchsanleitung oder Packungsbeilage die Angaben zur aromatherapeutischen, äußerlichen und innerlichen Anwendung zu überprüfen, da es für jedes Öl andere Empfehlungen gibt. Bitte beachten Sie, dass die von mir in diesem Buch empfohlenen Anwendungen für hochwertige ätherische Öle in therapeutischer Qualität geeignet sind. Wenn die von mir vorgeschlagene Anwendung in der Packungsbeilage Ihres Öls nicht aufgeführt ist, dann brauchen Sie wahrscheinlich ein hochwertigeres Öl, denn mit einem minderwertigen Öl werden Sie nicht die gewünschten Ergebnisse erzielen. Außerdem möchte ich an dieser Stelle noch einmal betonen: Ihre individuelle Körperchemie wird sowohl auf die einzelnen Öle als auch auf die in diesem Buch empfohlenen Anwendungsverfahren unterschiedlich reagieren. Sie müssen also vielleicht schon ein bisschen herumexperimentieren, um Ihre bevorzugte Anwendungsmethode und die für Ihren Körper wirksamsten Behandlungsprotokolle herauszufinden.

Anwendung als Aromatherapie

Das ist die einfachste und schnellste Anwendungsmethode. Aufgrund ihres flüchtigen Charakters verdunsten ätherische Öle sehr rasch und breiten sich überall in Ihrer Umgebung aus. Auf diese Weise haben sie unmittelbare Auswirkungen auf Ihre Stimmung, Ihr Gedächtnis, Ihre Emotionen und Ihren Hormonhaushalt.

Nachdem die Inhaltsstoffe der ätherischen Öle durch Nase und Lunge in den Körper gelangt sind, stimulieren sie die Geruchsrezeptoren im Riechkolben Ihres Gehirns. Mitralzellen leiten die Signale vom Riechkolben an das limbische System weiter. Diese Gehirnregion ist die Kommandozentrale für verschiedenste Körperfunktionen wie beispielsweise Gedächtnis und Schlaf und außerdem für die Regulation von Emotionen und Hormonen zuständig. Aber die ätherischen Öle erreichen auch andere Hirnregionen und Körperbereiche. Durch das Einatmen gelangen sie in den Blutkreislauf, von wo aus sie durch den ganzen Körper hindurchwandern und sämtliche Bereiche, in denen sie gebraucht werden, positiv beeinflussen und unterstützen.

Die Ausscheidung erfolgt über Nieren, Lunge und die Poren Ihrer Haut, doch vorher hat das Öl Ihr endokrines System – Ihre Hormonproduktionszentrale – stark beeinflusst. So kann man zum Beispiel die HPA-Achse direkt mithilfe ätherischer Öle unterstützen, und in der stressigen Welt, in der wir heutzutage leben, braucht diese Achse wirklich möglichst viel Hilfe!

Der Begriff »Aromatherapie« umfasst mehrere verschiedene Anwendungsmethoden: direkte und indirekte Inhalation, Anwendung von Wasserdampf im Haus und verschiedene Diffusionsmethoden. Diese Verfahren wollen wir nun ein bisschen genauer unter die Lupe nehmen.

Direkte Inhalation

Das ist ziemlich genau das, wonach es klingt: Man schnuppert einfach direkt an der Flasche. Wenn Sie ein neues Öl zum ersten Mal inhalieren möchten, öffnen Sie den Deckel und halten das Fläschchen eine Armeslänge von Ihrem Gesicht weg. Dann ziehen Sie es langsam an Ihr Kinn heran und atmen dabei ein. Dies sollte stets der erste Schritt zur Beurteilung eines neuen Öls sein. Der nächste Schritt ist der Patch-Test (siehe Seite 64). Erst danach sollten Sie ein ätherisches Öl aus Ihren Handflächen inhalieren. Dazu geben Sie einen Tropfen Öl in eine Hand, reiben beide Handflächen aneinander, legen die Hände dann trichterförmig über Mund und Nase und atmen tief ein.

Indirekte Inhalation

Es gibt verschiedene Möglichkeiten, ätherische Öle indirekt zu inhalieren. Sie können zum Beispiel ein bis zwei Tropfen auf einen Gegenstand geben, der dafür geeignet ist, ein anhaltendes Aroma zu verströmen: zum Beispiel auf ein Taschentuch oder einen Wattebausch, ein Stück Holz oder einen Aromaschmuck aus Filz, Leder oder Lavakugeln.

Anwendung von Wasserdampf im Haus

Wasser zu erhitzen, bis es dampft, und dann ätherische Öle hineinzugeben öffnet die Lunge und bietet ein unvergleichliches Aromaerlebnis. Diese Art von Therapie schätze ich ganz besonders, wenn meine Nase verstopft oder mein Rachen verschleimt ist und ich daher nicht mehr richtig durchatmen kann. Ich gebe auch gern ein paar Tropfen Öl auf einen Wattebausch, lege ihn in meine Duschkabine und gönne mir in dem aufsteigenden Dampf mein ganz persönliches therapeutisches Spa-Erlebnis.

Aromasprays

Geben Sie 10 bis 15 Tropfen eines ätherischen Öls in ein 60-Milliliter-Sprühfläschchen aus Glas und füllen Sie es mit destilliertem Wasser oder Hamameliswasser auf, um einem Raum (ich mag zum Beispiel gern einen Spritzer Aromaspray in der Duschkabine), Kleidung oder Bettwäsche einen erfrischenden Duft zu verleihen. Dann verschließen Sie das Fläschchen und schütteln es, damit sich das Wasser mit dem Öl vermischt. Vor dem Versprühen nochmals gut schütteln!

Diffuser

Das Vernebeln ätherischer Öle ist eine meiner Lieblingsmethoden, um etwas für meine Stimmung, mein Immunsystem oder mein Energieniveau zu tun. Der beliebteste und am häufigsten verwendete Diffuser wird nicht mit einem Heizelement betrieben, sondern arbeitet mit Ultraschall: Dabei werden destilliertes Wasser und vier bis sechs Tropfen Öl mithilfe von Ultraschallschwingungen fein in der Luft zerstäubt. Dieser feine Nebel schwebt dann in der Luft und ermöglicht ein anhaltendes Einatmen der heilenden Öle. Alle Diffuserrezepte in diesem Buch wurden für solche Geräte entwickelt, aber beachten Sie bitte unbedingt die Empfehlungen des Herstellers zur Anwendung und Pflege Ihres Diffusers! Reinigen Sie ihn auf natürliche Weise, indem Sie ihn in 1 Teil weißen Essig und 2 Teile Wasser legen. Es wird empfohlen, ätherische Öle immer nur 15 bis 30 Minuten hintereinander im Diffuser zu vernebeln und dann eine 45- bis 60-minütige Pause für Ihr Geruchssystem einzulegen. Unter längeren Anwendungen kann die Wirkung des Öls leiden.

Achtung: Bitte verwenden Sie keinen Diffuser mit einem Heizelement, das mit dem Öl in Berührung kommt und dieses womöglich in seine chemischen Inhaltsstoffe aufspaltet, weil das die Wirksamkeit der Öle beeinträchtigt! Verwenden Sie auch keine Luftbefeuchter oder Vaporizer, da die Bestandteile solcher Geräte (oft aus Kunststoff) nicht für die Anwendung ätherischer Öle bestimmt sind. Hochwertige ätherische Öle sind so stark, dass sie Kunststoffe zersetzen können, wodurch Giftstoffe in die Luft gelangen und das Gerät mit der Zeit kaputtgeht.

Äußerliche Anwendung

Bei der äußerlichen (topischen) Anwendung trägt man die Öle direkt auf die Haut auf, und zwar an der Stelle, wo sie gebraucht werden, um eine direkte Wirkung zu erzielen. Die äußerliche Anwendung von Ölen kann sehr wirksam sein, und die Wirkung tritt oft sofort ein – schon in einem einzigen Tropfen steckt eine enorme Kraft!

Sobald Sie den Aromatest absolviert haben, kann die äußerliche Anwendung den Nutzen dieses einzelnen hochwertigen Öltropfens exponentiell steigern. Auf ihrem Weg durch den Körper wirken die Inhaltsstoffe des Öls auf alle Bereiche, die sie durchqueren, und unterstützen genau die Körperregionen, in denen sie gebraucht werden, bevor Sie sie wieder ausscheiden. Die wirkungsvollen chemischen Inhaltsstoffe der ätherischen Öle ziehen schnell in die Haut ein, verbinden sich mit dem natürlichen Hauttalg und gelangen direkt in den Blutkreislauf, um dort ihre wundersame Wirkung zu entfalten!

Pur oder verdünnt?

Hochwertige therapeutische ätherische Öle erfordern bei äußerlicher Anwendung besondere Sorgfalt. Daher unterscheiden wir bei der äußerlichen Anwendung zwischen puren und verdünnten Ölen. **Pur (unverdünnt)** bedeutet, dass das Öl direkt auf die Haut aufgetragen wird, während **verdünnt** bedeutet, dass man dem ätherischen Öl vor der Anwendung ein hochwertiges Trägeröl zusetzt (kein Wasser, denn dieses würde vom Öl abgestoßen werden). Worin bestehen die Vorteile dieser beiden verschiedenen Methoden, und welche Vorsichtsmaßnahmen sollte man dabei ergreifen?

Die **unverdünnte** Anwendung eignet sich durchaus für manche Menschen; Anwender mit empfindlicherer Haut vertragen sie jedoch nicht immer. Es gibt bestimmte Öle – beispielsweise Lavendel und Weihrauch –, die ich immer pur auf meine Haut auftrage, während ich bei anderen stets eine Verdünnung empfehle – so lange, bis Sie wissen, wie Ihr Körper darauf reagiert. Wenn Sie ein Öl unverdünnt anwenden und eine unerwünschte Reaktion feststellen, sollten Sie es künftig stets mit einem Trägeröl verdünnen.

Die **Verdünnung** ermöglicht eine großflächigere Absorption des Öls und verringert die punktuelle Wirkung, wenn Sie es nur an einer kleinen Stelle auftragen. Sie ist kein kompliziertes Verfahren und lässt sich leicht durchführen, sobald Sie Ihr bevorzugtes Trägeröl beziehungsweise Ihre bevorzugten Trägeröle gefunden haben (eine Liste solcher Öle finden Sie auf Seite 62). Allerdings kann es auch zu unerwünschten Reaktionen auf Trägeröle kommen, daher sollten Sie diese vorher testen. Eine Verdünnung kann die Wahrscheinlichkeit oder Intensität möglicher Hautreizungen verringern. Dank ihrer lipophilen Eigenschaften verbinden ätherische Öle sich leicht mit anderen natürlichen Ölen und fetthaltigen Substanzen, wodurch ihre Wirksamkeit abnimmt. Ich verwende gern rohes, kalt gepresstes, unraffiniertes Bio-Kokosöl (in fester Form) und fraktioniertes Kokosöl (in flüssiger Form) zur Verdünnung meiner Roll-on-Ölmischungen, aber auch Traubenkern-, Jojoba- und Süßmandelöl sind beliebte Trägeröle. Wenn Sie ein oder mehrere ätherische Öle auf Ihr Gesicht auftragen möchten, kann ich Ihnen Jojobaöl als Trägeröl wärmstens empfehlen, da es dem natürlichen Talg Ihrer Haut in seiner Beschaffenheit am ähnlichsten ist. Aber der leichte Duft und die zusätzlichen Vorteile von Süßmandelöl und Kokosöl machen sie zu meinen Favoriten als Trägeröle für ätherische Ölmischungen, die ich für Massagen und für den täglichen Gebrauch verwende.

Wo wendet man ätherische Öle an?

Obwohl ich bei den Rezepten und Behandlungsprogrammen in diesem Buch stets die Anwendungstechniken nenne, die ich dafür empfehlen würde, sollten Sie trotzdem auf Ihren Körper hören und die Öle dort anwenden, wo sie bei Ihnen am besten wirken. Es kann eine Weile dauern, bis Sie bei jedem Öl die für Sie richtige Anwendungsmethode gefunden haben. Aber sobald Sie einmal so weit sind, wird dieses Öl Ihr Leben verändern, das verspreche ich Ihnen! Wenn Sie Ihren Körper kennen und auf Ihr Bauchgefühl vertrauen, können Sie Ihr Arsenal an ätherischen Ölen ergänzen und werden damit sicherlich noch fantastischere Ergebnisse erzielen. Für den Anfang gibt es jedoch drei wichtige Dinge, die man beachten sollte und die ich meinen Patientinnen immer wieder ans Herz lege:

Regel 1: Wenden Sie das Öl dort an, wo es gebraucht wird. Eine Faustregel für die Anwendung ätherischer Öle lautet, sie immer so nah wie möglich an der Stelle aufzutragen, an der der Körper sie braucht. Droht beispielsweise eine Hitzewallung peinliche Schweißausbrüche zu verursachen, die feuchte, übel riechende Flecken auf Ihrer Kleidung hinterlassen? Dann tragen Sie ein bisschen Pfefferminzöl auf Hals und Nacken auf, um eine kühlende Wirkung und sofortige Linderung zu erzielen. Wichtige Ausnahme: Wenn Spannungskopfschmerz Lichthöfe verursacht und Ihre Sicht beeinträchtigt, sollten Sie die Öle nicht direkt auf Ihre Augenlider, sondern lieber auf Schläfen oder Stirn auftragen. Die Inhaltsstoffe gelangen auch so dorthin, wo sie gebraucht werden.

Regel 2: Tragen Sie das Öl auf Ihre Pulspunkte auf. Alle Stellen, an denen Sie Ihren Puls fühlen können, eignen sich ganz hervorragend für das Auftragen von ätherischen Ölen: hinter den Ohren, im Nacken, an Schläfen, Hand- und Fußgelenken und über dem Herzen. Das bedeutet jedoch nicht, dass Sie die Öle an all diesen Stellen gleichzeitig anwenden sollten. Experimentieren Sie, um die eine Stelle oder Kombination aus verschiedenen Stellen zu finden, wo das Öl bei Ihnen am besten wirkt.

Regel 3: Tragen Sie das Öl nur auf wenige Stellen auf (Füße, Ohren, Handgelenke). Die Haut an Fußsohlen, Ohren und Handgelenken ist dünn und großporig. Die fernöstliche Medizin empfiehlt oft die Anwendung an den Fußsohlen, die als »Pipeline zum Körper« gepriesen werden, weil die Öle dort besonders schnell von der Haut aufgenommen werden und auch besonders gut wirken. In Verbindung mit Reflexzonenmassage – der Anwendung von Druck auf bestimmte Punkte und Bereiche an Füßen, Händen oder Ohren – kann die strategische Anwendung von ätherischen Ölen durch sanfte Massage wahre Wunder wirken. Die Anwendung an Ohren und Handgelenken bietet einen zusätzlichen aromatherapeutischen Nutzen, da die Öle auf diese Weise schnell einziehen und an die Stellen weitergeleitet werden, wo Ihr Körper sie am dringendsten braucht.

Wie wendet man ätherische Öle an?

Es gibt mehrere Möglichkeiten zur Anwendung ätherischer Öle: Man kann sie übereinanderschichten, als Massageöle oder Kompresse verwenden, über ein sogenanntes T-Shirt-Zelt inhalieren oder in ein Bad geben.

Übereinanderschichten: Bei dieser Methode trägt man in einer bestimmten Reihenfolge ein Öl nach dem anderen auf die Haut auf, um eine optimale Wirkung zu erzielen.

- Tragen Sie zuerst ein Öl auf und lassen Sie es ein paar Sekunden lang einziehen, bevor Sie das nächste auftragen.
- Wiederholen Sie diesen Vorgang so lange, bis Sie alle Öle aufgetragen haben.

Tipp zum Auftragen des Öls

Tragen Sie ein Öl, das die Aufnahme der anderen Öle erleichtert (wie beispielsweise Pfefferminzöl) zuallerletzt auf, damit die anderen Öle besser einziehen können, und/oder legen Sie eine warme feuchte Kompresse auf! Das Wasser lässt die Öle ebenfalls tiefer in die Haut einziehen.

Massage: Dabei arbeiten Sie die Öle mithilfe eines Trägeröls und mit den Händen in die Haut ein. Für eine therapeutische Massage geben Sie ein bis zwei Tropfen eines ätherischen Öls auf einen Teelöffel (fünf Milliliter) eines Trägeröls.

- Bereiten Sie das Massageöl im Voraus zu, indem Sie 25 Tropfen eines ätherischen Öls auf einen Teelöffel Trägeröl geben und in einem luftdichten Glas oder Roll-on-Fläschchen aufbewahren.
- **Bitte beachten:** Anfänger sollten ätherische Öle mit langsamen, sanften Bewegungen und leichtem Druck einmassieren.

Kompressen: Wenn Sie eine feuchte Kompresse auf ein ätherisches Öl legen, das Sie vorher direkt auf die Haut aufgetragen haben, zieht das Öl tiefer ein, wobei man sich das Prinzip »Wasser stößt Öl ab« zunutze macht.

- Bei Muskelverspannungen oder Schmerzen verwenden Sie eine warme Kompresse.
- Bei Entzündungen, Schwellungen, Krämpfen oder akuten Verletzungen verwenden Sie eine kühle Kompresse.
- Eine warme Kompresse entfaltet mehr aromatherapeutische Wirkungen, während eine kühle Kompresse Hitzewallungen lindern kann.

T-Shirt-Zelt: Das hört sich komplizierter an, als es ist! Sie tragen einfach ätherische Öle auf Ihr Dekolleté auf, stecken dann Mund und Nase in Ihr T-Shirt und atmen tief ein.

- Achten Sie darauf, abwechselnd ein paar tiefe Atemzüge innerhalb und dann wieder außerhalb des Zelts zu machen.
- Wiederholen Sie das so lange, bis Sie eine Linderung verspüren.
- Dieses Verfahren bietet Ihnen gleich einen doppelten Nutzen: Sie kommen dadurch nämlich in den Genuss der Wirkung einer äußerlichen *und* einer aromatherapeutischen Anwendung.
- **Bitte beachten:** Frauen mit vorbestehenden Atemwegserkrankungen sollten bei dieser Technik Vorsicht walten lassen. Falls Sie Bedenken haben, sprechen Sie lieber zuerst mit einem Arzt Ihres Vertrauens.

Bäder: Die Kombination aus Bittersalz, warmem Badewasser und ätherischen Ölen sorgt für Entschlackung und Muskelentspannung.

- Geben Sie 360 Gramm Bittersalz ins warme Badewasser, vermischen Sie beides mit der Hand und fügen Sie dann drei bis sechs Tropfen der gewünschten ätherischen Öle hinzu.
- Durch das Bittersalz können sich die Öle besser im Badewasser verteilen und in den Körper einziehen (ohne Bittersalz schwimmen die Öle einfach nur oben auf dem Wasser).
- Das im Bittersalz enthaltene Magnesium entspannt Ihren Körper und sorgt für einen erholsamen Schlaf.
- Baden Sie 20 Minuten lang und spülen Sie das Badewasser dann von Ihrem Körper ab, um die Giftstoffe, die Ihr Körper dabei freigesetzt hat, zu entfernen. Achten Sie darauf, vor und nach dem Bad genügend Flüssigkeit zu sich zu nehmen.

Innerliche Anwendung

Trotz der zunehmenden wissenschaftlichen Daten, die für eine Einnahme – also eine innerliche Anwendung – ätherischer Öle sprechen, ist die Wirksamkeit dieses Vorgehens in der Anwender-Community nach wie vor umstritten. Ich gebe in diesem Buch keine Empfehlungen zur innerlichen Anwendung, da man die Qualität ätherischer Öle niemals hundertprozentig garantieren kann. Bei vielen auf dem Markt erhältlichen ätherischen Ölen ist eine Einnahme nicht unbedenklich. Ich persönlich gebe gern ätherische Öle in meine Smoothies und sogar in meine Tees und meine Infused-Water-Flasche für unterwegs. Aber ich kenne meinen Körper und diese Öle schließlich auch und weiß, wie sie auf mein Immunsystem und meinen Hormonhaushalt wirken. Mein Mann und ich verwenden auch oft ätherische Öle zum Würzen oder zum Verfeinern von Desserts – aber nur Öle in Lebensmittelqualität.

Für schwangere oder stillende Frauen ist die Einnahme ätherischer Öle nicht zu empfehlen – es sei denn, Sie lassen sich vorher von einem medizinischen Experten beraten.

Synergistische Ölmischungen

Obwohl einzelne ätherische Öle eine ganz spezielle Wirkung haben, empfehle ich oft Ölmischungen, um eine Synergie aus primären und sekundären Inhaltsstoffen zu erzielen. Nach jahrelanger Forschung habe ich meine eigenen Behandlungsprotokolle und Mischungen entwickelt und damit schon Tausenden von Frauen geholfen. Ich habe die drei Kategorien ätherischer Öle – beruhigend/entspannend, stimmungsaufhellend/belebend und erdend/ausgleichend – genau erforscht und in synergistische Mischungen integriert, die Ihrem Körper sehr guttun werden. Außerdem habe ich diese Öle auch bei mir selbst verwendet und damit – in Kombination mit den in diesem Buch beschriebenen wichtigen Lebensstiländerungen – große

Heilungserfolge erzielt. Ihr Ziel sollte darin bestehen, Ihre Erlebnisse mit den ätherischen Ölen einfach zu genießen und gleichzeitig in den Genuss ihrer gesundheitlichen Vorteile zu kommen.

Auch die optimale Anwendungsmethode variiert von Mensch zu Mensch. Daher sollten Sie jedes Öl und jede Mischung vorurteilsfrei ausprobieren. Unser Körper braucht zu unterschiedlichen Zeiten unterschiedliche Behandlungsstrategien, und die Erfolge können auch davon abhängen, an welchen Stellen Sie das Öl oder die Ölmischung auftragen. Wenn Sie die Öle in einer bestimmten Reihenfolge auftragen, ist die Wirkung oft noch stärker. Ich empfehle Ihnen, einfach Spaß an dieser Entdeckungsreise zu haben und mit den Ölmischungen in diesem Buch zu arbeiten, um herauszufinden, wie sie Ihre individuellen Bedürfnisse am besten erfüllen können.

Die Geheimwaffe in Ihrer Handtasche

Ich verlasse das Haus nie ohne ätherische Öle in meiner Handtasche und verwende sie den ganzen Tag über, um etwas für meinen Körper, meine Stimmung und mein emotionales Wohlbefinden zu tun. Stets zur Hand habe ich meine Roll-on-Ölmischung »Sofortige Motivation« (Seite 121), die mir mit der Kraft von Pfefferminze, Rosmarin, Wildorange und Weihrauch einen Energieschub gibt, wenn ich müde oder lustlos bin. Ich bewahre meine kleinen Wundermittel in einem Etui für ätherische Öle auf, das im Grunde nichts anderes ist als eine Art Make-up-Täschchen mit elastischen Schlaufen, in die man seine Lieblingsöle hineinstecken kann.

Zubehör für ätherische Öle

Im Umgang mit ätherischen Ölen gibt es eine steile Lernkurve, die für den Anfänger frustrierend sein kann. Daher möchte ich den komplizierten Fachjargon für Sie ein bisschen vereinfachen! Die im Folgenden beschriebene Grundausstattung wird Sie bei Ihrem Heilungsprozess mit ätherischen Ölen begleiten.

Trägeröle

Trägeröle dienen zur Verdünnung. Dabei handelt es sich um neutrale Pflanzen-, Nuss- oder Samenöle, die sich gut mit ätherischen Ölen vermischen lassen. Kalt gepresste oder expellergepresste Bio-Öle eignen sich am besten für diesen Zweck, da sie keine Lösungsmittel oder Chemikalien enthalten, wie sie bei der Raffination verwendet werden. Hier meine Favoriten:

Kalt gepresstes unraffiniertes Bio-Kokosöl

- Bei Zimmertemperatur milchig weiß und halbfest; lange haltbar
- Schmilzt bei leichtem Erwärmen zu einer klaren Flüssigkeit (Man kann es sogar durch Reiben zwischen den Fingern zum Schmelzen bringen!)
- Leichter Kokosnussduft; passt zu den Aromen der meisten ätherischen Öle

Kalt gepresstes raffiniertes Bio-Kokosöl

- Bei Zimmertemperatur milchig weiß und halbfest; lange haltbar
- Schmilzt bei leichtem Erwärmen zu einer klaren Flüssigkeit (Man kann es sogar durch Reiben zwischen den Fingern zu Schmelzen bringen!)
- Duftfrei

Fraktioniertes Kokosöl (FCO)

- Bei Zimmertemperatur klare Flüssigkeit; lange haltbar
- Eignet sich hervorragend zum Verdünnen und ist sehr benutzerfreundlich, vor allem in einem Pumpfläschchen
- Duftfrei

Jojobaöl

- Bei Zimmertemperatur klare goldgelbe Flüssigkeit; lange haltbar
- Fettfrei; zieht leicht in die Haut ein; eignet sich besonders gut für Ölmischungen zum Auftragen auf das Gesicht
- Leicht nussiger Duft (unraffinierte Version)

Süßmandelöl

- Bei Zimmertemperatur klare, blassgelbe Flüssigkeit; nicht lange haltbar
- Reich an Vitamin B und E; lässt sich mit vielen Ölen gut vermischen
- Leicht nussiger Duft
- Bei Baumnussallergie bitte nicht anwenden!

Traubenkernöl

- Bei Zimmertemperatur klare gelbe bis gelblich grüne Flüssigkeit; nicht lange haltbar
- Leichtes Öl, ideal für Massagemischungen
- Dezenter süßer Duft (wird aus den Kernen von Weintrauben hergestellt)

Behälter

Alle ätherischen Öle sollten in dicht verschlossenen dunklen Glasfläschchen geliefert werden (mit Ausnahme von Roll-on-Fläschchen, siehe unten). Die Fläschchen sollten mit einem Öffnungsreduzierer oder Tropfer oder einer Roll-on-Kugel versehen sein, damit das Öl nicht zu schnell aus der Öffnung herausfließt.

Fläschchen

- Die Standardgrößen für hochwertige therapeutische ätherische Öle sind 5-, 10- und 15-Milliliter-Fläschchen.
- Alle Fläschchen sollten dicht verschlossen und mit einem Öffnungsreduzierer oder Tropfer versehen sein.

Roll-on-Fläschchen

- Schmale 5- oder 10- Milliliter-Fläschchen mit Roll-on-Kugeln aus Kunststoff oder Edelstahl
- Ideal für verdünnte Mischungen; einfaches Auftragen
- Sind wegen des häufigen Gebrauchs manchmal aus durchsichtigem Glas
- Achten Sie auf trübes und/oder flockiges Öl! Dann sind abgestorbene Hautzellen in das Öl gelangt, und es sollte durch neues ersetzt werden.

Aromatherapie-Inhalatoren

- Kleine torpedoförmige Kunststoffbehälter, die gut in die Nasenlöcher passen
- Konzentrierte Diffusion individualisierter ätherischer Ölmischungen
- Unauffällig und leicht in der Handtasche zu transportieren

Sicherheitsempfehlungen für den Umgang mit ätherischen Ölen

Ich liebe ätherische Öle, weil hormonell bedingte Beschwerden sich damit schnell und wirksam lindern lassen. In Anbetracht ihrer starken Wirkung möchte ich Ihnen nun ein paar einfache Empfehlungen für die Anwendung ätherischer Öle bei alltäglichen gesundheitlichen Problemen geben.

1. Verdünnung

Verdünnte Öle sind genauso wirksam wie unverdünnte, lediglich ihre Potenz ist geringer. Dank ihrer Verdünnung kann man sie auf größere Hautareale auftragen, daher eignen sie sich gut für die Behandlung größerer Problembereiche. Manche Öle sind wirksamer als andere. Die meisten ätherischen Öle spürt man auf der Haut gar nicht. Es gibt jedoch heiße und kalte Öle, die nach dem Auftragen ein wärmendes oder prickelnd-kühlendes Gefühl hinterlassen. Diese Öle sollten vor der Anwendung *immer* verdünnt werden, denn unverdünnt können heiße Öle die Haut reizen, und kühle Öle können ein unangenehmes Kältegefühl hervorrufen.

Zu den heißen Ölen gehören Cassia, Zimt, Zimtrinde, Gewürznelke, Thymian, Ysop und Oregano.

Zu den kühlen Ölen gehören Kampfer, Eukalyptus, Zitronengras, Ocotea, Pfefferminze, Grüne Minze, Thymian und Wintergrün.

2. Öl weist Wasser ab

Schon in der Grundschule haben wir von dem grundlegenden Prinzip gehört, dass Öl Wasser abweist und umgekehrt. Öle kann man nicht einfach mit Wasser von den Händen abwaschen – das geht nicht einmal mit Seife. Verdünnen Sie ätherische Öle vor dem Abwaschen zunächst mit einem Trägeröl, geben Sie dann Seife und zuletzt Wasser dazu. Wenn Sie ätherisches Öl an den Fingern haben und damit versehentlich eine empfindliche Stelle Ihres Körpers – zum Beispiel die Augen – berühren, sollten Sie es danach unbedingt mit einem Trägeröl verdünnen. Zur Not funktioniert sogar Olivenöl oder irgendein anderes Pflanzenöl. Wenn Sie Öle tiefer in Ihre Haut einbringen möchten, haben sich warme Kompressen als sehr wirksam erwiesen: Dadurch kann man die Öle direkt und tief in den Bereich einbringen, der am dringendsten einer Behandlung bedarf. Ich persönlich bin ganz begeistert von dieser Technik, die mir vor allem dann hilft, wenn ich nachts Lavendel- und Weihrauchöl auftrage, um meine Nackenverspannungen zu lösen.

3. Patch-Test

Patch-Tests sind die beste Methode, um zu überprüfen, ob Sie unter Überempfindlichkeiten oder anderen unerwünschten Reaktionen auf ätherische Öle leiden. Das geht ganz einfach: Geben Sie einen Tropfen des ätherischen Öls, das Sie testen möchten, in einen Teelöffel Trägeröl und reiben Sie es auf eine kleine Stelle Ihres Körpers (am besten beginnt man dabei mit den Fußsohlen) und warten Sie 24 Stunden ab. Als Nächstes testen Sie das Öl an der Stelle, an der Sie es anwenden möchten. Wenn Sie negativ auf das ätherische Öl reagieren, sollten Sie es *nicht* mit Wasser abwaschen, denn Wasser würde das Öl nur noch tiefer in die Haut eindringen lassen. Verdünnen Sie das Öl auf Ihrer Haut in den nächsten Stunden nach und nach mit immer mehr Trägeröl, bis die Reizung wieder abgeklungen ist. Sollten Sie sich wegen der unerwünschten Reaktion Sorgen machen, wenden Sie sich bitte an Ihren Arzt.

4. Unerwünschte Reaktionen versus Allergien/Überempfindlichkeiten

Ein ätherisches Öl kann nur dann eine unerwünschte Reaktion – beispielsweise einen Ausschlag – hervorrufen, wenn es pflanzliches Eiweiß enthält. Die meisten Eiweißarten werden bei der Destillation des Öls entfernt. Dennoch kommt es manchmal zu unerwünschten Reaktionen, die fast immer darauf zurückzuführen sind, dass Sie das betreffende Öl nicht ausreichend verdünnt haben. Bei solchen Hautreaktionen sollten Sie das Öl nicht mit Wasser abwaschen, sondern mit Trägeröl verdünnen. Wenn Sie gegen eine bestimmte Pflanze oder Blume oder ein Gewürz allergisch sind, sollten Sie das entsprechende ätherische Öl mit Vorsicht anwenden, denn dann reagieren Sie vielleicht schon auf seinen Duft, auch wenn Sie gar nicht mit dem Öl selbst in Berührung kommen. Wenden Sie sich bei Problemen oder Bedenken stets an einen Arzt Ihres Vertrauens.

5. Phototoxizität/Lichtempfindlichkeit

Ein Öl wird als phototoxisch eingestuft, wenn einer seiner wichtigsten Inhaltsstoffe mit Sonnenlicht reagiert. Zu den möglichen Nebenwirkungen gehören Hyperpigmentierung der Haut, Blasenbildung oder Verbrennungen, die schwere Narben hinterlassen können. Ich empfehle daher, keine phototoxischen Öle auf Hautbereiche aufzutragen, die direkt dem Sonnenlicht oder UV-Strahlen ausgesetzt sind, vor allem im Sommer. Oder warten Sie mindestens 12 bis 72 Stunden, bevor Sie Ihre Haut nach dem Auftragen eines solchen Öls direkt dem Sonnenlicht aussetzen. Äußerste Vorsicht ist geboten bei Bergamotte (diesbezüglich das problematischste Öl), Zitrone, Limette, Grapefruit, Petitgrain, Wildorange und anderen kalt gepressten Zitrusölen. Kalt gepresst bedeutet, dass diese Öle direkt aus den Schalen der Früchte gewonnen werden, also eine sehr starke Wirkung haben. Achten Sie darauf, sie vor der äußerlichen Anwendung stets zu verdünnen!

Insgesamt sind alle folgenden Öle potenziell phototoxisch: Engelwurz, Anis, Bergamotte, Bitterorange, Sellerie/Sellerieblatt/Selleriesamen, Koriander, Kreuzkümmel, Dill, Feigenblatt-Absolue, Ingwer, Grapefruit, Zitrone, Zitronenverbene, Limette, Mandarine, Orange, Tagetes, Mandarine, Wildorange und Yuzu.

Die 15 besten ätherischen Öle für einen ausgewogenen Hormonhaushalt

1. Basilikum *(Ocimum basilicum)*

Wichtigster Inhaltsstoff: Linalool
Eigenschaften: beruhigend/entspannend

2. Bergamotte *(Citrus bergamia)*

Wichtigste Inhaltsstoffe: Limonen, Linalylacetat
Eigenschaften: stimmungsaufhellend/belebend
Sicherheitsmaßnahmen: Extrem phototoxisch! Nach äußerlicher Anwendung mindestens 12 bis 72 Stunden lang direktes Sonnenlicht und UV-Strahlung meiden!

3. Geranie *(Pelargonium graveolens)*

Wichtigste Inhaltsstoffe: Citronellol, Citronellylformat, Geraniol
Eigenschaften: beruhigend/entspannend

4. Kurkuma *(Curcuma longa)*

Wichtigste Inhaltsstoffe: Ar-Turmeron, Turmeron
Eigenschaften: erdend/ausgleichend

5. Lavendel *(Lavandula angustifolia)*

Wichtigste Inhaltsstoffe: Linalool, Linalylacetat
Eigenschaften: beruhigend/entspannend

6. Mönchspfeffer *(Vitex agnus-castus)*

Wichtigste Inhaltsstoffe: 1,8-Cineol, Sabinen, Beta-Caryophyllen
Eigenschaften: regenerierend und erdend/ausgleichend

7. Muskatellersalbei *(Salvia sclarea)*

Wichtigste Inhaltsstoffe: Linalylacetat, Linalool
Eigenschaften: beruhigend/entspannend

8. Neroli *(Citrus x aurantium)*

Wichtigste Inhaltsstoffe: Linalool, Linalylacetat, Nerolidol
Eigenschaften: beruhigend/entspannend

9. Pfefferminze *(Mentha piperita)*

Wichtigste Inhaltsstoffe: Menthol, Menthon, 1,8-Cineol
Eigenschaften: stimmungsaufhellend/belebend

10. Rosmarin *(Rosmarinus officinalis)*

Wichtigste Inhaltsstoffe: 1,8-Cineol, ß-Pinen, Kampfer
Eigenschaften: regenerierend und erdend/ausgleichend
Sicherheitsmaßnahmen: Vorsicht bei Epilepsie, Bluthochdruck oder Blutungsstörungen!

11. Schafgarbe *(Achillea millefolium)*

Wichtigste Inhaltsstoffe: Punicinsäure, Beta-Caryophyllen, Chamazulen
Eigenschaften: beruhigend/entspannend

12. Thymian *(Thymus vulgaris)*

Wichtigste Inhaltsstoffe: Thymol, Para-Cymen, γ-Terpinen
Eigenschaften: erdend/ausgleichend

13. Ylang-Ylang *(Cananga odorata)*

Wichtigste Inhaltsstoffe: Germacren, Caryophyllen
Eigenschaften: beruhigend/entspannend

14. Zeder *(Juniperus virginiana)*

Wichtigste Inhaltsstoffe: Cedren, Cedrol, Thujopsen
Eigenschaften: erdend/ausgleichend

15. Zitrone *(Citrus limon)*

Wichtigste Inhaltsstoffe: Limonen, β-Pinen, γ-Terpinen
Eigenschaften: stimmungsaufhellend/belebend
Sicherheitsmaßnahmen: Phototoxisch! Vor der äußerlichen Anwendung stets verdünnen und bis zu 12 Stunden nach äußerlicher Anwendung direktes Sonnenlicht und UV-Strahlung meiden.

Die fünf wichtigsten ätherischen Öle für die Perimenopause

1. Geranie
2. Lavendel
3. Muskatellersalbei
4. Rosmarin
5. Schafgarbe

Die fünf wichtigsten ätherischen Öle für die Menopause

1. Geranie
2. Kurkuma
3. Muskatellersalbei
4. Pfefferminze
5. Ylang-Ylang

TEIL II

ERNÄHRUNG, NAHRUNGS-ERGÄNZUNGSMITTEL, ÄTHERISCHE ÖLE UND NATÜRLICHE HEILMITTEL ZUR BEHANDLUNG VON BESCHWERDEN IN PERIMENOPAUSE UND MENOPAUSE

Kapitel 4

STRESS, DER HEIMTÜCKISCHE KILLER

Im Alter von 49 Jahren machte Susan eine schwere Lebenskrise durch. »Ich glaube, ich bin emotional überhaupt nicht mehr belastbar«, erklärte sie mir. »Ich schnauze alle Leute an, und das wirkt sich auf meine Beziehungen im Büro und zu Hause sehr negativ aus. Ich wünschte, meine Mitmenschen hätten Verständnis dafür, dass ich von morgens bis abends arbeite und es trotzdem nie schaffe, meine endlose To-do-Liste zu bewältigen. An manchen Tagen gelingt mir das nicht einmal ansatzweise, und wenn ich dann abends auf meine Liste schaue, würde ich am liebsten heulen. Außerdem bin ich jeden Tag schon ab 15 Uhr hundemüde – sogar am Wochenende. Keinen einzigen Tag kann ich mehr richtig vorausplanen, weil ich rund um die Uhr total im Stress bin. Was soll ich nur tun?«

Erste Hormonuntersuchungen zeigten, dass Susan schon seit Langem unter chronischem Stress litt. Ihr Cortisolspiegel war total aus den Fugen geraten: Morgens (wenn er eigentlich hoch sein sollte) war er zu niedrig, nachmittags und abends ebenfalls. All diese Probleme wurden durch ihr Alter und die Tatsache, dass ihr Zyklus nicht mehr so regelmäßig war wie früher, noch verschlimmert: Sie befand sich in der Perimenopause. Ich empfahl Susan Folgendes:

- Fünf Nahrungsergänzungsmittel zur täglichen Einnahme: ein Multivitaminpräparat, ein methylierter B-Vitaminkomplex, 1000 Milligramm Vitamin C, 400 Milligramm Magnesiumglycinat und 2000 Milligramm Omega-3-Fettsäuren, um Stress abzubauen, die Entzündungsprozesse in ihrem Körper einzudämmen und damit sie sich nicht mehr so schlapp und energielos fühlte.
- Statt Kaffee Matcha trinken. Das in grünem Tee enthaltene L-Theanin baut Stress ab, ohne müde zu machen.
- Tulsitee am Abend vor dem Schlafengehen gegen Stress und Sorgen.
- Zum Frühstück statt Kaffee und Toast einen grünen Smoothie mit Eiweiß, gesunden Fetten und Ballaststoffen trinken.
- 20-minütiges Morgenritual: Selbstfürsorgetagebuch (Seite 237) und Achtsamkeitsmeditation.
- Morgens und nachmittags jeweils eine fünf- bis zehnminütige Meditation mithilfe einer Meditations-App.
- Roll-on-Ölmischung »Sofortige Motivation« (Seite 121) gegen ihre Nachmittagstiefs.

- Zum Einschlafen zwei Stunden vor dem Schlafengehen die »Diffusermischung für tiefen Schlaf« (Seite 94) in einen Diffuser geben. Direkt vor dem Schlafengehen Lavendelöl auf Nacken und Füße auftragen

Nach einem Monat schrieb Susan mir, wie es ihr ging. »Es ist kaum zu glauben, Mariza Snyder, aber bei mir hat sich inzwischen schon eine ganze Menge verändert. Meine gelegentlichen Energietiefs lassen sich mit ätherischen Ölen leicht beheben, deshalb nehme ich sie jeden Tag mit zur Arbeit. Auch das Magnesium hat mein Leben verändert: Ich schlafe nachts besser und habe keine Angst mehr vor dem Zubettgehen. Und obwohl ich mich anfangs gegen die Morgenrituale gesträubt habe, wusste ich, dass ich einen radikalen Neustart brauchte. Ich musste mich endlich auf mich selbst konzentrieren, und sei es nur für 20 Minuten am Morgen. Also begann ich mit einer fünfminütigen Meditation und steigerte mich dann auf zehn Minuten am Morgen und fünf Minuten am Nachmittag während meiner Arbeitspause. Dadurch bekam ich endlich meinen Kopf frei und dachte nicht mehr ständig daran, was ich alles zu tun hatte. Ich fühle mich nicht mehr so gestresst, und meiner Familie fiel meine bessere Laune am Abend sofort auf. Ich hatte das Gefühl, meiner Familie jetzt mehr geben zu können. Ich werde meine Morgenrituale, Nahrungsergänzungsmittel und Öle beibehalten. Vielleicht werde ich im nächsten Monat versuchen, wieder Kaffee zu trinken, doch momentan bekommt mir der Matcha ganz hervorragend! Eigentlich geht es mir zurzeit ganz gut.«

Wie entsteht Stress?

Es gibt verschiedene Arten von Stress: emotionaler Stress, Stress infolge eines Traumas und körperlicher Stress. Emotionaler Stress kann verschiedene Ursachen haben: ständige Sorgen; das Gefühl, überfordert zu sein und sich nicht mehr richtig entspannen zu können; emotional belastende oder katastrophale Ereignisse wie Arbeitsplatzverlust, Bankrott, Unfall, Verletzung oder Verlust eines geliebten Menschen.

Stress infolge eines Traumas wird durch ein Erlebnis verursacht, das uns überwältigt und in unserem Sicherheitsgefühl erschüttert, sodass wir verängstigt sind und uns verletzlich fühlen. Dabei kann es sich um ein einmaliges Ereignis wie beispielsweise einen Diebstahl oder einen Autounfall, aber auch um ein wiederkehrendes Erlebnis wie Mobbing, häusliche Gewalt oder Missbrauch und Vernachlässigung in der Kindheit handeln. Schwere Krankheiten, medizinische Eingriffe sowie Naturkatastrophen und von Menschen herbeigeführte Katastrophen können ebenfalls zu einem Trauma führen.

Körperlicher Stress entsteht durch zu wenig Schlaf (sodass der Körper seine Reserven nicht wieder auffüllen kann) und ungesunde Ernährung, die dem Körper nicht genügend Energie verleiht. Auch Umweltgifte können körperlichen Stress verursachen, da sie Organe, Gewebe und Zellen belasten. Krankheiten – vor allem chronische Erkrankungen – sind eine weitere Hauptursache für körperlichen Stress.

Egal unter welcher Art von Stress Sie leiden: Er löst bei Ihnen auf jeden Fall eine Stressreaktion aus und aktiviert Ihre HPA-Achse. Jetzt wird in Ihrem Körper jede Menge Cortisol ausgeschüttet, das Blutdruck, Herzfrequenz und Blutzuckerspiegel erhöht, um Ihnen einen Energieschub zu geben. Systeme, die für Ihr unmittelbares Überleben nicht notwendig sind (wie beispielsweise Verdauung und Fortpflanzung) werden zurückgefahren. Sie befinden sich jetzt voll im Kampf-oder-Flucht-Modus. Sobald der Stress bewältigt ist, kehren Ihre Körpersysteme in den Normalzustand zurück und kommen wieder ins Gleichgewicht. Solche Stressreaktionen sind dazu da, uns kurzfristig vor akutem Stress zu schützen; wir sollten uns nicht rund um die Uhr im Überlebensmodus befinden.

Aber viele Menschen leben leider ständig in diesem Modus. Unsere Stressfaktoren sind jetzt nicht mehr der Säbelzahntiger aus prähistorischer Zeit, der sich ab und zu an uns heranschleicht, sondern alles Mögliche: von einer dringenden beruflichen SMS bis hin zum täglichen Stoßstange-an-Stoßstange-Stau bei der Fahrt zur Arbeit. Tagtäglich liegen verarbeitete Lebensmittel auf unserem Teller, und an Schlaf ist kaum noch zu denken. Unser Körper befindet sich in ständiger Alarmbereitschaft. Das ist anstrengend – es kostet viel Energie, immer im Überlebensmodus zu sein – und beeinträchtigt unsere Resilienz (d. h. unsere Fähigkeit, sofort auf Stress zu reagieren) und unsere metabolische Reserve (unsere langfristige Fähigkeit, Stress Widerstand zu leisten). Für Frauen in der Perimenopause und in den Wechseljahren ist das eine Katastrophe, vor allem, wenn wir uns einreden, dass Stress uns Auftrieb gibt (was übrigens eine glatte Lüge ist). Unser Verstand versucht, einen Scheck auszustellen, den unser Körper nicht einlösen kann!

Wie wirkt sich Stress auf Gesundheitszustand und Hormonhaushalt aus?

Sind Sie süchtig nach Stress? Mir ging es viele Jahre lang so. Ich hielt Stress für meine Superpower, die mir Auftrieb gab und den Ehrgeiz verlieh, die beste Ärztin, Tochter, Schwester, Ehefrau und Freundin zu sein. Ich war die typische »Rushing Woman«, die jeden Tag möglichst viele Aufgaben in ihren Terminkalender hineinquetscht, es allen Menschen recht machen will und sich dabei nach und nach immer mehr aufbürdet – bis sie irgendwann zusammenbricht. Trotzdem setzte ich mich immer noch weiter unter Stress, weil ich mir Sorgen machte, nicht genug zu tun – vor allem für andere Menschen.

Oft wissen wir schon gar nicht mehr, dass wir unter Stress stehen. Um Ihre Sensibilität für Stress zu schärfen, möchte ich Sie nun dazu einladen, gemeinsam mit mir eine Bestandsaufnahme Ihrer Stressbelastungen durchzuführen. Lesen Sie sich dazu bitte die folgenden Fragen durch.

- Ertappen Sie sich immer wieder dabei, dass Sie sagen: »Ich muss los. Ich bin spät dran« oder: »Ich habe furchtbar viel zu tun«?
- Ist Ihr Terminkalender ständig übervoll?

- Bringen unerwartete Veränderungen Sie aus der Fassung?
- Reagieren Sie gereizt, wenn immer mehr Verpflichtungen auf Sie zukommen, die Sie nicht alle erfüllen können?
- Haben Sie oft das Gefühl, dass nichts Ihren Vorstellungen entsprechend läuft?
- Fühlen Sie sich oft überfordert, weil Sie in Ihrem täglichen Leben kaum Unterstützung erhalten?
- Wachen Sie schon morgens mit dem Gefühl auf, dass Ihr Tag zu kurz ist, als dass Sie alle Ihre Aufgaben bewältigen können?
- Machen Sie sich abends beim Zubettgehen Sorgen darüber, Ihre To-do-Liste nicht abgearbeitet zu haben?
- Haben Sie oft das Gefühl, dass Sie eigentlich immer noch mehr tun sollten?
- Haben Sie mitten am Tag Heißhunger auf einen salzigen oder stark zuckerhaltigen Snack?
- Fühlen Sie sich gleichzeitig müde und überdreht?
- Haben Sie das Gefühl, dass Ihre Stresstoleranz zu niedrig ist?
- Fühlen Sie sich mitten am Tag – gegen 15 oder 16 Uhr – müde und erschöpft?
- Können Sie das Gedankenkarussell in Ihrem Kopf nicht abstellen, wenn Sie einzuschlafen versuchen?
- Haben Sie nur selten das Gefühl, alles hundertprozentig im Griff zu haben?
- Werden Sie leicht krank, und klingen Husten und Infektionen bei Ihnen nur langsam wieder ab?
- Haben Sie keine Willenskraft, wenn es ums Essen geht?
- Brauchen Sie Koffein, um den Tag zu überstehen?

Falls Sie höchstens drei dieser Fragen mit Ja beantwortet haben: Herzlichen Glückwunsch! Ihr tägliches Stressniveau ist normal.

Wenn Sie mindestens vier Fragen mit Ja beantwortet haben, ist Ihr Stressreaktionssystem höchstwahrscheinlich überaktiviert. Kommen Ihnen viele der Aussagen in diesem Stresstest bekannt vor? Falls ja, geht es Ihnen ähnlich wie mir und vielen anderen Frauen. Über längere Zeit anhaltender chronischer Stress bringt Körper und Gehirn aus dem Gleichgewicht und verursacht eine ganze Reihe belastender Symptome, egal ob Sie sich bereits in den Wechseljahren befinden!

Die Perimenopause/Menopause-Connection

Die Liste der Möglichkeiten, wie Stress uns krank machen kann, ähnelt den häufigsten Symptomen der Perimenopause und Menopause: Gewichtszunahme, sexuelle Unlust, Verdauungsprobleme, Angstzustände, Depressionen und so weiter. Das liegt daran, dass die meisten Frauenprobleme – vor allem diejenigen, die mit Hormonen und peri/menopausalen Beschwerden zusammenhängen – auf Stress und eine aus dem Gleichgewicht geratene HPA-Achse zurückzuführen sind.

Die Lebensmitte ist eine der stressigsten Zeiten, die es gibt. Partner, Kinder, Eltern und Kollegen verlangen Ihnen jetzt mehr Zeit und Energie ab als je zuvor. Und in der Perimenopause oder in den Wechseljahren müssen Sie sich gleichzeitig auch noch mit den Veränderungen Ihres Körpers und deren Bedeutung für Ihr Leben auseinandersetzen. Jetzt ist es ganz besonders wichtig, Ihr Stressniveau zu senken – emotional ebenso wie körperlich – und aus dem Hamsterrad der HPA-Achsen-Dysfunktion auszusteigen. Das ist das Beste, was Sie tun können, um Ihren Hormonhaushalt in den Griff zu bekommen und Ihre peri/menopausalen Beschwerden zu bekämpfen.

Was passiert bei Stress in Ihrem Körper?

Stress hat viele Ursachen. So ziemlich alles, was Ihren Körper aus der Homöostase (also aus einem stabilen Gleichgewicht) bringt, verursacht Stress. Deshalb ist es so wichtig, Ihren Körper in seinem natürlichen hormonellen Gleichgewicht zu unterstützen und Entzündungsprozesse durch gesunde Ernährung, körperliche Aktivität und Selbstfürsorge zu reduzieren, denn das baut Stress ab. Egal ob Sie im Stress sind, weil Sie zu viel arbeiten müssen, eine schwierige Beziehung führen, alleinerziehende Mutter sind oder wie eine typische »Rushing Woman« durch die Gegend rasen – folgende hormonelle Ungleichgewichte und häufige, aber leider oft übersehene Ursachen sind dabei im Spiel:

Zu viel Cortisol/HPA-Achsen-Dysfunktion

Cortisol ist für einen guten Gesundheitszustand unentbehrlich und beeinflusst die verschiedensten Körperfunktionen. Dieses Hormon ist so wichtig, dass die meisten Zellen unseres Körpers über Cortisolrezeptoren verfügen. Cortisol trägt zur Kontrolle des Blutzuckerspiegels und Blutdrucks bei, reguliert den Stoffwechsel, dämmt Entzündungen ein und leistet außerdem einen wichtigen Beitrag zur Gedächtnisbildung. Bei akutem Stress steigt der Cortisolspiegel an und bereitet uns auf Kampf oder Flucht vor. Ein chronisch erhöhter Cortisolspiegel ist jedoch verhängnisvoll, da er die gesamte HPA-Achse durcheinanderbringt und unseren Körper belastet.

Im Lauf der Zeit werden unsere Zellen nämlich gegen Cortisol resistent, und das natürliche Auf und Ab Ihres Cortisolspiegels, der morgens ansteigt, um Sie aufzuwecken, und abends, wenn Sie zur Ruhe kommen, wieder abfällt, gerät durcheinander, was Ihren Schlaf-Wach-Rhythmus und andere durch ihn gesteuerte Prozesse stört. Das führt zu Müdigkeit bei gleichzeitigem Überdrehtsein, Schlafstörungen, Hautproblemen, Stimmungsschwankungen, Muskelverspannungen, sexueller Unlust, Heißhunger auf stark fett- und zuckerhaltige Lebensmittel, Gewichtszunahme und Verdauungsproblemen. Entzündungsprozesse flackern auf, und Ihr Immunsystem wird geschwächt, was Sie für chronische Erkrankungen und Autoimmunstörungen anfällig macht. Sie können Ihren Stress und Ihren durcheinandergeratenen Hormonhaushalt nur in den Griff bekommen, indem Sie Ihren Cortisolspiegel wieder ins Gleichgewicht und Ihren gestörten HPA-Regelkreis in Ordnung bringen.

Durcheinandergeratener Insulin- und Blutzuckerspiegel

Insulin und Cortisol sind Gegenspieler, sodass bei einer Dysregulation des Cortisols automatisch auch das Insulin in Mitleidenschaft gezogen wird. Ein erhöhter Insulinspiegel begünstigt die Entstehung von Insulinresistenz, Entzündungsprozessen, Launenhaftigkeit, Schlafstörungen, Heißhunger auf Zucker und Kohlenhydrate sowie eine Zunahme des Bauchfetts durch übermäßigen Zuckerkonsum. Bei Menschen mit einer Autoimmunerkrankung der Schilddrüse beschleunigen Insulinspitzen außerdem den Prozess der Schilddrüsenzerstörung.

Insulin reguliert den Blutzuckerspiegel, und wenn dieser unregelmäßig oder ständig zu hoch oder zu niedrig ist, bringt das eine erhebliche Belastung für den Körper mit sich. Wenn man nichts dagegen tut, kann ein zu hoher Blutzuckerspiegel zu ernsthaften gesundheitlichen Problemen – Herz-Kreislauf-Erkrankungen, Schlaganfall sowie Augen-, Nerven- und Nierenschäden – führen. Durch einen zu niedrigen Blutzuckerspiegel wird man reizbar, ängstlich, fühlt sich wie benebelt und hat Hunger – vor allem Heißhunger auf Kohlenhydrate (meist in Form von raffiniertem Zucker) – oder ein übermäßiges Verlangen nach Koffein, um seinen Blutzuckerspiegel so schnell wie möglich wieder auf ein normales Niveau zu bringen. Ein unregelmäßiger Blutzuckerspiegel erschwert das Einschlafen, und ein Mangel an erholsamem Schlaf stellt eine große Belastung für den Körper dar. Eine Ernährung, die den Blutzuckerspiegel stabilisiert, gehört zu den besten Stressabbaustrategien, die es gibt.

Ernährung mit hohem Anteil an verarbeiteten und entzündungsfördernden Lebensmitteln/Darmprobleme

Ihr Darm ist eine wichtige Voraussetzung für einen guten allgemeinen Gesundheitszustand. Der Darm produziert und reguliert Hormone und Nervenbotenstoffe (Neurotransmitter), die an fast allen Körperfunktionen beteiligt sind, wie beispielsweise Östrogene, Schilddrüsenhormone, Melatonin und Serotonin. Er enthält einen Großteil Ihrer Immunzellen und ist Ihr zweites Gehirn oder »Bauchhirn«, das in direkter Verbindung zum Kopfhirn steht und daher großen Einfluss auf Ihre Stimmung und Ihr emotionales Wohlbefinden hat. Eine Ernährung mit hohem Anteil an verarbeiteten Lebensmitteln, Zucker, Kohlenhydraten und entzündungsfördernden Nahrungsmitteln wie beispielsweise glutenhaltigen Produkten und Milcherzeugnissen belastet Ihren Darm. Sie verändert Ihr Darmmikrobiom und stört das Gleichgewicht zwischen »guten« und »schlechten« Darmbakterien. Das beeinträchtigt Ihr Verdauungssystem in seiner Fähigkeit, die Vitamine und Nährstoffe aus Ihrer Nahrung richtig zu verdauen und aufzunehmen und Hormone wie beispielsweise Östrogen zu verstoffwechseln. Ein unausgewogenes Mikrobiom und eine entzündungsfördernde Ernährung können Löcher in die Darmbarriere reißen, sodass Giftstoffe aus dem Darm in den Blutkreislauf gelangen und eine Reaktion des

Immunsystems auslösen, das diese Giftstoffe zu bekämpfen versucht. Wenn der Darm undicht bleibt und weiterhin Giftstoffe ins Blut austreten, nehmen Entzündungsprozesse – ein weiterer verheerender Stressfaktor für Ihren Körper – nach und nach immer mehr überhand.

Störung des zirkadianen Rhythmus/schlechte Schlafhygiene

Unsere biologischen Prozesse, das Auf und Ab unserer Hormonspiegel, unsere Schlaf- und Essenszeiten, ja sogar die Bakterien unseres Mikrobioms orientieren sich an einem 24-Stunden-Zyklus, der hauptsächlich vom Licht gesteuert wird und den man als zirkadianen Rhythmus bezeichnet. Wenn wir in harmonischem Einklang mit diesem Zyklus leben, indem wir uns beispielsweise nachts ausruhen und tagsüber aktiv sind, befindet sich unser Körper im Gleichgewicht. Wenn wir dagegen nachts lange aufbleiben, uns abends zu viel künstlichem Licht (vor allem blauem Licht von Bildschirmen und Displays) aussetzen, tagsüber nicht genug Sonnenlicht bekommen oder zu allen möglichen Tages- und Nachtzeiten essen, gerät dieser Zyklus aus dem Gleichgewicht.

Eine der offenkundigsten Folgen einer Störung des zirkadianen Rhythmus sind Schlafprobleme: Man ist nachts hellwach und kommt nicht zur Ruhe, obwohl man eigentlich müde ist, und kommt dafür am nächsten Morgen kaum aus dem Bett. Zu wenig oder schlechter Schlaf fördert die Entstehung von Entzündungsprozessen, schwächt das Immunsystem, kann den Insulin- und Blutzuckerspiegel durcheinanderbringen, beeinträchtigt die Gehirnfunktion und vieles andere mehr. Das setzt den Körper, der dieses Ungleichgewicht zu kompensieren versucht, unter starken Druck.

Giftstoffe

Umweltgifte, Pestizide, Lösungsmittel, Schwermetalle, ja sogar die Konservierungsmittel und künstlichen Aromastoffe in verarbeiteten Lebensmitteln belasten unseren Körper, schädigen fast alle Organe und Systeme, überfordern die Entgiftungsfunktion von Verdauungstrakt, Leber und Nieren und rufen Entzündungen hervor. Giftstoffe schädigen sogar unsere DNA, beschleunigen die Zellalterung und -degeneration und können unsere Genexpression auf negative Weise aktivieren oder unterdrücken.

Was können Sie tun, um Stress abzubauen?

Ein völlig stressfreies Leben zu führen ist unmöglich. Das Ziel der Stressbewältigung besteht vielmehr darin, Ihre individuellen Stressursachen zu identifizieren und die negativen Auswirkungen einzudämmen. Lernen Sie, warnende Anzeichen dafür zu erkennen, dass Sie unter emotionalem Stress stehen! Ich zum Beispiel neige dann dazu, mich über jede Kleinigkeit aufzuregen. Bei Ihnen dagegen ist es vielleicht ein Warnsignal dafür, dass Ihr Stress überhandnimmt, wenn Sie plötzlich einen Freund anschnauzen oder unter Nackenverspannungen leiden! Schon bei solchen ersten Warnzeichen sollten Sie sofort etwas gegen Ihren Stress tun, statt ihn einfach zu ignorieren.

Die tägliche Anwendung ätherischer Öle hilft Ihnen, die unvermeidlichen negativen Auswirkungen von Stress zu bewältigen, damit Ihr Körper nicht in eine chronische Stressschleife hineingerät. Wissenschaftliche Untersuchungen belegen die aromatherapeutische Wirkung von Linalool, das in ätherischen Ölen wie Lavendel und Muskatellersalbei enthalten ist, und die beruhigende und erdende Wirkung der anderen Öle in meiner Liste auf Seite 65. Ich empfehle Ihnen, ein bis zwei Lieblingsöle für Ihre täglichen Rituale auszuwählen, aber auch stets eine Ölmischung in der Handtasche zu haben für den Fall, dass Sie etwas brauchen, das Sie sofort beruhigt. Die im Folgenden beschriebenen ätherischen Ölmischungen, Nahrungsergänzungsmittel, Heilpflanzen und Selbstfürsorgerituale helfen Ihnen beim Stressabbau. Wenden Sie diese in Kombination mit dem Hormonumstellungsprogramm in Teil III an, um Stresssituationen mit Anmut und Leichtigkeit zu überwinden. Lesen Sie bitte auch die Kapitel zu Schlaf- und Verdauungsproblemen; dort finden Sie nähere Informationen zu ihrer Bekämpfung. Und suchen Sie sich professionelle Hilfe – vor allem, wenn Sie unter einem Trauma leiden!

Woran erkennt man Stressauslöser?

Um chronischen Stress abzubauen und dafür zu sorgen, dass Ihr Gehirn Stressfaktoren aus der Umwelt anders wahrnimmt, sollten Sie sich zunächst über Ihre Stressfaktoren klar werden. Üben Sie sich darin, auf Warnsignale zu achten, die auf eine Aktivierung Ihres Stressreaktionssystems hindeuten, zum Beispiel:

- Physiologische Signale: Hitzegefühl und Schweißausbrüche; Gesichtsrötung; flachere Atmung; Herzrasen
- Angstzustände oder rasende Gedanken
- Ängstliche Gedanken, aus denen Sie nicht wieder herauskommen; Sie sind unfähig, die Situation aus einer anderen Perspektive zu betrachten
- Panik und Neigung zu impulsivem Handeln
- Sie gehen nicht sehr freundlich mit Freunden und Familienangehörigen um

Wenn Sie spüren, dass Sie getriggert werden, sollten Sie zuallererst innehalten. Machen Sie eine Pause und versuchen Sie, etwas an Ihrem körperlichen Zustand zu verändern!

Wenn man sich im Kampf-oder-Flucht-Modus befindet, kann man sich am besten beruhigen, indem man seine Atmung verlangsamt oder in seinen Bauch hineinatmet. Dadurch wird Ihr Stressreaktionssystem ausgebremst, denn Ihr Gehirn spürt dann sehr rasch, dass Sie in Sicherheit sind, und sendet Signale an Ihren ganzen Körper, um die Cortisolausschüttung zu stoppen und den Spiegel dieses Stresshormons wieder zu normalisieren.

Und so können Sie Stresssituationen schon im Vorfeld vermeiden: Senden Sie Ihrem Gehirn Sicherheitssignale, noch bevor Sie überhaupt in Stress oder Panik geraten. Das können Sie mit Selbstfürsorgemaßnahmen wie beispielsweise Meditation, einem Spaziergang im Freien oder dem tiefen Einatmen eines beruhigenden ätherischen Öls tun. All das sind wirksame Methoden, um Ihrem Gehirn zu signalisieren, dass alles in Ordnung ist und es keinen Grund zur Panik gibt.

Die fünf besten ätherischen Öle gegen Stress

1. Bergamotte
2. Lavendel
3. Muskatellersalbei
4. Weihrauch
5. Zeder

Ätherische Ölmischungen

Diffusermischungen

Diffusermischung »Totale Entspannung«

2 Tropfen Zedernöl
2 Tropfen Mandarinenöl
2 Tropfen Lavendelöl

Diffusermischung zum Relaxen

2 Tropfen Lavendelöl
2 Tropfen Römisches Kamillenöl
2 Tropfen Sandelholzöl
2 Tropfen Muskatellersalbeiöl

Erdende Diffusermischung

2 Tropfen grünes Mandarinenöl
2 Tropfen Muskatellersalbeiöl
1 Tropfen Weihrauch- oder Zedernöl

Inhalatormischungen

Inhalatormischung »Neustart und Regeneration«

4 Tropfen Bergamottöl
4 Tropfen Ylang-Ylang-Öl
4 Tropfen Lavendelöl
3 Tropfen Grapefruitöl

Inhalatormischung »Zentrierte Ruhe«

4 Tropfen Muskatellersalbeiöl
4 Tropfen Wildorangenöl
3 Tropfen Weihrauchöl
2 Tropfen Zedernöl

Aromasprays

Aromaspray »Anmut und Leichtigkeit«

10 Tropfen Mandarinenöl
8 Tropfen Lavendelöl
5 Tropfen Muskatellersalbeiöl
Destilliertes Wasser oder Hamameliswasser

Raumspray zum Stressabbau

20 Tropfen Weihrauchöl
20 Tropfen Bergamottöl
20 Tropfen Lavendelöl
Destilliertes Wasser oder Hamameliswasser

Roll-on-Ölmischungen

Entstressende Roll-on-Mischung

12 Tropfen Lavendelöl
9 Tropfen Copaibaöl
9 Tropfen Wildorangenöl
Trägeröl nach Wahl
Für sofortigen Stressabbau auf Pulspunkte und Fußsohlen auftragen.

Roll-on-Mischung gegen innere Anspannung

10 Tropfen Lavendelöl
10 Tropfen Muskatellersalbeiöl
10 Tropfen Pfefferminzöl
Trägeröl nach Wahl

Auf Pulspunkte oder andere verspannte Bereiche auftragen, um angestauten Stress abzubauen. Atmen Sie dabei tief ein, um schnell wieder neue Kraft zu tanken.

Roll-on-Mischung »In Bewegung bleiben«

8 Tropfen Bergamottöl
8 Tropfen Pfefferminzöl
6 Tropfen Ylang-Ylang-Öl
4 Tropfen Wildorangenöl
Trägeröl nach Wahl

Hinter den Ohren, auf Handgelenke und Nacken auftragen. Atmen Sie dabei tief ein, um sich zu beruhigen, zu fokussieren und zum Weitermachen zu motivieren.

Stresslindernde Nahrungsergänzungsmittel und Pflanzenheilmittel

Stresslindernde Nahrungsergänzungsmittel gibt es heute in unzähligen Varianten. Aber woran erkennt man, welche davon tatsächlich eine Wirkung haben?

Wenn Sie zu Nahrungsergänzungsmitteln greifen, um Stress abzubauen, sollten Sie sicher sein, dass diese Mittel das Problem auch wirklich an der Wurzel angehen. Egal ob Sie damit ein hormonelles Ungleichgewicht beheben, etwas für die beruhigenden Neurotransmitter in Ihrem Gehirn tun, wieder besser schlafen oder einer anderen potenziellen Stressursache beikommen möchten: Der Schlüssel zum Erfolg von Nahrungsergänzungsmitteln liegt darin, zu verstehen, *woher* der Stress in Ihrem Körper kommt.

Zusätzlich zu den Nahrungsergänzungsmitteln, die ich im Rahmen des 21-Tage-Hormonumstellungsprogramms (Seite 242) empfehle, könnte die Einnahme der im Folgenden vorgestellten Substanzen für Sie sinnvoll sein.

Nahrungsergänzungsmittel

Essentially Whole® Calm & Restore

GABA (Gamma-Aminobuttersäure) ist einer der wichtigsten beruhigenden Neurotransmitter in Ihrem Körper. Calm & Restore liefert eine bioverfügbare Form von GABA, die durch einen natürlichen Fermentationsprozess gewonnen wird. Dieses Präparat gleicht allzu heftige Stressreaktionen aus, sodass Sie wieder ruhiger werden, sich besser konzentrieren können und nicht mehr das Gefühl haben, dass Ihr ganzes Leben aus den Fugen gerät.

L-Theanin

Einnahme: 100–200 mg/Tag

Etwas für eine vermehrte Ausschüttung beruhigender Neurotransmitter in Ihrem Gehirn zu tun ist das beste Mittel gegen eine überaktive Stressreaktion. Es ist klinisch erwiesen, dass Nahrungsergänzungsmittel mit L-Theanin stresslindernd wirken und die Schlafqualität verbessern, indem sie die Produktion beruhigender Neurotransmitter verstärken und die Ausschüttung aufputschender Nervenbotenstoffe unterdrücken.

Pflanzenheilmittel

Ashwagandha und Rosenwurz

Einnahme: 300–500 mg/Tag Ashwaganda; beginnen Sie mit 50 mg/Tag Rosenwurz und erhöhen Sie die Dosis dann schrittweise, bis Sie die gewünschten Ergebnisse erzielen; aber nicht mehr als 680 mg/Tag einnehmen!

Dies sind zwei meiner Lieblingsheilpflanzen zur Linderung von geistigem und körperlichem Stress. Egal unter welcher Art von Stress Sie leiden – diese beiden Adaptogene wirken regulierend auf Ihr Nervensystem und verhelfen Ihnen dadurch zu einer gesünderen Stressreaktion. Sie lindern nicht nur Ihr Stressempfinden, sondern stabilisieren gleichzeitig auch die Hormone, die schuld daran sein könnten, dass Sie mit den Nerven am Ende sind.

Wenn Sie empfindlich auf Nachtschattengewächse reagieren, sollten Sie mit der Einnahme dieser Mittel allerdings vorsichtig sein.

Zitronenmelisse

Einnahme: 300–1200 mg/Tag

Diese Heilpflanze aktiviert die beruhigenden Neurotransmitter in Ihrem Gehirn und sorgt dafür, dass Sie abschalten, besser schlafen und weniger unter Stress leiden. Wissenschaftliche Untersuchungen deuten sogar darauf hin, dass Zitronenmelisse genauso gut wirkt wie manche entspannenden Arzneimittel – jedoch ohne deren unerwünschte Nebenwirkungen.

Mariza Syders Morgenrituale und Behandlungsprotokolle für einen ausgewogenen Hormonhaushalt

Seit ich die Wirksamkeit der ätherischen Öle entdeckt habe, beginne ich meinen Tag immer mit einem ganz besonderen Morgenritual, denn es ist wichtig, mit Zielbewusstsein und Liebe in den Tag zu starten. Die Gestaltung solcher Rituale hängt von Ihren persönlichen morgendlichen Bedürfnissen und natürlich auch davon ab, wie viel Zeit Sie dafür haben. Sie sollten jeden Morgen zur gleichen Zeit aufstehen, damit Ihr Körper sich darauf einstellen kann, denn ein ausgewogener zirkadianer Rhythmus wirkt sich positiv auf Ihren Hormonhaushalt aus. Außerdem sollten Sie wissen, dass die Art, wie Sie der Welt gegenübertreten, großen Einfluss auf Ihre Fähigkeit hat, etwas an Ihrem Leben zu verändern und Ihre Ziele mit Entschlossenheit zu verfolgen. Wenn Ihr Körper jeden Tag genau weiß, was er zu erwarten hat, können Sie kraftvoll und zielstrebig durch die Welt gehen. Sie müssen Ihrem Körper das geben, was er braucht, und das geht weit über eine gesunde Ernährung hinaus! Ich praktiziere jeden Morgen vier Rituale, um ein möglichst gutes Leben zu führen, die ich auch Ihnen ans Herz legen möchte.

1. Selbstliebe: Mehr Selbstvertrauen durch ätherische Öle und Tiefenatmung

Diffusermischung: Beginnen Sie Ihren Tag mit einer Diffusermischung, um die heilende Kraft ätherischer Öle zu nutzen, deren Aromen Ihr Körper bald täglich mit einem Neuanfang assoziieren wird. Ich empfehle, Ihren Diffuser gleich zu Beginn mit einer Energie spendenden Ölmischung zu befüllen, die Ihnen das Gefühl vermittelt, dass es Ihnen an nichts fehlt, dabei positive Affirmationen vor sich hin zu sprechen und tief durchzuatmen, während sich dieser Duft allmählich im ganzen Zimmer ausbreitet.

Diffusermischung »Mir fehlt es an nichts«

2 Tropfen Weihrauch- oder Sandelholzöl
2 Tropfen Wildorangenöl
1 Tropfen Pfefferminzöl

Positive Affirmationen: Überlegen Sie sich Affirmationen, die Ihnen ein Gefühl der Souveränität, inneren Kraft, Präsenz und Selbstsicherheit geben. Ich kombiniere jeden Morgen ein paar aufbauende kleine Gedanken zu einer Affirmation, die ich dann in mein Tagebuch schreibe. Hier ein paar Beispiele:

- Heute ist ein wunderbarer Tag.
- Ich bin gut genug.

- Ich bin ein wertvoller Mensch.
- Ich verdiene es, glücklich zu sein.
- Ich habe Liebe verdient.
- Ich stecke voller Energie und Inspiration.
- Ich habe ein Recht, mich wohl zu fühlen.
- Ich definiere meinen Erfolg selbst.
- Mein Tag entfaltet sich mit Leichtigkeit und Anmut vor mir.
- Ich bin den ganzen Tag über von Menschen umgeben, die mich unterstützen.
- Ich habe einen positiven Einfluss auf die Welt.

Noch ein kleiner Tipp: Zeichnen Sie auf, wie Sie Ihre Affirmationen an einem Tag, an dem Sie sich besonders viel zutrauen, vor sich hin sprechen! Spielen Sie sich diese Aufnahme immer dann vor, wenn eine Stresssituation Ihren ganzen Tag über den Haufen zu werfen droht. Ihre eigene Stimme, die Ihnen Ihr ganz persönliches Mantra vorspricht, kann eine sehr positive Wirkung auf Sie haben!

Tiefenatmung: Um richtig tief durchzuatmen, sollten Sie zunächst auf Ihr Zwerchfell achten, das Sie in einen Zustand tiefer innerer Ruhe versetzen kann. Wenn Sie langsam durch die Nase einatmen und dabei bis acht zählen, sollte Ihr Magen sich vom Bauchnabel aus ausdehnen, als würde eine unsichtbare Schnur langsam daran ziehen, während Ihr Bauch sich mit Luft füllt. Dann beginnen Sie langsam auszuatmen und zählen dabei bis sechs, wobei eine unsichtbare Schnur Ihren Bauchnabel wieder nach innen zieht und die gesamte Atemluft durch Ihren Mund nach außen drückt. Danach machen Sie eine Pause und wiederholen diese Tiefenatmung mindestens sechs Atemzüge lang.

Wenn ich tief durchatme, stelle ich mir dabei gern vor, alle positive Energie aus der Außenwelt in mich aufzunehmen. Danach atme ich den ganzen Stress und die ganze Anspannung aus, die ich in mir trage. Ich atme so lange tief durch, bis ich mich entspannt und klar fühle und mich innerlich gegen nichts mehr wehre.

2. Dankbarer Start in den Tag: Tagebuch, Meditation und Gebet

Wenn Sie Ihren Morgen mit einer Dankbarkeitsübung beginnen, lernen Sie die Macht des Innehaltens zu würdigen und Ihren Geist zu zentrieren. Machen Sie sich bewusst, wofür Sie besonders dankbar sind! Ich schreibe diese Dinge gern in mein Selbstfürsorgetagebuch (siehe Seite 237), aber führen Sie Ihr individuelles Tagebuch ruhig so, wie Sie möchten – Hauptsache, es hilft Ihnen, Ihren Tag zielbewusst und absichtsvoll zu beginnen!

Außerdem empfehle ich Ihnen, bei sich zu Hause einen Meditations- und Gebetsraum einzurichten. Denn bei solchen Praktiken schüttet Ihr Körper Endorphine aus, die Sie mit Glücksgefühlen überfluten – und das wird sich auf Ihren ganzen Tag positiv auswirken.

3. Die richtige Flüssigkeitszufuhr, Ernährung und Bewegung

Wasser zu trinken sollte für Sie oberste Priorität haben – vor allem morgens, wenn Ihr Körper aufgrund der mangelnden nächtlichen Flüssigkeitszufuhr dehydriert ist. Morgens sollten Sie zuallererst einen halben bis einen Liter Wasser trinken, um einen klaren Kopf zu bekommen, wieder neue Energie zu tanken und Ihren Körper in die richtige Verfassung für einen guten Start in den Tag zu versetzen. Ich persönlich liebe »Infused Water« (siehe unten), weil das gleichzeitig auch noch gut schmeckt. Außerdem kann man es problemlos schon am Vorabend zubereiten, um sich in der Hektik des nächsten Morgens nicht auch noch damit belasten zu müssen. Hier eines meiner Lieblings-Infused-Water-Rezepte. (Weitere Rezepte finden Sie in Kapitel 17.)

»Infused Water« zum Entgiften und als Energieschub

70 g Bio-Blaubeeren
60 g Bio-Gurke, in Scheiben geschnitten
1 Bio-Zitrone, in Scheiben geschnitten
1 ½ l gefiltertes Wasser

Die Blaubeeren in einer kleinen Glasschüssel zerdrücken. Die Gurken- und Zitronenscheiben in einen 2 Liter fassenden Glaskrug und die Beerenmischung darüber geben. Das Wasser langsam dazugießen und das Getränk 3–5 Stunden (oder über Nacht) im Kühlschrank ziehen lassen Entweder warm oder eisgekühlt servieren. Im Kühlschrank hält sich bis das Getränk bis zu drei Tage lang! Außer mit Wasser und »Infused Water« können Sie Ihren Morgen auch mit warmem Zitronenwasser, Hühnerbrühe, Kräutertee oder einer warmen Matcha-Latte beginnen.

Gesunde Ernährung

Ganz ehrlich: Dank meiner Gewohnheit, grüne Smoothies zu trinken, konnte ich endlich meine vormittägliche Sucht nach Kaffee und Süßigkeiten überwinden. In den über zehn Jahren, seit denen ich Vorträge über Frauengesundheit halte und meine Patientinnen zu diesem Thema berate, ist mir eines klar geworden: Ernährung spielt eine ungeheuer wichtige Rolle, und dem Körper schon morgens vollwertige Lebensmittel zu liefern ist der beste Weg, um den ganzen Tag über jede Menge Energie und Konzentrationsvermögen zu haben. Ihr Frühstück sollte Eiweiß, Ballaststoffe und gesunde Fette enthalten, das hält Sie bis zum Mittagessen satt. Wenn Sie keine Zeit für die Zubereitung eines richtigen Frühstücks haben, mixen Sie sich einen Smoothie. Mein Mann Alex und ich haben in unserer Küche eine Smoothie-Station mit Mixer, Eiweißpulver, Ballaststoffen und unseren ätherischen Lieblingsölen, dazu Tiefkühlgemüse und -beeren im Gefrierschrank. Wir brauchen nur fünf Minuten, um zwei 500-Milliliter-Smoothies zuzubereiten. Der Smoothie für einen gesunden Hormonhaushalt (Seite 269) gehört zu meinen Favoriten.

In der Bewegung liegt die Kraft

Wenn Sie Ihrem Körper genügend Bewegung gönnen, finden Sie auch mitten im Stress zu innerer Ruhe und halten außerdem Ihren Hormonhaushalt im Gleichgewicht. Jede körperliche Aktivität ist besser als gar keine, aber ich empfehle Ihnen, eine Aktivitätsform zu finden, die Sie entspannt *und* Ihnen gleichzeitig neue Energie liefert. Ein flotter 10- bis 15-minütiger Spaziergang am Morgen oder irgendwann im Lauf des Tages beruhigt und belebt den Geist.

4. Sich ein Ziel setzen: Tagesplanung und Flexibilität

Wenn Sie keinen persönlichen Zeitplan oder Tagesplaner haben, empfehle ich Ihnen dringend, sich einen zuzulegen oder zu diesem Zweck eine App auf Ihrem Handy zu verwenden. Viele Menschen empfinden Unvorhersehbarkeit als Stress, und wenn man seinen Tag vorausplant, macht man sich keine so großen Sorgen darüber, wichtige Aufgaben zu vergessen. Ich investiere viel Zeit in meine Tagesplanung, sodass ich meinen Tag sehr bewusst und nicht nach dem Zufallsprinzip angehe. Dadurch kann ich meine Zeit optimal nutzen und mich auf die wirklich wichtigen Dinge konzentrieren. Und gönnen Sie sich die Gnade der Flexibilität! Denken Sie daran, dass Sie zu allem Nein sagen können, was Ihr emotionales Wohlbefinden stören würde.

Und wenn Sie doch einmal etwas tun müssen, das Sie stresst, bereiten Sie sich mithilfe von Aromatherapie, positiven Affirmationen und Tiefenatmung darauf vor, trotzdem ruhig und gelassen zu bleiben.

Mariza Snyders Rituale zum Stressabbau in der Mittagspause

Falls tatsächlich einmal alles durcheinandergerät und mich aus dem Konzept zu bringen droht, gibt es ein paar sehr wirksame Rituale, die ich praktiziere, um geistig präsent und emotional im Lot zu bleiben. Probieren Sie doch einmal aus, ob diese Rituale auch Ihnen helfen!

Aroma-Power: Wählen Sie Ihr Lieblingsöl oder eine Roll-on-Ölmischung und inhalieren Sie tief, um Stress abzubauen und neue Energie zu tanken. Tragen Sie das Öl auf Ihre Pulspunkte auf und lassen Sie den Duft eine Minute lang auf sich wirken.

Achtsamkeitsmeditation: Schon eine einminütige Meditation, bei der Sie tief durchatmen, oder eine Gebetspause, in der Sie geistig und seelisch auf »Reset« drücken, kann Ihnen wieder neue Kraft geben und Ihnen helfen, Ihr Leben bewusster und zielgerichteter anzugehen.

Trinken: Der Körper verwechselt Durst oft mit Hunger. Bevor Sie also einen Schokoriegel verschlingen oder irgendein koffeinhaltiges Getränk hinunterkippen, trinken Sie lieber einen Achtel- bis Viertelliter Wasser und warten Sie dann zehn Minuten, bis die Flüssigkeit ihre Wirkung in Ihrem Körper entfaltet hat.

Kapitel 5

SCHLAFSTÖRUNGEN

Die 52-jährige Christina kam zu mir, nachdem sie unzählige Mittelchen ausprobiert hatte, um nachts endlich wieder durchzuschlafen. Seit ihrem 50. Lebensjahr fiel ihr das Durchschlafen schwer, und in manchen Nächten wälzte sie sich so lange schlaflos im Bett hin und her, bis sie schließlich aufstand und eine Stunde lang arbeitete. Erst dann versuchte sie wieder einzuschlafen. Christina berichtete mir, dass ihre Schlafprobleme viele Bereiche ihres Lebens beeinträchtigten. »An manchen Tagen kann ich vor lauter Müdigkeit gar nicht mehr klar denken«, schrieb sie mir in einer E-Mail. »Ich weiß, dass meine Arbeit darunter leidet. Die Wörter auf dem Computerbildschirm verschwimmen vor meinen Augen. Ich habe zugenommen, obwohl ich mich immer noch genauso ernähre wie vorher, und ich weiß, dass das an meinem Schlafmangel liegt. Allmählich macht mich diese Müdigkeit richtig depressiv. Können Sie mir irgendwie helfen? Allmählich habe ich gar keine Hoffnung mehr.«

Christina kam gerade in die Wechseljahre und litt unter chronischer Müdigkeit. Ihr morgendlicher Cortisolspiegel war zu niedrig, außerdem litt sie unter einer unzureichenden metabolischen Resilienz aufgrund schlechter Schlafqualität. Ich empfahl ihr Folgendes:

- Vier Nahrungsergänzungsmittel zur täglichen Einnahme: ein Multivitaminpräparat, 100 Milligramm L-Theanin, 400 Milligramm Magnesiumglycinat und 2000 Milligramm Omega-3-Fettsäuren, um ihr Stressniveau zu senken und ihre Gehirnfunktion zu verbessern.
- Zwei Präparate zur Verbesserung ihres Schlafs: 180–250 Milligramm Baldrian und 1 Kapsel Essentially Whole® Zen Sleep vor dem Zubettgehen.
- Nachmittags und abends statt Kaffee Tulsitee trinken.
- Bei nachmittäglichen Leistungstiefs: Roll-on-Mischung für mehr Energie (Seite 121), um konzentriert und geistig fit zu bleiben.
- Für einen besseren Schlaf sollte sie zwei Stunden vor dem Zubettgehen die Diffusermischung für tiefen Schlaf (Seite 94) in ihrem Diffuser vernebeln. Außerdem empfahl ich ihr, vor dem Schlafengehen Lavendel- und Vetiveröl auf Nacken und Füße aufzutragen.
- Ein 20-minütiges Abendritual vor dem Zubettgehen inklusive einer Schlafmeditation, um vor dem Schlaf ihren Geist zu entspannen.
- Fünfmal pro Woche einen 15-minütigen Nachmittagsspaziergang in der Natur für mehr Energie und seelisches Wohlbefinden.

Drei Wochen später meldete ich mich bei Christina, um sie zu fragen, ob es ihr inzwischen schon besser gehe. Daraufhin berichtete sie mir ganz begeistert: »Ich habe das Gefühl, viel für meinen Schlaf und meine Energie getan zu haben, und das zahlt sich aus. Vorher war mir gar nicht klar, dass ich bereits tagsüber etwas verändern muss, um meinen Schlaf wieder in den Griff zu bekommen! Ich freue mich, Ihnen berichten zu können, dass ich jetzt in den meisten Nächten sieben Stunden schlafe und nicht mehr mitten in der Nacht aufstehe und arbeite. Wenn ich doch einmal aufwache, trage ich meine Öle auf, mache eine Schlafmeditation und schlafe wieder ein. Bei der Arbeit kann ich mich inzwischen wieder gut konzentrieren und verliere allmählich auch die überzähligen Pfunde, die ich zugenommen hatte. Ich halte mich an mein Abendprogramm und an die neuen Gewohnheiten, die Sie mir empfohlen haben, und nehme meine Nahrungsergänzungsmittel ein. Und ich merke, dass mir das alles viel mehr bringt als nur einen besseren Schlaf.«

Wie entstehen Schlafstörungen?

Sind Sie abends todmüde, können aber trotzdem nicht richtig abschalten und sich entspannen, sodass der Schlaf einfach nicht kommt? Stehen Sie nachts öfter auf und können dann nicht wieder einschlafen? Oder haben Sie beim Aufwachen das Gefühl, gar nicht geschlafen zu haben?

Unser ständig beschäftigtes Gehirn, endlose Erledigungslisten, überfüllte Terminkalender und unzählige Verpflichtungen machen es uns nahezu unmöglich, gut zu schlafen. (Ganz zu schweigen von Computerbildschirmen, schnarchenden Partnern und Haustieren, die nachts keine Ruhe geben!) Hinzu kommen Hitzewallungen, nächtliche Schweißausbrüche und eine überaktive Blase – lauter häufige Begleiterscheinungen der Perimenopause und Menopause. All diese Störfaktoren beeinträchtigen Ihren Schlaf wahrscheinlich immer wieder.

Laut neuesten Erkenntnissen der amerikanischen Seuchenschutzbehörde Centers for Disease Control and Prevention (CDC) wachen immerhin 50 Prozent aller Frauen in den Wechseljahren an mindestens vier Tagen pro Woche morgens todmüde auf. Bei manchen Frauen verbessert sich der Schlaf nach der Menopause, wenn ihre hormonelle Achterbahnfahrt allmählich zum Stillstand kommt, doch bei anderen entstehen dann wieder neue Schlafprobleme. Zum Beispiel steigt jetzt das Risiko für die Entstehung einer Schlafapnoe, die den Schlaf ebenfalls beeinträchtigt. Dieselbe Studie hat ergeben, dass über die Hälfte aller Frauen in den Wechseljahren – 55,1 Prozent – so schlecht schlafen, dass sie sich mindestens viermal pro Woche müde und unausgeruht fühlen. Kein Wunder, dass unser Hormonhaushalt durcheinandergerät, wir keine Energie mehr haben und am liebsten ständig aus der Haut fahren würden!

Schlaf ist genauso wichtig wie Essen und Atmen, denn er gibt unserem Körper und Geist die Auszeit, die sie brauchen, um sich auszuruhen und zu regenerieren. Schlafmangel schadet unserer Gesundheit und unserem Hormonhaushalt ganz enorm.

- Verstärkung chronischer Entzündungsprozesse, die einen wichtigen Beitrag zur Entstehung fast aller chronischen Erkrankungen leisten
- Schwächung des Immunsystems, was uns anfälliger für Krankheiten und chronische Infektionen macht
- Entstehung einer Insulinresistenz und unausgeglichener Blutzuckerspiegel (Bei Schlafmangel reagieren die Zellen nicht mehr so gut auf Insulin. Dadurch fehlt ihnen der Treibstoff Glukose, den sie brauchen, um richtig zu funktionieren, und der Blutzuckerspiegel steigt an. Eine wissenschaftliche Studie aus dem Jahr 2015 hat ergeben, dass Schlafmangel die Insulinempfindlichkeit bereits nach einer Nacht genauso stark beeinträchtigt wie eine sechsmonatige fettreiche Ernährung.)
- Gewichtszunahme (Die »Hungerhormone« Leptin und Ghrelin werden aus dem Gleichgewicht gebracht, sodass wir mehr Hunger haben und uns nie richtig satt fühlen, was wiederum zu Heißhungerattacken und nächtlichem Essen führt.)
- Störung der Reparatur unserer Muskeln und anderer Gewebe (Während des Schlafs wird das menschliche Wachstumshormon (HGH) ausgeschüttet, damit unser Körper sich weiterentwickeln und beschädigtes Gewebe reparieren kann. Wenn wir nicht genügend Schlaf bekommen, schüttet unsere Hypophyse weniger von diesem lebenswichtigen Hormon aus. Dadurch steigt unser Risiko für Herz-Kreislauf-Erkrankungen, Fettleibigkeit, Diabetes und psychische Probleme.)
- Beeinträchtigung der Gehirnfunktion und Schwächung des Gedächtnisses, des Urteils- und Konzentrationsvermögens und der Problemlösungsfähigkeit (Im Schlaf werden auch schädliche toxische Eiweiße aus dem Gehirn entfernt. Eine Ansammlung dieser Beta-Amyloid-Proteine begünstigt vermutlich die Entstehung der Alzheimer-Krankheit.)

Erholsamer Schlaf – was ist das eigentlich?

Wir alle wissen, dass die Dauer unseres Schlafs eine sehr wichtige Rolle spielt. Laut Angaben der National Sleep Foundation (NSF) benötigen Erwachsene im Alter von 26 bis 64 Jahren sieben bis neun Stunden Schlaf, während für Erwachsene ab 65 Jahren sieben bis acht Stunden ausreichend sind. Wenn Sie nicht genügend schlafen, muss Ihr Körper mit weniger Energie auskommen, als er braucht. Aber auch die Qualität des Schlafs ist wichtig. Ein Expertengremium hat eine gute Schlafqualität in Kooperation mit der NSF folgendermaßen beschrieben:

- Mindestens 85 Prozent der insgesamt im Bett verbrachten Zeit schlafen
- Höchstens 30 Minuten zum Einschlafen brauchen
- Höchstens einmal pro Nacht aufwachen
- Nachts höchstens 20 Minuten wach liegen

Eine Verbesserung Ihres Schlafs gehört zu den besten Methoden, leichter durch die Perimenopause und die Wechseljahre zu kommen und Ihren allgemeinen Gesundheitszustand zu verbessern. Wenn Sie sich kaum noch daran erinnern können, wann Sie nachts zum letzten Mal mindestens sieben Stunden lang ununterbrochen geschlafen haben und am nächsten Morgen erfrischt und energiegeladen in den Tag gestartet sind, sollten Sie unbedingt etwas für einen besseren Schlaf tun!

Was passiert bei Schlafstörungen in Ihrem Körper?

Schlaf reguliert die Ausschüttung vieler Hormone. Wenn wir also nicht genügend Schlaf bekommen, gerät unser Hormonhaushalt durcheinander. Und hormonelle Veränderungen wie beispielsweise schwankende Östrogen- und Progesteronspiegel können wiederum Ihren Schlafrhythmus aus dem Gleichgewicht bringen. Egal ob Sie wegen nächtlicher Schweißausbrüche aufwachen, nicht einschlafen können, weil ständig Gedanken in Ihrem Kopf kreisen, oder sich morgens einfach nicht ausgeruht fühlen – hier ein paar Hormonstörungen, die möglicherweise zu Ihrem Schlafproblem beitragen.

Niedriger Östrogenspiegel

Östrogen wirkt sich positiv auf die Schlafqualität aus und führt dazu, dass man nachts nicht so oft aufwacht und abends schnell einschläft. Daher sind die schwankenden Östrogenspiegel in der Perimenopause und die niedrigen Östrogenspiegel während der Menopause ein großes Problem: Sie tragen zur Entstehung von Schlafproblemen bei und machen uns außerdem anfällig für Hitzewallungen, nächtliche Schweißausbrüche, Angstzustände und Kopfschmerzen, die den Schlaf ebenfalls beeinträchtigen. Ein niedriger Östrogenspiegel wirkt sich außerdem auf unseren zirkadianen Rhythmus – die innere Uhr, die unseren Schlaf-Wach-Rhythmus und unsere Körpertemperatur reguliert – aus und trägt auch auf diese Weise zu Schlafstörungen bei. Und nicht zuletzt bedeutet weniger Östrogen, dass unser Körper Magnesium – einen für die Schlafregulation wichtigen Mineralstoff – nicht mehr so gut verarbeiten kann.

Niedriger Progesteronspiegel

Progesteron ist ein schlafförderndes »Wohlfühlhormon«, das uns in einem Zustand innerer Ruhe und Gelassenheit hält und gleichzeitig Ängste und depressive Symptome abmildert. Wenn unser Progesteronspiegel genau die richtige Höhe hat, sind wir entspannt, können leicht ein- und gut durchschlafen. Doch wenn in der Perimenopause und in den Wechseljahren der Progesteronspiegel sinkt, werden wir anfälliger für Angstzustände, die unseren Schlaf stören, und wachen nachts öfter auf. Außerdem erleichtert Progesteron die nächtliche Atmung, daher kann ein niedriger Progesteronspiegel das Risiko für eine Schlafapnoe und andere nächtliche Atemstörungen erhöhen.

Niedriger Melatoninspiegel

Melatonin wird oft als »Schlafhormon« bezeichnet, weil es dem Körper abends signalisiert, dass es an der Zeit ist, zur Ruhe zu kommen, und uns somit das Einschlafen erleichtert. Die Bildung und Ausschüttung von Melatonin hängt von unserem zirkadianen Rhythmus und davon ab, wie viel Licht in unsere Augen fällt, denn diese Information wird an die Zirbeldrüse in unserem Gehirn (die das Melatonin produziert) weitergeleitet. Abends, wenn das Tageslicht schwindet, steigt Ihr Melatoninspiegel an, dadurch werden Sie schläfrig. Der Spiegel dieses Schlafhormons bleibt die ganze Nacht hindurch erhöht und sinkt erst bei Sonnenaufgang mit dem zunehmenden Licht des neuen Tages immer stärker ab. Bei Tageslicht ist das Melatonin im Körper kaum nachweisbar. Wenn Ihre Zirbeldrüse nicht genügend Melatonin bildet oder es abends nicht rechtzeitig ausschüttet, weil Ihre Umgebung zu hell erleuchtet ist, können Sie nicht gut ein- und durchschlafen.

Entgegen einem weitverbreiteten Mythos nimmt unser Melatoninspiegel im Alter nicht ab: Bei gesunden Erwachsenen bleibt er das ganze Leben über konstant. Ein zu niedriger Melatoninspiegel oder eine gestörte Melatoninausschüttung ist also nicht auf das Alter zurückzuführen, sondern hat andere Ursachen: beispielsweise zu viel helles Licht in der Nacht, zu wenig natürliches Licht bei Tage, Stress und Nährstoffmangel.

Durcheinandergeratener Schilddrüsenhormonhaushalt

Ihre Schilddrüse spielt bei der Regulation Ihres Stoffwechsels und Energieniveaus und anderer Hormone eine sehr wichtige Rolle. Eine Fehlfunktion der Schilddrüse kann alles Mögliche durcheinanderbringen – unter anderem auch Ihren Schlaf.

Bei Menschen, die an einer Schilddrüsenunterfunktion leiden, sinkt der Spiegel von Sexualhormonen wie Östrogen und Progesteron ab. Eine Abnahme des Östrogenspiegels führt zu unruhigem Schlaf, während ein sinkender Progesteronspiegel wahrscheinlich das Risiko für die Entstehung einer Schlafapnoe erhöht. Häufigeres nächtliches Erwachen führt zu einem leichteren, schlechteren Schlaf, und erhöhtes Cortisol – ein häufiges Symptom einer Schilddrüsenunterfunktion – sorgt dafür, dass Körper und Geist auf Hochtouren laufen und Sie abends nicht einschlafen können.

Bei einer Schilddrüsenüberfunktion dagegen bringt eine überaktive Schilddrüse den Körper auf Touren, sodass man sich kaum noch entspannen kann. Außerdem kann der Körper seine Temperatur dann nicht mehr richtig regulieren. Das kann zu nächtlichen Schweißausbrüchen führen.

Durcheinandergeratener Insulin- und Blutzuckerspiegel

Insulin reguliert unseren Blutzuckerspiegel bei Tag und Nacht. Am frühen Morgen – normalerweise zwischen 4 und 8 Uhr – erleben wir einen Glukoseschub, der uns einen kraftvollen Start in den Tag ermöglicht. Dieser Blutzuckeranstieg veranlasst den Körper wiederum zur Ausschüttung von Insulin, um die Glukose in die Zellen zu transportieren und unseren Blutzuckerspiegel unter Kontrolle zu halten. Wenn das Insulin seine Aufgabe nicht erfüllen kann, weil der Körper entweder nicht genug von diesem Hormon produziert oder wenn zu viel Insulin dazu geführt hat, dass die Zellen es nicht mehr richtig verwerten können (Insulinresistenz), steigt der Blutzuckerspiegel zu stark an. Alles in allem führt das zu einem unausgewogenen Blutzuckerspiegel: Das heißt, dass man im Lauf des Tages immer wieder Blutzuckerspitzen und -abfälle erlebt. Heißhunger auf Snacks am späten Vormittag und frühen Nachmittag sind verräterische Anzeichen für solche Blutzuckerschwankungen – und wenn wir dann abends einzuschlafen versuchen, bekommen wir kaum ein Auge zu.

Hoher Blutzucker führt gleich aus mehreren Gründen zu einem schlechten Schlaf: Er gibt Ihnen einen Energieschub, der Sie wach, reizbar und unruhig macht. Außerdem kann er dazu führen, dass Sie mitten in der Nacht aufwachen, weil Sie Durst haben oder auf die Toilette müssen. Denn wenn Ihr Blutzucker zu hoch ist, machen Ihre Nieren Überstunden, um den überschüssigen Zucker durch Wasserlassen wieder auszuscheiden. Und wenn Ihr Blutzuckerspiegel daraufhin zwangsläufig wieder absinkt, ist er am Ende vielleicht zu niedrig, sodass Sie viel zu früh am Morgen mit Hunger, Schüttelfrost, Schweißausbrüchen oder innerer Unruhe aufwachen.

Wenn Sie den ganzen Tag über (nicht nur vor dem Schlafengehen) auf eine vernünftige Ernährung achten und Ihrem Körper genügend Flüssigkeit zuführen, um Ihren Blutzucker zu stabilisieren, können Sie nachts besser schlafen.

Stress

Jede Form von Stress erschwert das Ein- und Durchschlafen, und leider steckt die Peri/Menopause voller Stressfaktoren – von Stress im Berufs- und Privatleben bis hin zu Problemen mit zwischenmenschlichen Beziehungen und mit der Gesundheit. Außerdem sind wir in dieser Lebensphase besonders anfällig für Ängste und Depressionen, die unseren Stress verschlimmern und uns den Schlaf rauben können. Wir setzen uns täglich unter Druck, alles schaffen und es allen Menschen recht machen zu müssen – bis wir am Ende des Tages schließlich total erschöpft sind und trotzdem nicht einschlafen können.

Bei chronischem Stress sind Nervensystem und Hormonhaushalt rund um die Uhr in Alarmbereitschaft. Ihr Blutdruck ist erhöht, und die Aktivität Ihres Verdauungssystems wird unterdrückt, was zu Magenverstimmungen, Bauchschmerzen und Blähungen führt. Ihre Muskeln spannen sich unwillkürlich an – Kopfschmerzen und Nackenverspannungen können die Folge sein. Ein zu hoher Cortisolspiegel kann Heißhunger auf stark fetthaltige Lebensmittel und Speisen verursachen, wodurch wiederum Sodbrennen und saurer Reflux entstehen können. Alle Reaktionen eines Körpers, der sich ständig im Krisenmodus befindet, erschweren Ihnen einen guten Schlaf. So wird Schlafmangel zu einem zusätzlichen Stressfaktor, den Sie nun wirklich nicht brauchen.

Für einen qualitativ hochwertigen, erholsamen Schlaf reicht es nicht aus, abends einfach nur abzuschalten (obwohl das sehr wichtig ist!). Sie müssen auch Ihre chronische Stressbelastung abbauen, denn dieser Stress hält Ihren Körper in einem ständigen Zustand hoher Alarmbereitschaft.

Durcheinandergeratener zirkadianer Rhythmus/ schlechte Schlafhygiene

Unser zirkadianer Rhythmus sorgt dafür, dass Mahlzeiten, Schlaf, Blutzuckerspiegel und fast alle anderen biologischen Prozesse mit dem 24-Stunden-Zyklus von Licht und Dunkelheit, Aktivität und Ruhe synchronisiert sind. Wenn wir mit diesem Zyklus im Einklang leben, sind unsere Hormonspiegel ganz normalen, natürlichen Schwankungen unterworfen: Tagsüber sind sie auf Produktivität und Wachsein und nachts auf Erholung und Schlaf ausgerichtet. Stehen wir dagegen nicht in harmonischem Einklang mit diesem Zyklus, so wirkt sich das sehr negativ auf Hormone wie Melatonin, Cortisol und Insulin aus. Schlafstörungen beeinträchtigen unseren gesamten Stoffwechsel und erhöhen das Risiko für Diabetes, Herz-Kreislauf-Erkrankungen und Schlaganfälle.

Vieles an unserem heutigen Leben erschwert es uns, mit diesem natürlichen 24-Stunden-Zyklus im Einklang zu leben. Künstliches Licht, Tablets und Bildschirme, unregelmäßige Schlafenszeiten und ständiges Snacken ohne feste Essenszeiten können uns aus dem Rhythmus bringen – ganz davon abgesehen, dass wir viel zu oft auch nachts noch arbeiten, SMS oder E-Mails abrufen und in den sozialen Medien surfen. Mit solchen Aktivitäten signalisieren wir unserem Gehirn und unserem Körper, dass es nachts Zeit zum Wachsein und nicht zum Schlafen ist. Sie bewirken also genau das Gegenteil von dem, was wir nach einem langen Tag brauchen. Durch eine gute Schlafhygiene und feste Lebensgewohnheiten und Rituale – vor allem im Hinblick auf Schlaf und regelmäßige Mahlzeiten – können wir unseren natürlichen zirkadianen Rhythmus unterstützen und zu einem erholsamen Schlaf und einem ausgewogenen Hormonhaushalt finden.

Schlafapnoe/Restless-Legs-Syndrom

Hitzewallungen und nächtliche Schweißausbrüche werden am häufigsten für einen schlechten Schlaf verantwortlich gemacht. Doch auch Schlafapnoe und das Restless-Legs-Syndrom/Willis-Ekbom-Krankheit (RLS/WED) sind mögliche schlafstörende Faktoren, über die man sich Gedanken machen sollte. In einer Studie mit Frauen in den Wechseljahren zeigten über 50 Prozent der Probandinnen Anzeichen einer oder beider Erkrankungen.

Schlafapnoe – eine nächtliche Atemstörung – äußert sich durch lautes Schnarchen und Nach-Luft-Schnappen, Kopfschmerzen, Schlafstörungen und Tagesschläfrigkeit. Das Risiko, an einer Schlafapnoe zu erkranken, steigt mit der Menopause. Wissenschaftlichen Untersuchungen zufolge haben Frauen, die unter starken Hitzewallungen und nächtlichen Schweißausbrüchen leiden, ein fast doppelt so hohes Schlafapnoe-Risiko wie Frauen mit nur leichten oder gar keinen Hitzewallungen. Wenn Sie den Verdacht haben, an einer solchen nächtlichen Atemstörung zu leiden, sprechen Sie mit Ihrem Partner oder einer anderen Person, die bei Ihnen zu Hause schläft! Sie kann Ihnen vielleicht bestätigen, dass Sie nachts schnarchen und die für eine Schlafapnoe typischen anderen Geräusche machen.

RLS/WED verursacht Missempfindungen in den Beinen, verbunden mit einem starken Drang, diese zu bewegen. Diese Beschwerden sind ausgerechnet immer dann am stärksten, wenn man entspannt ist oder zu schlafen versucht. Frauen leiden doppelt so häufig unter dieser Krankheit, die sich mit zunehmendem Alter normalerweise verschlimmert. Wenn Sie nicht still sitzen können, sondern das Gefühl haben, ständig Ihre Beine bewegen oder sich die Füße vertreten zu müssen, haben Sie vielleicht auch nachts Probleme mit unruhigen Beinen, ohne es zu wissen.

Sprechen Sie mit Ihrem Arzt, falls Sie den Verdacht haben, an Schlafapnoe oder RLS/WED zu leiden! RLS kann auch ein Warnzeichen für Autoimmunerkrankungen wie Lupus oder Zöliakie sein – also tun Sie solche Probleme nicht einfach ab, als wäre so etwas bei Ihnen völlig normal.

Was können Sie für einen guten Schlaf tun?

Die folgenden ätherischen Ölmischungen, Nahrungsergänzungsmittel, Heilpflanzen und Selbstfürsorgerituale sind speziell darauf ausgerichtet, die Ursachen Ihrer Schlafstörung in den Griff zu bekommen, denn sie bauen Stress ab und wirken sich positiv auf einen gesunden zirkadianen Rhythmus aus. Nutzen Sie diese Selbstheilungsstrategien in Kombination mit dem Hormonumstellungsprogramm in Teil III dieses Buches, um sich den erholsamen Schlaf zu verschaffen, den Sie brauchen und verdienen! Lesen Sie auch die Kapitel über Stress und Hitzewallungen, dort finden Sie noch mehr Empfehlungen zur Beseitigung möglicher Ursachen von Schlafproblemen.

Die fünf besten ätherischen Öle für einen erholsamen Schlaf

1. Lavendel
2. Vetiver
3. Zeder
4. Römische Kamille
5. Ylang-Ylang

Ätherische Ölmischungen

Diffusermischungen

Diffusermischung für Entspannung und Regeneration

3 Tropfen Römisches Kamillenöl
2 Tropfen Zedernöl
1 Tropfen Lavendelöl

Diffusermischung für tiefen Schlaf

2 Tropfen Zedernöl
2 Tropfen Lavendelöl
2 Tropfen Vetiveröl

Diffusermischung für innere Ruhe

2 Tropfen Muskatellersalbeiöl
2 Tropfen Lavendelöl
2 Tropfen Ylang-Ylang-Öl

Inhalatormischungen

Inhalatormischung »Totale Entspannung«

3 Tropfen Lavendelöl
3 Tropfen Ylang-Ylang-Öl
3 Tropfen Vetiveröl
2 Tropfen Copaibaöl

Inhalatormischung für inneren Frieden

5 Tropfen Lavendelöl
4 Tropfen Vetiveröl
4 Tropfen Römisches Kamillenöl
2 Tropfen Ylang-Ylang-Öl

Aromasprays

Aromaspray »Hitzewallungen ade«

8 Tropfen Pfefferminzöl
5 Tropfen Lavendelöl

2 Tropfen Römisches Kamillenöl
Destilliertes Wasser oder Hamameliswasser
Sprühen Sie Ihren Körper damit ein, wenn Hitzewallungen Ihren Schlaf zu stören drohen, und legen Sie sich dann im Bett zurück, damit das kühlende Gefühl Geist und Körper entspannen kann. Aber achten Sie darauf, nichts von dem Spray in die Augen zu bekommen!

Spray »Seliger Schlaf«

8 Tropfen Lavendelöl
8 Tropfen Zedernöl
4 Tropfen Vetiveröl
Destilliertes Wasser oder Hamameliswasser
Besprühen Sie Ihr Kopfkissen und Ihre Bettwäsche und beduften Sie Ihr ganzes Schlafzimmer mit diesem Spray.

Roll-on-Ölmischungen

Roll-on-Mischung »Träum was Schönes«

10 Tropfen Lavendelöl
8 Tropfen Vetiveröl
4 Tropfen Römisches Kamillenöl
4 Tropfen Ylang-Ylang-Öl
Trägeröl nach Wahl
Auf Fußsohlen und Pulspunkte auftragen.

Roll-on-Mischung »Den Geist zur Ruhe bringen«

10 Tropfen Lavendelöl
8 Tropfen Vetiveröl
5 Tropfen Zedernöl
5 Tropfen Muskatellersalbei- oder Bergamottöl
Trägeröl nach Wahl
Auf den Nacken und hinter den Ohren auftragen, um ablenkende Gedanken abzuschalten.

Roll-on-Mischung gegen Muskelverspannungen

10 Tropfen Lavendelöl
6 Tropfen Römisches Kamillenöl
4 Tropfen Muskatellersalbeiöl
2 Tropfen Grüne-Minze-Öl
Trägeröl nach Wahl
Auf den Nacken, hinter die Ohren und auf andere verspannte Bereiche auftragen.

Roll-on-Mischung für Dankbarkeitsmeditationen und Dankgebete

8 Tropfen Weihrauchöl
5 Tropfen Bergamottöl
2 Tropfen Ylang-Ylang-Öl
Trägeröl nach Wahl
Auf die Pulspunkte auftragen.

Nahrungsergänzungsmittel und Pflanzenheilmittel für einen besseren Schlaf

Wenn Sie nach einem rezeptfreien Schlafmittel suchen – oder Ihren Arzt nach einem verschreibungspflichtigen Medikament fragen –, müssen Sie für die Ruhe, die Ihnen dieses Mittel bringt, wahrscheinlich einen Preis bezahlen: Unangenehme Nebenwirkungen, Sucht oder chemische Abhängigkeit sowie Müdigkeit und Benommenheit am nächsten Tag sind fast unvermeidliche Folgen. Doch zum Glück gibt es gesunde Alternativen.

Zusätzlich zu den Nahrungsergänzungsmitteln, die ich im Rahmen des 21-Tage-Hormonumstellungsprogramms (Seite 242) allen Frauen empfehle, möchte ich Ihnen hier ein paar meiner Favoriten vorstellen, mit denen Sie auf natürliche Weise etwas für einen erholsameren Schlaf tun können.

Nahrungsergänzungsmittel

Glycin

Einnahme: 3–5 g vor dem Schlafengehen

Wissenschaftlichen Untersuchungen zufolge hilft Glycin gegen Schlafprobleme wie Ein- oder Durchschlafstörungen, verbessert die Schlafqualität und lindert Tagesschläfrigkeit. Außerdem kann diese Aminosäure dazu beitragen, dass Sie sich dank erholsamerer Nachtruhe und eines verbesserten Neurotransmitterhaushalts geistig fitter und konzentrierter fühlen. Für einen tiefen, erholsamen Schlaf empfehle ich, vor dem Zubettgehen Glycin in Kombination mit Magnesium als Magnesiumglycinat einzunehmen.

L-Theanin

Einnahme:100–200 mg/Tag

Wenn innere Dialoge, Angst, Stress oder rasende Gedanken Sie nicht zur Ruhe kommen lassen, ist L-Theanin ein hervorragendes natürliches Heilmittel, das Ruhe und Stille in Ihre Gedanken bringt. Es unterstützt Ihr Gehirn auf natürliche Weise in seiner Fähigkeit, beruhigende Neurotransmitter auszuschütten, die für einen gesunden Schlaf gebraucht werden, sodass Sie leichter zur Ruhe kommen und Ihre Schlafqualität sich verbessert.

Essentially Whole® Zen Sleep

Zen Sleep bietet eine Synergie aus verschiedenen Inhaltsstoffen, die perfekt aufeinander abgestimmt sind, um geistige Unruhe zu lindern und einen erholsamen Schlaf zu fördern: Kamille und Melatonin beruhigen Geist und Körper, Vitamin B6 hilft Ihrem Gehirn bei der Stressbewältigung.

Heilpflanzen

Johanniskraut

Einnahme: 300 mg dreimal täglich (insgesamt 900 mg pro Tag)

Johanniskraut ist ein anerkanntes natürliches Mittel zur Erhöhung Ihres Serotoninspiegels, das Sie wieder zur Ruhe kommen lässt. Es hilft gegen Müdigkeit, Abgeschlagenheit und Gehirnnebel.

Bitte beachten Sie, dass es bei der Einnahme von Johanniskraut zu Wechselwirkungen mit bestimmten verschreibungspflichtigen Medikamenten kommen kann (vor allem mit Arzneimitteln gegen Schlafstörungen oder Angstzustände). Sprechen Sie daher mit einem Arzt oder Heilpraktiker Ihres Vertrauens, bevor Sie mit der Einnahme von Johanniskraut beginnen, wenn Sie gleichzeitig auch andere Medikamente nehmen!

Baldrian

Einnahme: 450 mg/Tag

Baldrian ist eine Heilpflanze, die schon seit Langem zur Schlafförderung und Linderung von Angstzuständen eingesetzt wird. Sie wirkt ähnlich wie Benzodiazepine (jedoch ohne deren unerwünschte Nebenwirkungen): Baldrian erhöht nämlich den Spiegel beruhigender Neurotransmitter in Ihrem Körper. Die Amygdala ist eine Hirnregion, die für die Verarbeitung von starken Emotionen und Stress zuständig ist, und die in Baldrian enthaltenen chemischen Substanzen wirken vor allem auf diesen Teil des Gehirns beruhigend. Außerdem enthält Baldrian hochwirksame Antioxidanzien mit schlaffördernden Eigenschaften.

Melatonin

Einnahme: Beginnen Sie mit einem Milligramm vor dem Schlafengehen und steigern Sie die Dosis dann je nach Bedarf auf drei bis fünf Milligramm.

Wenn Sie an pflanzliche Schlafmittel denken, steht diese Substanz wahrscheinlich ganz oben auf Ihrer Liste. Melatonin ist ein Hormon, das Sie auf den Schlaf vorbereitet und das durch sämtliche Störungen Ihres zirkadianen Rhythmus aus dem Takt gebracht wird. Die Einnahme eines Nahrungsergänzungsmittels vor dem Schlafengehen ist eine natürliche Methode, um den richtigen Rhythmus in Ihrem Körper wiederherzustellen und Ihren Geist zu beruhigen, wenn die Schlafenszeit naht.

Kamillen-, Passionsblumen- und/oder Lavendeltee

Eine Tasse Kamillen-, Passionsblumen- oder Lavendeltee vor dem Schlafengehen zu trinken ist mehr als nur ein Selbstfürsorgeritual. Denn diese Getränke enthalten chemische Substanzen, die das Gehirn auf natürliche Weise in seiner Fähigkeit stärken, abzuschalten und zur Ruhe zu kommen. Achten Sie darauf, Produkte ohne künstliche Zusatzstoffe zu wählen! Falls Sie Ihren Tee süßen möchten, ist Stevia die beste Wahl.

Mariza Snyders Rituale und Behandlungsprotokolle für einen ausgewogenen Hormonhaushalt

Ihren Stress in den Griff zu bekommen ist einer der besten Wege zu einem guten Schlaf. Praktizieren Sie die Rituale und Behandlungsprotokolle zum Stressabbau in Kapitel 4 und bauen Sie zusätzlich auch noch dieses Abendritual für einen gesunden, erholsamen Schlaf in Ihr Programm ein.

Abendritual

Wenn Sie abends abschalten, zeigen Sie Ihrem Körper damit Ihre Dankbarkeit dafür, was er den ganzen Tag über für Sie geleistet hat. Denn das ist ein Zeichen dafür, dass Sie ihn genug lieben, um ihn mit Sanftheit und Mitgefühl zu behandeln. Ihr Körper wird sich an diese Rituale gewöhnen, und dann werden Sie Ihren Abend stressfreier genießen und anschließend in einen tiefen, erholsamen Schlaf sinken.

1. Abendliches Abschalten durch »Digital Detox«

Das von digitalen Geräten ausgestrahlte blaue Licht stört Ihren zirkadianen Rhythmus – und somit auch Ihren Schlaf – ganz erheblich. Außerdem kann die Beschäftigung mit elektronischen Geräten dazu führen, dass Ihr Geist weiterhin auf Hochtouren läuft, obwohl Sie jetzt eigentlich tief durchatmen, sich mit einer Aromatherapie verwöhnen und ausruhen sollten. Gönnen Sie Ihrem Gehirn eine Ruhepause, indem Sie Ihr Handy auf lautlos (nicht nur auf Vibrationsalarm!) stellen und der Versuchung widerstehen, nach 20 Uhr (oder mindestens bis eine Stunde vor dem Schlafengehen) noch nach E-Mails oder sonstigen digitalen Nachrichten zu schauen. Lesen Sie lieber ein gutes Buch, entspannen Sie sich bei beruhigender Musik oder einer Schlafmeditation. Oder noch besser: Gönnen Sie sich ein schönes heißes Bad!

2. Entspannende Badezusätze

Gönnen Sie sich ein abendliches Bad mit Bittersalz und entspannenden ätherischen Ölen. Orientieren Sie sich dabei an den Rezepten in diesem Kapitel oder finden Sie Ihre eigene Lieblingskombination aus ungefähr sechs Tropfen ätherischem Öl und zwei Tassen Bittersalz. Hören Sie dabei eine entspannende Playlist und stimmen Sie sich auf einen tiefen, erholsamen Schlaf ein.

3. Machen Sie Ihr Schlafzimmer zu einer Insel der Ruhe!

Ist Ihr Schlafzimmer kein einladender und erholsamer Ort? Höchste Zeit, etwas daran zu ändern! Verdunkelungsvorhänge kurbeln die Melatoninproduktion an, die Ihnen das Signal zum Einschlafen gibt. Auch auf die richtige Schlafzimmertemperatur kommt es an: 19 bis 21 Grad Celsius sind genau richtig und regulieren die Herzfrequenz. Stellen Sie einen Diffuser in Ihrem Schlafzimmer auf und vernebeln Sie Ihre schlaffördernde Lieblingsölmischung. Probieren Sie es mit Lavendel oder einem der Rezepte für ätherische Ölmischungen in diesem Kapitel.

Heilendes Gute-Nacht-Ritual

Bei dieser einfachen geführten Meditation geht es um drei wichtige Lebensbereiche: Heilung, Entspannung und Dankbarkeit.

Heilung bedeutet, sich auf Themen zu konzentrieren, bei denen Sie heilende Gnade brauchen, und positiv über Bereiche nachzudenken, in denen Sie etwas aus Ihrem Lebenskampf gelernt haben.

Entspannung bedeutet, tief durchzuatmen und sich dabei darauf zu konzentrieren, was Sie sich in Ihrem Selbstfürsorgetagebuch für diesen Tag vorgenommen hatten.

Dankbarkeit bedeutet, sich auf all das Positive zu konzentrieren, das dieser Tag Ihnen gebracht hat. Versuchen Sie, auch an scheinbar negativen Situationen positive Seiten zu entdecken!

Kapitel 6

HITZEWALLUNGEN UND NÄCHTLICHE SCHWEISSAUSBRÜCHE

Sind Sie ausgerechnet in den unpassendsten Situationen schweißnass und fühlen sich hundeelend? Oder wachen Sie mehrmals pro Nacht schweißgebadet auf? Wahrscheinlich haben Sie früher schon Ihre Großmutter, Ihre Mutter und Ihre Tanten über die gefürchteten Hitzewallungen und nächtlichen Schweißausbrüche reden hören – und jetzt ist es bei Ihnen selbst so weit. Hitzewallungen und nächtliche Schweißausbrüche stehen tatsächlich ganz oben auf der Liste der Wechseljahrsbeschwerden!

Auch der 52-jährigen Laura ging es so. Die Hitzewallungen störten sie bei der Arbeit. »Als Familientherapeutin habe ich den ganzen Tag mit Klienten zu tun, und ich kann Ihnen gar nicht sagen, wie peinlich es ist, wenn ich mitten in einer Sitzung zu schwitzen anfange und mir hinterher furchtbar kalt wird. Ich kann mich dann einfach nicht richtig entspannen und muss meine innere Anspannung vor meinen Klienten verbergen. Niemand will etwas mit einer schwitzenden, verkrampften Therapeutin mittleren Alters zu tun haben! Ich lasse in meiner Praxis ständig einen Ventilator laufen, um meine Hitzewallungen einigermaßen in den Griff zu bekommen, aber das hilft immer nur begrenzt. Mir ist auch aufgefallen, dass Hitzewallungen vor allem dann auftreten, wenn ich aus irgendeinem Grund gestresst bin.«

Laura litt unter Hitzewallungen, Stress und gelegentlichen Blutzuckerschwankungen. Ich empfahl ihr Folgendes:

- Fünf Nahrungsergänzungsmittel zur täglichen Einnahme: ein Multivitaminpräparat, 400 Internationale Einheiten (IE) Vitamin E, 400 Milligramm Magnesiumoxid, 500 Milligramm Myo-Inositol und 4 Kapseln Essentially Whole® Hormone Balance gegen ihre Hitzewallungen und zur Stabilisierung ihres Blutzuckerspiegels.
- Den Essensplan meines 21-Tage-Hormonumstellungsprogramms für einen ausgeglicheneren Blutzuckerspiegel, zur Unterstützung der Entgiftungsfunktion ihrer Leber und für einen gesünderen Hormonhaushalt.
- Bei Hitzewallungen einmal pro Stunde das Hitzewallungs-Löschspray (Seite 107).
- Zum Stressabbau tagsüber immer wieder Pfefferminz- und Lavendelöl im Diffuser vernebeln.

- Grüner Smoothie am Morgen mit einem Messlöffel Maca (sieben bis neun Gramm).
- Morgens und nachmittags jeweils eine fünf- bis zehnminütige Meditation zum Stressabbau mithilfe einer Meditations-App.

Fünf Wochen später – zehn Tage nachdem sie mein 21-Tage-Programm absolviert hatte – meldete Laura sich bei mir, um von ihren großen Erfolgen zu berichten. »Inzwischen muss ich den Ventilator in meiner Praxis nicht mehr ständig laufen lassen! Ich habe weniger als eine Hitzewallung pro Tag, im Durchschnitt sind es nur noch drei bis vier pro Woche. Das ist eine enorme Verbesserung für mich. Meinen Heißhunger auf Süßigkeiten habe ich durch das 21-Tage-Programm gut in den Griff bekommen – ich glaube, der grüne Smoothie mit Maca hilft mir dabei sehr. Wenn ich überhaupt noch Hitzewallungen bekomme, passiert mir das höchstens am Nachmittag. Und dann greife ich schnell zu meinem Hitzewallungs-Spray, das mich abkühlt. Dieses Spray habe ich unterwegs immer in meiner Handtasche. Ich sprühe sogar meine Freundinnen damit ein. Eine weitere wichtige Erkenntnis war der enorme Stress, unter dem ich aufgrund meiner anstrengenden Arbeit mit den vielen Klienten und meiner vielen anderen Verpflichtungen gelitten hatte und der mir gar nicht bewusst gewesen war. Kein Wunder, dass ich so unsicher und innerlich angespannt war! Durch die kurzen Meditationen habe ich wieder einen klaren Kopf bekommen und bin jetzt viel entspannter und konzentrierter. Ich weiß, dass mir das auch gegen meine Hitzewallungen geholfen hat.«

Wie kommt es zu Hitzewallungen und nächtlichen Schweißausbrüchen?

Hitzewallungen und Schweißausbrüche gehören zu den häufigsten Problemen, über die ich bereits Frauen ab Ende 30 klagen höre. Meine Mutter litt unter katastrophalen Hitzewallungen, bei denen ihr plötzlich Hitzewellen in Kopf und Nacken schossen, ihre Haut rot und fleckig wurde, ihr Gesicht errötete und ihr Herz raste. Das war ihr immer furchtbar peinlich, weil es ihren Arbeitskollegen im Krankenhaus natürlich nicht verborgen blieb.

Vielen wissenschaftlichen Untersuchungen zufolge kommen Hitzewallungen bei Frauen – vor allem in den USA – sehr häufig vor. Laut der Study of Women's Health Across the Nation (SWAN), einer Längsschnittstudie über den Gesundheitszustand von Frauen im mittleren Lebensalter, leiden 60 bis 80 Prozent aller Frauen irgendwann im Übergang zu den Wechseljahren unter Hitzewallungen. Diese beginnen normalerweise schon in der Perimenopause und erreichen gegen Ende der Perimenopause und zu Anfang der Menopause den Höhepunkt ihrer Häufigkeit. Hitzewallungen können Sie sogar nach Ihrer letzten Periode noch jahrelang quälen: Ungefähr 40 Prozent aller Frauen im Alter von 60 bis 65 Jahren klagen immer noch darüber. Bei Frauen, denen die Eierstöcke entfernt wurden und bei denen es dadurch zu einer abrupten chirurgischen Menopause kommt, beginnen diese Hitzewallungen oft sehr plötzlich, sind sehr ausgeprägt und halten über einen längeren Zeitraum an als bei Frauen, die eine natürliche Menopause durchmachen.

Man sollte meinen, dass wir angesichts der vielen Frauen, die darunter leiden, und der großen Aufmerksamkeit, die Hitzewallungen erfahren, inzwischen ziemlich genau wissen müssten, wodurch sie entstehen und wie man sie lindern kann. Doch leider haben wir immer noch keine endgültige Antwort auf die Frage, wodurch sie eigentlich ausgelöst werden, und auch kein Patentrezept dafür, wie man sie wieder loswird. Aber es gibt trotzdem Hoffnung! Denn wir wissen, dass der Lebensstil dabei eine wichtige Rolle spielt. Wir können also eine ganze Menge tun, um Hitzewallungen in den Griff zu bekommen oder ganz zu beenden. Folgendes weiß man bisher über dieses Thema:

- **Hitzewallungen haben nicht nur etwas mit Östrogen zu tun.** Lange Zeit hat man uns (auch von ärztlicher Seite) immer wieder eingeredet, dass Hitzewallungen und nächtliche Schweißausbrüche durch einen sinkenden Östrogenspiegel entstehen. Deshalb bekommen Sie bei den meisten Ärzten schnell ein Rezept für ein Östrogenpräparat, wenn Sie über Hitzewallungen klagen. Aber es steckt eindeutig mehr dahinter. Natürlich leiden Frauen mit niedrigen Östrogenwerten unter Hitzewallungen, aber das gilt auch für Frauen mit einem hohen oder schwankenden Östrogenspiegel – und ebenso für Frauen mit niedrigen Progesteron-, aber normalen Östrogenwerten. Und wenn nur das Östrogen schuld daran ist, warum lösen dann auch bestimmte Lebensmittel Hitzewallungen aus? Schließlich können auch Männer Hitzewallungen bekommen, wenn ihr Testosteronspiegel abnimmt! All das bedeutet, dass das Östrogen dabei zwar eine Rolle spielt – aber nicht die einzige.
- **Es kommt auch auf die innere Einstellung an!** Bei Frauen, die eine negative Einstellung zu Hitzewallungen haben oder sie für peinlich und für ein Zeichen von Schwäche halten, sind die Beschwerden schlimmer. Und der eigentliche Knüller bei der Sache ist, dass Frauen in anderen Kulturen, in denen man die Wechseljahre positiver sieht als bei uns, nicht annähernd so viele Probleme damit haben wie Frauen in den USA! Manche dieser Frauen leiden sogar überhaupt nicht unter Hitzewallungen.
- **Auch andere Hormone – beispielsweise Insulin und Cortisol – haben großen Einfluss.** Wie Sie noch erfahren werden, kann ein Ungleichgewicht dieser beiden Hormone aufgrund falscher Ernährung und Stress einen noch stärkeren Einfluss auf Hitzewallungen haben als Östrogen. Deshalb sind Lebensstiländerungen so wichtig, wenn Sie gut durch die Perimenopause und Menopause kommen wollen.

Was sind Hitzewallungen eigentlich?

Auch wenn es unlogisch klingt: In Wirklichkeit ist die Hitzewallung ein Versuch Ihres Körpers, sich abzukühlen. Sie tritt auf, wenn der Hypothalamus (die Hirnregion, die unsere Körpertemperatur reguliert) feststellt, dass der Körper zu warm ist, und ihm signalisiert, überschüssige Wärme abzugeben. Das geschieht unter anderem durch eine Erweiterung der Blutgefäße in der Haut von Brustkorb, Kopf und Hals. Da die Blutgefäße jetzt weiter sind als gewöhnlich, fließt mehr Blut hindurch, wodurch sich die Haut heiß und verschwitzt anfühlt und die verräterische Rötung entsteht. Der abgesonderte Schweiß und die abgestrahlte Wärme wirken mit der kühleren Luft zusammen, um die Körpertemperatur zu senken – genau das ist die Aufgabe des Schwitzens. Deshalb folgt auf eine Hitzewallung oft ein fröstelndes, klammes Gefühl. Im einen Augenblick haben Sie das Gefühl, fast zu verbrennen, und im nächsten ist Ihnen eiskalt!

Eine Hitzewallung kann ganz plötzlich auftreten und 30 Sekunden bis 5 Minuten dauern. Neben der plötzlichen Hitzewelle, die sich dabei vom Brustkorb über den Hals bis ins Gesicht hinein ausbreitet (und zu Gesichtsrötungen und Schweißausbrüchen führt), kann es auch zu einem Kribbeln in den Fingern, Herzrasen oder Schwindelgefühl kommen. Manche Frauen erleben mehrere Hitzewallungen pro Tag, bei anderen sind es nur ein paar pro Woche. Meine Mutter hatte zunächst nur zwei bis drei Hitzewallungen pro Woche und schließlich zwei bis drei pro Tag – und da wusste sie, dass sie etwas dagegen unternehmen musste! Rauchen, PMS und Übergewicht erhöhen das Risiko für Hitzewallungen, und bei übergewichtigen Frauen sind sie zudem ausgeprägter. Durch eine Eindämmung dieser Auslöser können Sie Ihrem Körper also helfen, wieder ins Gleichgewicht zu kommen.

Was ist mit nächtlichem Schwitzen?

Hitzewallungen treten oft im Schlaf auf. Davon wacht man normalerweise nicht auf, doch das darauffolgende intensive Schwitzen – der Nachtschweiß, der der Abkühlung dient – kann Sie durchaus aufwecken. Manche Frauen schwitzen dabei nur leicht, während andere ihren ganzen Schlafanzug und ihre Bettwäsche durchnässen.

Auslöser für Hitzewallungen

Bestimmte Lebensmittel und andere Faktoren können nachweislich Hitzewallungen auslösen, doch gibt es von Frau zu Frau Unterschiede. Wenn Sie Ihre individuellen Auslöser kennen, können Sie sie vermeiden, sodass Ihre Hitzewallungen nicht mehr so häufig auftreten.

Heiße Getränke: Eine Tasse heißen Tees kann Ihre Körpertemperatur gerade so weit erhöhen, dass eine Hitzewallung auftritt. Wenn das bei Ihnen der Fall ist, entscheiden Sie sich stattdessen lieber für eisgekühlte oder zimmerwarme Getränke!

Alkohol wirkt im Körper wie Zucker und führt zu einem Anstieg des Blutzuckerspiegels, der Hitzewallungen auslösen kann. Außerdem erweitert der Körper beim Abbau von Alkohol seine hautversorgenden Blutgefäße (vielleicht sind Ihnen solche alkoholbedingten Hitzewallungen bei sich oder anderen Menschen schon aufgefallen).

Scharfes Essen: Ebenso wie Alkohol erweitern auch würzige Lebensmittel – vor allem solche mit Capsaicin (zum Beispiel Cayennepfeffer, Chilipulver und Peperoni) – Ihre Blutgefäße.

Diese Gewürze gehören zur Familie der Nachtschattengewächse und können Entzündungsprozesse im Körper verstärken.

Koffein verengt die Blutgefäße, erhöht aber die Herzfrequenz.

Emotionen/Angst: Innere Anspannung und intensive Emotionen lassen das Blut an die Hautoberfläche steigen und lösen eine plötzliche Hitzewallung aus.

Jody (meine Mutter):

Ich war auf dem Weg zu Mariza nach Oakland. Eigentlich war es nur ein einstündiger Flug von Südkalifornien in Richtung Norden, doch mit der Anfahrt zum Flughafen und meinem Aufenthalt dort dauerte es über zwei Stunden, bis ich in Oakland landete. Ich hatte es beim Packen an diesem Tag ziemlich eilig und vergaß völlig, mein Phytoöstrogenpräparat und meine Roll-on-Mischung gegen Hitzewallungen mitzunehmen. Mit diesen beiden Mitteln hatte ich meine Hitzewallungen monatelang gut im Griff gehabt und wollte sie nicht mehr missen. Aber zum Glück wusste ich, dass Mariza die Öle, die sie für einen ausgewogenen Hormonhaushalt nutzt, immer bei sich hat. Sobald ich gelandet war, schnappte ich meine Sachen und lief mit meinem Handgepäck zu ihrem Auto. Und tatsächlich: Ihr Handtäschchen lag auf dem Vordersitz. Ich öffnete die Autotür, und noch bevor ich etwas sagte, griff ich in das Täschchen und fand ihren Ölbeutel. Ich holte ihre »Superfrau«-Ölmischung heraus, die eine ähnliche Zusammensetzung hat wie die, die ich selbst benutze, knöpfte meine Jeans auf, trug das Öl über meinen Eierstöcken auf und steckte es in meine Tasche. Dann schaute ich zu ihr hoch und sagte: »Hallo, Schatz! Das Fläschchen behalte ich für dieses Wochenende.« Die Mischung war wie ein Wundermittel: Ich hatte das ganze Wochenende über keine einzige Hitzewallung!

Was passiert bei Hitzewallungen in Ihrem Körper?

Oft schieben wir dem Östrogen vorschnell die Schuld für Hitzewallungen und nächtliche Schweißausbrüche zu. Natürlich spielt dieses Hormon dabei auch eine Rolle, aber wie bereits erklärt, können wir nicht alles auf das Östrogen schieben. Cortisol- und Insulinspiegel sind ebenso wichtig – vielleicht sogar noch wichtiger. Meiner Erfahrung nach steckt hinter anhaltenden Hitzewallungen eine Insulinresistenz – daher ist die Behebung der Ursachen der Insulinresistenz ein wichtiger Bestandteil meines Hormonumstellungsprogramms.

Aber denken Sie daran, dass es auch noch andere Gründe für Hitzewallungen geben kann! Auch bestimmte Erkrankungen wie beispielsweise Magersucht (Anorexia nervosa) oder Medikamente gegen Herz-Kreislauf-Erkrankungen, Bluthochdruck, Nasennebenhöhlenentzündungen und Allergien sowie Schmerzmittel und Östrogenblocker können Hitzewallungen hervorrufen. Wenn Sie dieses Problem mit einem Arzt Ihres Vertrauens besprechen, lässt sich vielleicht eine Lösung dafür finden.

Durcheinandergeratener Insulin- und Blutzuckerspiegel/Insulinresistenz

Die Schulmedizin geht davon aus, dass es keine eindeutige Ursache für Hitzewallungen gibt, doch neuere wissenschaftliche Untersuchungen weisen darauf hin, dass sie mit einer Insulinresistenz zusammenhängen könnten. Im Grunde bedeutet dies, dass der Körper Glukose (Zucker) nicht so effizient in die Zellen einschleusen kann, um sie als Energie zu nutzen, was zu Blutzuckerspitzen führt. Wissenschaftler haben festgestellt, dass die Häufigkeit von Hitzewallungen mit der Höhe des Blutzuckerspiegels und dem Grad der Insulinresistenz zunimmt. Ein zu hoher Blutzuckerspiegel hat eine stark entzündungsfördernde Wirkung. Diese Wirkung steckt nicht nur hinter Hitzewallungen (chronische Entzündungsprozesse können bei Frauen zu vermehrten Hitzewallungen führen), sondern kann auch zur Entstehung von Müdigkeit und Erschöpfung, Gehirnnebel, hartnäckiger Gewichtszunahme und stark schwankenden Blutungen während der Periode beitragen. Schwankende Blutzuckerwerte werden ebenfalls mit vermehrten Hitzewallungen in Verbindung gebracht.

Die Achterbahnfahrt des Blutzuckers trägt eindeutig eine Mitschuld an Hitzewallungen. Halten Sie sich daher an die Empfehlungen in diesem Kapitel und im Hormonumstellungsprogramm, um Ihren Blutzucker zu stabilisieren und Ihre Insulinempfindlichkeit zu verbessern!

Heftige Östrogen- und Progesteronschwankungen

In der Perimenopause können schwankende Hormonspiegel zum Auftreten von Hitzewallungen beitragen. Östrogenschwankungen können dazu führen, dass Ihre Blutgefäße sich verengen oder erweitern und Hitzewallungen verursachen. Außerdem spielt Östrogen auch eine Rolle bei der Regulation der Körperwärme, wobei abnehmende Östrogenspiegel den inneren Thermostat neu einstellen. Dadurch werden körpereigene Abkühlungsmaßnahmen wie beispielsweise Hitzewallungen frühzeitiger eingeleitet. Östrogen (insbesondere Östradiol) hat zudem eine stark entzündungshemmende Wirkung, und ein niedriger Östrogenspiegel macht manche Frauen anfälliger für Entzündungsprozesse und Hitzewallungen. Die Abnahme des Progesteronspiegels in der Perimenopause wirkt sich ebenfalls auf die Temperaturregelung Ihres Körpers aus, ein zu niedriger Progesteronspiegel wird mit Hitzewallungen in Zusammenhang gebracht.

Stress

Eigentlich ist es kein Wunder, dass unser alter Freund Stress auch hier eine Rolle spielt! Sowohl bei Frauen in der Perimenopause als auch in den Wechseljahren verschlimmern sich Hitzewallungen nachweislich durch Stress. Bei Frauen mit dem höchsten Stressniveau war die Wahrscheinlichkeit, dass sie über Hitzewallungen klagten, in wissenschaftlichen Untersuchungen mehr als fünfmal so hoch wie bei Frauen mit normaler Stressbelastung. Fünfmal!

Unsere Kampf-oder-Flucht-Reaktion, die in Stresssituationen ausgelöst wird, führt zur Ausschüttung von Cortisol. Wenn wir uns – wie so viele Menschen – ständig im Überlebensmodus befinden, kann es passieren, dass der Cortisolspiegel zu stark ansteigt und auch hoch bleibt. Und steigende Cortisolspiegel führen zu starken Hitzewallungen – egal wie hoch Ihr Östrogenspiegel ist. Das kann daran liegen, dass ein erhöhter Cortisolspiegel die Körperkerntemperatur anhebt und der Körper dann eine Hitzewallung auslöst, um die überschüssige Wärme wieder loszuwerden. Außerdem hemmt Cortisol die Insulinausschüttung, sodass Sie sich bei ständig zu hohem Cortisolspiegel im Grunde genommen im Zustand einer Insulinresistenz befinden – und diese begünstigt, wie Sie ja inzwischen wissen, das Auftreten von Hitzewallungen.

Die Senkung des Cortisolspiegels und anderer Stresshormonspiegel ist eine der wirksamsten Methoden zur Linderung von Hitzewallungen.

Träge Leber

Eine der Hauptaufgaben der Leber besteht darin, den Blutzuckerspiegel zu regulieren. Eine träge Leber ist dazu nicht in der Lage und trägt zum Auftreten schwankender oder ständig zu hoher Blutzuckerwerte bei. Die Leber ist unsere Entgiftungszentrale, die dafür zuständig ist, Giftstoffe und verbrauchte Hormone wie beispielsweise Östrogen abzubauen und für die Ausscheidung aus dem Körper vorzubereiten. Wenn diese Toxine und Östrogene nicht richtig verarbeitet werden, können sie wieder in den Blutkreislauf gelangen. Das erhöht die Gesamtbelastung Ihres Körpers mit Giftstoffen und trägt zur Entstehung einer Östrogendominanz bei – zwei stark entzündungsfördernde Zustände, die Sie für Hitzewallungen anfälliger machen.

Was können Sie gegen Hitzewallungen und nächtliche Schweißausbrüche tun?

Zum Glück gibt es keinen Grund zum Verzweifeln! Die im Folgenden beschriebenen ätherischen Ölmischungen, Nahrungsergänzungsmittel, Heilpflanzen und Selbstfürsorgerituale wurden eigens dafür entwickelt, die Schwere und Häufigkeit von Hitzewallungen zu lindern. Nutzen Sie diese Hilfsmittel in Kombination mit dem Hormonumstellungsprogramm in Teil III dieses Buches, um Ihren Hormonhaushalt zu stabilisieren, Stress zu bewältigen, Entzündungsprozesse einzudämmen und Ihre Insulinempfindlichkeit zu verbessern. Lesen Sie auch die Kapitel über Stress und Verdauungsprobleme: Dort finden Sie noch weitere Informationen darüber, wie man mögliche Ursachen von Hitzewallungen beseitigen kann.

Wenn Sie es bereits mit natürlichen Behandlungsstrategien versucht haben und trotzdem noch Hilfe brauchen, lesen Sie die zusätzlichen Empfehlungen zur Behandlung von Hitzewallungen am Ende dieses Kapitels. Lassen Sie sich dabei stets von Ihrem Facharzt beraten, um die beste Lösung für Sie und Ihre persönliche Situation zu finden!

Jedes der ätherischen Öle, die ich Ihnen nun empfehlen werde, wurde von Tausenden von Frauen getestet. Daher weiß ich, dass sie den Hormonhaushalt unterstützen und entweder kühlend (Pfefferminze und Muskatellersalbei) oder stresslindernd (Lavendel, Geranie und Bergamotte) wirken. Pfefferminzöl wird aufgrund seines Mentholgehalts stets mein Lieblingsöl für kühlende Linderung sein, also machen Sie es zum wichtigsten ätherischen Öl gegen Hitzewallungen! Jedes Minzöl bringt Kühlung, daher können Sie auch Grüne Minze verwenden.

Die fünf besten ätherischen Öle gegen Hitzewallungen

1. Pfefferminze
2. Muskatellersalbei
3. Geranie
4. Bergamotte
5. Lavendel

Ätherische Ölmischungen

Körpersprays

Hitzewallungs-Löschspray

7 Tropfen Muskatellersalbeiöl
7 Tropfen Pfefferminzöl
5 Tropfen Geranienöl
Hamameliswasser

Sprühen Sie sich dieses Öl auf Nacken, Dekolleté und andere Stellen, an denen Sie bei Hitzewallungen zu schwitzen drohen. Nach Bedarf verwenden.

Roll-on-Ölmischungen

Kühlende Roll-on-Mischung

10 Tropfen Muskatellersalbeiöl
10 Tropfen Pfefferminzöl
5 Tropfen Geranienöl
Trägeröl nach Wahl

Hinter den Ohren, im Nacken, auf Handgelenken und Fußknöcheln auftragen.

Roll-on-Mischung »Superfrau«

12 Tropfen Salbeiöl
10 Tropfen Lavendelöl

5 Tropfen Geranienöl
5 Tropfen Zedernöl
4 Tropfen Ylang-Ylang-Öl
Trägeröl nach Wahl
Auf die Pulspunkte – vor allem auf die Handgelenke und hinter den Ohren – auftragen.

Stressabbauende Roll-on-Mischung

10 Tropfen Lavendelöl
5 Tropfen Geranienöl
5 Tropfen Bergamottöl
4 Tropfen Wildorangenöl
Trägeröl nach Wahl
Auf Pulspunkte und Fußsohlen auftragen.

Nahrungsergänzungsmittel und Pflanzenheilmittel gegen Hitzewallungen

Hochwertige Nahrungsergänzungsmittel können die Ursachen Ihrer Beschwerden beheben und Ihnen zu der Linderung verhelfen, die Sie so dringend brauchen. Zusätzlich zu den Nahrungsergänzungsmitteln, die ich im Rahmen des 21-Tage-Hormonumstellungsprogramms (Seite 242) empfehle, könnten für Sie folgende Mittel sinnvoll sein:

Nahrungsergänzungsmittel

Magnesiumoxid

Einnahme: 400–600 mg/Tag

Es gibt viele verschiedene Formen von Magnesium, die Ihrem Körper auf unterschiedliche Weise guttun. Magnesiumoxid lindert nachweislich Hitzewallungen, sodass Sie nachts endlich durchschlafen können, ohne immer wieder schweißgebadet aufzuwachen. Daher ist Magnesiumoxid eine gute kurzfristige Ergänzung zur Behandlung von Hitzewallungen, für eine dauerhafte Erhöhung Ihres Magnesiumspiegels ist jedoch Magnesiumbisglycinat besser geeignet.

Myo-Inositol

Einnahme: 500 mg/Tag

Myo-Inositol spielt für die Regulation des Insulinspiegels und für Ihre Fortpflanzungsgesundheit eine wichtige Rolle. Da Insulinresistenz eine der Hauptursachen für Hitzewallungen ist, kann die Einnahme von Myo-Inositol dazu beitragen, dass Ihre Zellen wieder empfindlicher auf Insulin reagieren und Ihre Beschwerden abnehmen.

Berberin

Einnahme: 900–2000 mg/Tag

Berberin ist eine natürlich vorkommende, aus Pflanzen gewonnene chemische Substanz, die gegen Insulinresistenz hilft. Außerdem beugt Berberin zellschädigenden Oxidationsprozessen vor und wirkt entzündungshemmend.

Essentially Whole® Hormone Balance

Hormone Balance enthält eine optimale Mischung aus Heilpflanzen, Mineral- und anderen Nährstoffen. Dieses Nahrungsergänzungsmittel bietet Ihrem Körper genau die liebevolle Fürsorge, die er für eine Stabilisierung seines Hormonhaushalts braucht. Seine Inhaltsstoffe (beispielsweise Traubensilberkerze, Mönchspfeffer und Diindolylmethan (DIM) helfen nachweislich gegen Hitzewallungen.

Vitamin E

Vitamin E ist ein Antioxidans mit vielen positiven gesundheitlichen Wirkungen; unter anderem dämmt es Hitzewallungen ein. Laut einer kleinen Studie aus dem Jahr 2007 trägt die tägliche Einnahme von 400 Internationalen Einheiten (IE) Vitamin E dazu bei, Schweregrad, Dauer und Häufigkeit von Hitzewallungen zu verringern.

Pflanzenheilmittel

Rhabarber

Einnahme: 4 mg/Tag

Rhabarberextrakt (in den USA unter dem Namen Rhaponticin verkauft) wird in Europa schon seit Jahrzehnten zur Behandlung von Wechseljahrsbeschwerden wie beispielsweise Hitzewallungen eingesetzt. Der Körper verarbeitet diese Substanz auf ähnliche Weise wie Östrogen, sodass sie Ihnen den Übergang in die neue Lebensphase erleichtern kann – und das ohne die oft sehr heftigen Nebenwirkungen einer Hormonersatztherapie.

Maca

Einnahme: 6–9 g/Tag

Maca, eine in Peru beheimatete Knollenpflanze, ist die wichtigste Eiweiß- und Ballaststoffquelle für die Bevölkerung der Andenländer. Dabei handelt es sich um ein starkes Adaptogen, das den Körper nachweislich wieder ins Gleichgewicht bringt und Wechseljahrsbeschwerden wie beispielsweise Hitzewallungen und nächtliche Schweißausbrüche lindert. Ich empfehle, einen Messlöffel Maca in Ihren morgendlichen grünen Smoothie einzurühren, um mehr Schwung und Energie für den Tag zu schöpfen und Ihr Konzentrationsvermögen und Ihre Stimmung zu verbessern.

Ashwagandha

Einnahme: 300–500 mg/Tag

Ashwagandha ist ein adaptogenes pflanzliches Nahrungsergänzungsmittel, das viele Wechseljahrsbeschwerden (vor allem Hitzewallungen und nächtliche Schweißausbrüche) lindert – und das ganz ohne Risiken und Nebenwirkungen.

Bitte beachten: Manche Menschen, die an einer Überempfindlichkeit gegen Nachtschattengewächse leiden, reagieren negativ auf Ashwagandha. Daran sollten Sie denken, bevor Sie es mit diesem Mittel versuchen!

Mönchspfeffer

Einnahme: 150–250 mg/Tag

Der Mönchspfeffer (auch als Keuschbaum oder Keuschlamm bezeichnet) bringt den Hormonhaushalt ins Gleichgewicht und lindert vor allem Hitzewallungen und nächtliche Schweißausbrüche.

Mariza Snyders Rituale und Behandlungsprotokolle für einen ausgewogenen Hormonhaushalt

Solange Sie Ihren Stress nicht in den Griff bekommen, werden die Symptome eines durcheinandergeratenen Hormonhaushalts –beispielsweise Hitzewallungen und nächtliche Schweißausbrüche – Sie immer wieder quälen. Also halten Sie sich an die Rituale und Behandlungsprotokolle zum Stressabbau auf Seite 82 und bauen Sie zusätzlich folgende Strategien in Ihr Selbstbehandlungsprogramm ein:

Phytoöstrogenschub

Phytoöstrogene – natürliche östrogenähnliche Hormone, die in Soja, Leinsamen, Vollkorngetreide, Obst und Gemüse enthalten sind – können dazu beitragen, Ihren Östrogenspiegel auszugleichen, und unangenehme Beschwerden wie Hitzewallungen lindern, die durch einen aus dem Gleichgewicht geratenen Östrogenhaushalt entstehen. Die tägliche Zufuhr von 45–160 Milligramm Phytoöstrogenen in Form von Obst, Gemüse oder anderen Superfoods wie beispielsweise Leinsamen kann Ihren Körper vor bestimmten Krebsarten (unter anderem Brust- und Dickdarmkrebs) schützen und gleichzeitig Ihren Östrogenspiegel wieder ins Gleichgewicht bringen. Also scheuen Sie sich nicht vor dem Verzehr von Soja, es sei denn, Ihr Arzt hat Ihnen ausdrücklich davon abgeraten! Die schützende Wirkung von Soja kann einen wichtigen Beitrag dazu leisten, Ihren Östrogenhaushalt in Ordnung zu bringen und Hitzewallungen einzudämmen.

Orgasmus-Power

Ja! Wussten Sie, dass der Orgasmus manchen wissenschaftlichen Untersuchungen zufolge zur Eindämmung von Hitzewallungen beitragen kann? Wenn man den physiologischen Vorgang des Orgasmus ein bisschen genauer betrachtet, ergibt das auch durchaus Sinn: Denn wenn eine Frau zum Orgasmus kommt, steigt ihr Östradiolspiegel an, was dem niedrigen Östrogenspiegel entgegenwirkt, der zu Hitzewallungen führen kann. Und bei sexueller Lust fließt mehr Oxytocin durch unsere Adern – jenes Wohlfühlhormon, das all unsere intimen Beziehungen beflügelt. Außerdem sorgt Oxytocin zusammen mit Östrogen für den Abbau eines zu hohen Cortisolspiegels im Körper. (Sie erinnern sich vielleicht noch: Cortisol ist unser wichtigstes Stresshormon.)

All das bedeutet: Sex tut dem Körper gut! Stressabbauende, die Hormonausschüttung steigernde Orgasmen können tatsächlich gegen lästige Schweißausbrüche helfen.

Ginsengteeritual

Zur Vorbeugung empfehle ich, ein Glas roten Ginsengtee zu trinken, der nachweislich Hitzewallungen abmildert. Zusätzlich können Sie drei Gramm roten Ginseng pro Tag einnehmen, um Ihren Stoffwechsel und Ihre Herz-Kreislauf-Funktion während der Wechseljahre zu unterstützen.

Weitere Behandlungsmöglichkeiten für Hitzewallungen

Wenn Sie bereits natürliche Behandlungsstrategien ausprobiert und Ihre Hitzewallungen und nächtlichen Schweißausbrüche damit nicht in den Griff bekommen haben, sind bioidentische Hormone eine weitere wirksame Option, die Sie in Betracht ziehen sollten. Die Sache ist die: Eine Hormontherapie ist nachweislich die wirksamste Maßnahme gegen Hitzewallungen. Aber wie gesagt: Sie ist kein Wundermittel! Ich empfehle daher stets, mit dem Arzt Ihres Vertrauens über alle Risiken zu sprechen, die mit Ihrer gesundheitlichen Vorgeschichte einhergehen, und dann gemeinsam einen Behandlungsplan zu erstellen, der Ihren gesundheitlichen Zielen entspricht.

Bioidentisches Östrogen

Mit »Östrogenfenster« ist der Zeitraum gemeint, in dem die Einnahme von bioidentischem Östrogen zur Linderung von Wechseljahrsbeschwerden beitragen kann und die damit einhergehenden Risiken eher minimal sind. Dieses Östrogenfenster dauert ungefähr fünf Jahre und beginnt, wenn eine Frau in die Wechseljahre kommt oder kurz davor.

Es ist wichtig zu wissen, dass Frauen, die erst nach der Schließung des Östrogenfensters mit der Einnahme von Östrogen beginnen, sich dies mit einem erhöhten Risiko für Brustkrebs, Osteoporose, Herz-Kreislauf-Erkrankungen und Demenz erkaufen. Bitte informieren Sie sich über diese Risiken, bevor Sie gemeinsam mit dem Arzt Ihres Vertrauens eine fundierte Entscheidung treffen!

Bioidentisches Progesteron

Falls Östrogen für Sie keine gefahrlose Option darstellen sollte, hat sich rezeptfrei erhältliches zweiprozentiges natürliches Progesteron für Frauen in der Perimenopause und Menopause bewährt und lässt sich zu Hause auch problemlos anwenden. 20 Milligramm (¼ Teelöffel), einmal täglich auf Hände, Oberschenkel und Bauch aufgetragen, können Hitzewallungen lindern. Wenn Sie Ihren Arzt um natürliches orales Progesteron zur Behandlung von Wechseljahrsbeschwerden bitten, geben Sie bitte den pharmazeutischen Markennamen (Prometrium) an. Dann weiß der Arzt genau, was Sie haben möchten, und verschreibt Ihnen nicht versehentlich ein synthetisches Progesteron wie beispielsweise Gestagen.

Kapitel 7

MÜDIGKEIT UND ENERGIEMANGEL

Die 55-jährige Nicole war nicht nur morgens nach dem Aufwachen, sondern den ganzen Tag über müde und abgeschlagen. »Fühlt man sich mit 50 etwa immer so?«, fragte sie mich während unseres ersten Gesprächs. »Ich bin dauernd müde und kann diesem Nebel, der mich jeden Morgen einhüllt, einfach nicht entkommen. Es kostet mich ungeheure Willenskraft, morgens aufzustehen, zur Arbeit zu gehen und meine Schüler zu unterrichten. Am liebsten würde ich mich nach dem Aufwachen gleich wieder im Bett verkriechen und weiterschlafen. Ich habe auch aufgehört zu trainieren, weil mich das zu sehr erschöpft; und dieser komische Heißhunger auf Zucker überkommt mich jedes Mal, wenn ich das Lehrerzimmer betrete. In den letzten drei Monaten habe ich dreieinhalb Kilo zugenommen. Was kann ich dagegen tun?«

Nicole hatte morgens, mittags und abends zu niedrige Cortisolwerte, litt unter chronischer Müdigkeit und Abgeschlagenheit und ernährte sich sehr ungesund. Ich empfahl ihr Folgendes:

- Fünf Nahrungsergänzungsmittel zur täglichen Einnahme: ein Multivitaminpräparat, 4000 Internationale Einheiten (IE) Vitamin D, 400 Milligramm Magnesiumglycinat, methylierte B-Vitamine, 250 Milligramm Cholin plus Inositol und 2000 Milligramm Omega-3-Fettsäuren, um ihre Zellenergie zu erhöhen und ihre Stoffwechselwege anzukurbeln.
- Den Essensplan des 21-Tage-Hormonumstellungsprogramms zur Veränderung ihrer Ernährungsgewohnheiten und Senkung ihrer Stresshormonspiegel.
- Bei Nachmittagstiefs einmal pro Stunde die Roll-on-Ölmischung »Sofortige Motivation« (Seite 121) anwenden oder belebende ätherische Öle wie die Diffusermischung gegen Müdigkeit (Seite 120) vernebeln.
- Pfefferminz- und Mandarinenöl gegen den nachmittäglichen Heißhunger auf Zucker und um ihr einen Energieschub zu geben.
- Ein 30-minütiges Selbstfürsorge-Morgenritual, bestehend aus dem Inhalieren der Roll-on-Ölmischung »Sofortige Motivation«, dem Führen eines Dankbarkeitstagebuchs, einer fünfminütigen Meditation und einem grünen Smoothie.
- Vier- bis fünfmal pro Woche 20-minütige Spaziergänge in der Natur während der Mittagspause.

Vier Wochen später – ein paar Tage nachdem sie mein 21-Tage-Programm absolviert hatte – berichtete Nicole mir ganz begeistert von ihren Erfolgen: »Mein Übergewicht ist weg! Ihr Programm hat bei mir gut gewirkt, und ich habe das Gefühl, ein völlig neuer Mensch zu sein –

nicht mehr die Frau, die ich noch vor 25 Tagen war. Die Nahrungsergänzungsmittel haben mir in den ersten zwei Wochen des Programms wirklich geholfen, und ich habe sie weiterhin zum Frühstück und Abendessen eingenommen. Inzwischen kostet es mich keine Überwindung mehr, morgens aufzustehen und Unterricht zu geben, aber ich muss noch mehr tun, um auch nachmittags wieder die gleiche Energie zu haben wie früher. In der Zwischenzeit helfen mir die Ölmischungen – vor allem als Ablenkung, damit ich die Kuchen und Kekse im Lehrerzimmer nicht esse. Ich genieße die Zeit, die ich mir morgens für mich selbst nehme. Die Rituale fallen mir leicht, und die Smoothies und Shakes schmecken mir sogar. Ich nehme auch immer einen Smoothie für die Mittagspause mit in die Schule, um mir das Leben zu erleichtern. Das Programm fürs Frühstück und Mittagessen setze ich fort und habe lediglich ein paar Änderungen beim Abendessen vorgenommen, weil ich mich jetzt insgesamt energiegeladener fühle und den Eindruck habe, dass nicht mehr so viele Entzündungsprozesse in meinem Körper ablaufen.«

Wie kommt es zu Müdigkeit und Energielosigkeit?

Die häufigsten Sätze, die ich von Frauen – auch von mir selbst – immer wieder höre, lauten: »Ich bin so müde«, »Ich fühle mich ausgebrannt« oder: »Ich habe einfach nicht genügend Energie, um halbwegs gut durch den Tag zu kommen«.

Und das ist nicht einfach nur die Müdigkeit nach einer anstrengenden Arbeitswoche oder ein paar langen Nächten, sondern eine anhaltende, lähmende Erschöpfung, die Sie körperlich, geistig und emotional auslaugt und Ihre Leistungsfähigkeit und Lebensqualität stark beeinträchtigt. Kein noch so langer Schlaf – falls Sie überhaupt schlafen *können* – erfrischt Sie oder gibt Ihnen neue Kraft. Vielleicht leiden Sie gleichzeitig auch unter Schläfrigkeit, Appetitmangel, Verdauungsproblemen, häufigen Erkältungen und anderen Erkrankungen, die auf ein geschwächtes Immunsystem zurückzuführen sind, Konzentrationsschwierigkeiten, zu langsamen Reflexen, Vergesslichkeit, Depressionen, Angstzuständen, Reizbarkeit und Launenhaftigkeit.

Was passiert dabei in Ihrem Körper?

Wenn Ihre Hormone aus dem Gleichgewicht geraten sind, leidet auch Ihr Energieniveau darunter. Energydrinks, Zucker und Kaffee können Ihnen bei der Überwindung dieser Müdigkeit und Abgeschlagenheit nicht helfen – ganz im Gegenteil: Durch solche kurzfristigen Lösungen verschlimmern sich höchstens die anderen Grundursachen, die an dem Problem schuld sind. Außerdem gibt es viele hormonelle Störungen, die den Schlaf beeinträchtigen, was Ihre Müdigkeit noch verstärkt. Hier die häufigsten Hormonstörungen, die zu einer Abnahme der Spannkraft und Leistungsfähigkeit führen:

Östrogendominanz

Progesteron wird oft als »Wohlfühlhormon« bezeichnet. Dabei handelt es sich um ein natürliches Antidepressivum, das Ruhe, Gelassenheit und einen guten Schlaf fördert. Wenn Sie einen niedrigen Progesteronspiegel (oder zu wenig Progesteron, um die Wirkung Ihres Östrogens auszugleichen) haben, fällt es Ihnen wahrscheinlich schwer, sich zu entspannen und richtig auszuruhen. Dieser Zustand trägt zu Reizbarkeit, Angstzuständen, Depressionen und Gehirnnebel bei.

Wissenschaftliche Untersuchungen deuten außerdem darauf hin, dass Progesteron und Östrogen Frauen vor Schlafapnoe und anderen schlafbezogenen Atemstörungen schützen können, bei denen die Atmung während der Nacht immer wieder für kurze Zeit aus- und dann wieder einsetzt, was den Schlaf unterbricht. Durch die Abnahme des Östrogen- und Progesteronspiegels, zu der es in den Wechseljahren naturgemäß kommt, lässt dieser hormonelle Schutz vor schlafbezogenen Atemstörungen nach: Die Häufigkeit solcher Störungen bei Frauen verdoppelt sich nach der Menopause.

Niedriger Testosteronspiegel

Müdigkeit, Trägheit und Muskelschwäche werden bei Frauen mit einem niedrigen Testosteronspiegel in Verbindung gebracht. Testosteron trägt nicht nur zur Aufrechterhaltung eines gesunden Sexualtriebs bei, sondern beeinflusst auch die Stimmung und das Energieniveau, wirkt sich positiv auf Ihre Motivation und Ihr emotionales Durchhaltevermögen aus und ist wichtig für starke, gesunde Knochen und Gelenke. Ein Mangel an diesem Hormon raubt Ihnen Ihre ganze Energie. Testosteron wirkt sich aber auch negativ auf den Dopamin- und Serotoninspiegel aus – zwei Neurotransmitter, die für die Regulation Ihrer Stimmung und Ihres Lebensgefühls zuständig sind.

Durcheinandergeratener Schilddrüsenhormonhaushalt

Müdigkeit ist das häufigste Symptom bei Schilddrüsenerkrankungen und war auch das erste Krankheitszeichen, das ich bei meiner Schilddrüsenunterfunktion spürte. Es ist mir fast zwei Jahre lang nicht aufgefallen, weil ich es einfach nur auf zu viel Stress zurückführte und daher als normal hinnahm. Aber Müdigkeit ist nie normal – erst recht keine lähmende Müdigkeit. Bei anhaltender Müdigkeit und Abgeschlagenheit lohnt es sich immer, die Schilddrüse untersuchen zu lassen!

Eine Unter- oder Überfunktion der Schilddrüse kann dazu führen, dass man sich ausgelaugt und lustlos fühlt, denn die Schilddrüse bestimmt darüber, wie der Körper Energie nutzt. Die meisten Frauen in der Perimenopause und den Wechseljahren leiden an einer Schilddrüsenunterfunktion (Hypothyreose). Ohne genügend Schilddrüsenhormone verlangsamt sich das Tempo des gesamten Organismus. Bei einer Schilddrüsenüberfunktion (Hyperthyreose) dagegen schüttet eine überaktive Schilddrüse zu viele Schilddrüsenhormone aus und beschleunigt den Stoffwechsel. Der Stress, der dadurch für Körper und Stoffwechsel entsteht, erschwert den Schlaf und laugt den Körper letztendlich aus, was zu Müdigkeit und Abgeschlagenheit führt.

Zu viel Cortisol/HPA-Achsen-Dysfunktion

Wie wir wissen, veranlasst chronischer Stress die Nebennieren zu einer vermehrten Ausschüttung von Cortisol. Ein kurzer Cortisolschub gibt uns die Energie, die wir brauchen, um eine drohende Gefahr zu überstehen. Doch mit der Zeit erschöpft ein Übermaß an Cortisol unseren Körper, indem es unsere HPA-Achse (auch als Stressreaktionssystem bezeichnet) hochreguliert. Statt uns tatkräftig und energiegeladen zu fühlen, sind wir dann erschöpft. Außerdem ist der natürliche Tagesrhythmus des Cortisols gestört, was uns das Einschlafen erschwert und unsere Müdigkeit noch verschlimmert.

Daher ist es am besten, Ihren Koffeinkonsum einzuschränken. Eine Tasse Earl Grey, ein Stück Schokolade oder ein Espresso regen die Nebennieren zur Ausschüttung von Cortisol an. Denken Sie daran, dass es ungefähr sechs Stunden dauern kann, bis die stimulierende Wirkung von Koffein um die Hälfte nachlässt! Der koffeinbedingte Energieschub am Nachmittag kann also durchaus die Ursache sein, warum Sie nachts wach liegen.

Insulinresistenz

Die übliche US-amerikanische Ernährung mit vielen Einfachzuckern und verarbeiteten Lebensmitteln – Brot, Nudeln, Reis, Kartoffeln und gesüßten Getränken – führt nachweislich zu chronischer Müdigkeit und Erschöpfung, Tagesschläfrigkeit, schlechterem Schlaf und einer Einschränkung der kognitiven Fähigkeiten. Der Verzehr einer Mahlzeit mit vielen solchen Lebensmitteln lässt den Blutzuckerspiegel schlagartig ansteigen. Sicherlich gibt Ihnen das zunächst einen Energieschub, weil die vermehrte Insulinausschüttung Ihre Zellen in Schwung bringt. Doch sobald das Insulin seine Aufgabe erledigt hat und der Blutzuckerspiegel wieder absinkt, geht Ihre Energie zwangsläufig in den Keller. Dieser Jo-Jo-Effekt trägt zur Entstehung von Müdigkeit und Abgeschlagenheit bei und führt – wenn er sich ständig wiederholt – mit der Zeit zu einer Insulinresistenz, bei der Ihre Zellen nicht mehr auf Insulin ansprechen und daher auch keine Glukose mehr aufnehmen können. Eigentlich ist es ganz einfach: Zellen, die die Energie, die sie brauchen, nicht aus Glukose beziehen können, arbeiten nicht mehr mit maximaler Kapazität. Außerdem macht die überschüssige Glukose, die in Ihrem Körper zirkuliert, Ihr Blut dickflüssiger – als hätten Sie Zucker im Tank Ihres Autos, der Ihr Tempo verlangsamt.

Stress/Rushing-Woman-Syndrom

Ich habe schon oft beobachtet, wie meine Patientinnen und Freundinnen durch ständigen chronischen Stress allmählich immer mehr ausbrennen. Sie geraten in einen Teufelskreis aus Stress und Müdigkeit, der sie immer tiefer in eine Abwärtsspirale – einen zerstörerischen Wirbelsturm

– hineinzieht. Stress erzeugt Sorgen, Ängste und Depressionen, die das Einschlafen erschweren und dazu führen können, dass man sich die ganze Nacht über müde fühlt, aber trotzdem kein Auge zutun kann. Außerdem kann ständiger Stress chronische Schmerzen verschlimmern. Dadurch findet man noch schwerer zu der so dringend benötigten Nachtruhe, was wiederum noch stärkeren und anhaltenderen Stress erzeugt. Und der schwere Schlag, den chronischer Stress Ihrem Immunsystem versetzt, macht Sie anfällig für Infektionen und Krankheiten, die Ihnen Ihre letzten Energiereserven rauben können.

Stress lässt sich nicht vermeiden, bis zu einem gewissen Grad gehört er zum Leben dazu. Aber unser Umgang mit Stress kann sich auf das Ausmaß unserer Müdigkeit und Erschöpfung auswirken. In einer wissenschaftlichen Untersuchung waren diejenigen Teilnehmer, die einer konstruktiven Auseinandersetzung mit ihrem Stress aus dem Weg gingen, am müdesten. Deshalb ist es so wichtig, auf eine gute Selbstfürsorge zu achten!

Schlechter oder unerholsamer Schlaf

Wenn Sie genügend qualitativ hochwertigen Schlaf bekommen, fühlen Sie sich erfrischt und erholt. Und das hat seinen Grund: Im Lauf der Nacht – während mehrerer ununterbrochener Stunden Schlaf – laden Gehirn und Körper ihre Batterien wieder auf, werden Muskeln repariert, Erinnerungen gespeichert und Hormone ausgeschüttet, die Wachstum und Appetit regulieren. Wenn Sie nicht genügend Schlaf bekommen (und das ist bei vielen Menschen so), brauche ich Ihnen wahrscheinlich nicht erst zu erklären, dass Sie sich früher oder später zwangsläufig erschöpft und hundeelend fühlen werden.

Nach Angaben der National Sleep Foundation benötigen Erwachsene im Alter von 26 bis 64 Jahren sieben bis neun Stunden Schlaf, während Erwachsene ab 65 Jahren mit etwas weniger (nur sieben bis acht Stunden Schlaf) auskommen. Zwar sollten wir alle uns um eine ausreichende Schlafdauer bemühen; doch es kommt auch auf die Qualität des Schlafs an. Wenn Sie länger als 30 Minuten zum Einschlafen brauchen, nachts mehr als einmal aufwachen, danach nur mit Mühe wieder in den Schlaf zurückfinden und am nächsten Morgen kaum aus dem Bett kommen, stimmt mit Ihrer Schlafqualität etwas nicht.

Mitochondriale Dysfunktion

Mitochondrien sind die »Energiekraftwerke« unseres Körpers. Fast jede Zelle enthält mehrere Tausend Mitochondrien, deren Aufgabe darin besteht, die Rohstoffe unserer Nahrung in die Energie umzuwandeln, die der Körper braucht, um zu funktionieren. Wenn Ihre Mitochondrien sich in Topform befinden, können Ihre Zellen genügend Energie produzieren, um Sie in Gang zu halten. Wenn die Mitochondrien jedoch geschädigt werden oder ihre Funktion einstellen, fehlt uns auf zellulärer Ebene der Brennstoff: Das ist genauso, wie wenn man versuchen würde, mit leerem Tank Auto zu fahren. Mitochondrien werden aber nicht von selbst funktionsunfähig, sondern es gibt Ursachen dafür:

- **Ungesunde Ernährung:** Die Energieproduktion in Ihren Zellen hängt von bestimmten Vitaminen und Mineralstoffen (vor allem von den B-Vitaminen) ab. Ohne sie können die notwendigen chemischen Reaktionen nicht ablaufen.
- **Bewegungsmangel:** Die meisten Mitochondrien befinden sich in den Muskeln, da diese am meisten Energie für Bewegung und körperliche Aktivität benötigen. Je mehr wir uns bewegen und je mehr wir unseren Mitochondrien abverlangen, umso mehr Energie produzieren diese, und umso mehr Mitochondrien werden auch wiederum von den Muskelzellen gebildet, was uns die Erfüllung unserer täglichen Aufgaben erleichtert. Bei einer vorwiegend sitzenden Lebensweise haben wir weniger Mitochondrien; es steht uns also weniger Energie zur Verfügung, die sich zudem auch noch schnell verbraucht.
- **Entzündungsprozesse:** Chronische Entzündungen führen dazu, dass die Mitochondrien – ähnlich wie Dr. Jekyll und Mr. Hyde – von Energieerzeugern zu giftstoffproduzierenden Fabriken werden, was weitere Entzündungsprozesse nach sich zieht.
- **Störung des zirkadianen Rhythmus:** Mitochondrien orientieren sich bei ihrer Arbeit an unserem zirkadianen Rhythmus, also unserer inneren Uhr. Wenn wir nicht mit dieser inneren Uhr synchronisiert sind, wirkt sich das negativ auf die Funktion unserer Mitochondrien aus, und wir haben weniger Energie.

Zu wenig oder zu viel Aktivität

Wie jeder Muskel verkümmert auch das Herz ohne Training. Und ein schwaches Herz, das beim Schlagen weniger Blut durch den Körper pumpt, führt zu Energielosigkeit. Sich Energie für später »aufzusparen«, indem man statt der Treppe den Aufzug nimmt, ist keine gute Idee. Körperliche Aktivität dagegen wirkt sich positiv auf unser Energieniveau aus! Eine an der University of Georgia durchgeführte Studie hat gezeigt, dass Menschen mit sitzender Lebensweise, die regelmäßig über Müdigkeit klagten, ihr Energieniveau um 20 Prozent steigern konnten (und dass ihre Müdigkeit und Abgeschlagenheit um 65 Prozent abnahm), wenn sie regelmäßig mit niedriger Intensität Sport trieben. Außerdem kann Bewegung die Schlafqualität verbessern, sodass Sie sich tagsüber wieder wach und erholt fühlen – das gilt vor allem für Menschen über 65 Jahre. Und nicht zuletzt sind die Endorphine, die unser Körper beim Sport ausschüttet, ein natürlicher Stimmungsaufheller und Energielieferant.

Ein Zuviel des Guten – in diesem Fall Bewegung – kann aber auch schädlich sein. Zu anstrengendes, intensives Training, das den Körper an seine Grenzen bringt, ist nämlich auch eine Form von Stress! Und wenn Ihr Körper sich im Stress befindet, ist er auf Kampf oder Flucht eingestellt – und nicht auf den erholsamen Schlaf, den er braucht, um sich zu reparieren und zu revitalisieren. Bewegung sollte Sie nicht auslaugen, sondern regenerieren! Wenn Sie mehrmals pro Woche eine Stunde lang so hart wie möglich trainieren und damit nicht die erhofften Ergebnisse erzielen, ist es an der Zeit, Ihr Trainingsprogramm zu überdenken.

Wenn Müdigkeit chronisch wird

Das chronische Müdigkeits- bzw. Fatigue-Syndrom (CFS) – auch unter dem Namen myalgische Enzephalomyelitis (ME) oder unter beiden Bezeichnungen (ME/CFS) bekannt – quält viele Menschen: Sie leiden unter extremer Müdigkeit, für die es keine medizinische Ursache oder Erklärung zu geben scheint. Ausruhen hilft dagegen nur selten, und durch geistige oder körperliche Anstrengung verschlimmern sich die Beschwerden.

Jeder kann an ME/CFS erkranken. Am häufigsten sind jedoch Menschen zwischen 40 und 60 Jahren betroffen, und Frauen haben ein zwei- bis viermal höheres Risiko als Männer. Eine Studie deutet auf einen möglichen Zusammenhang zwischen ME/CFS und einem frühzeitigen Beginn der Menopause hin, vor allem im Zusammenhang mit einer operativen Entfernung der Gebärmutter (Hysterektomie). Allerdings sind erst noch weitere wissenschaftliche Untersuchungen erforderlich, um den möglichen Zusammenhang zu verstehen.

Da es keinen Test auf ME/CFS gibt, kann die Diagnose nur in Zusammenarbeit mit einem Arzt Ihres Vertrauens gestellt werden, wobei man alle anderen möglichen Ursachen für Ihre Müdigkeit ausschließen muss. Da wir die Ursache von ME/CFS noch nicht kennen, können wir bestenfalls die Symptome behandeln. In meiner Praxis habe ich festgestellt, dass es dafür mehrere sinnvolle Therapieansätze gibt:

- Man sollte die häufigsten Ursachen beheben, die den Hormonhaushalt durcheinanderbringen,
- dem Körper ein solides Fundament aus gesunder Ernährung, körperlicher Aktivität und genügend Schlaf bieten,
- gleichzeitig für Stressabbau sorgen und den Organismus mithilfe ätherischer Öle unterstützen.

Dadurch lassen sich die unangenehmen Auswirkungen von ME/CFS sehr positiv beeinflussen.

Das Hormonumstellungsprogramm in Teil III kann Ihnen bei diesen Behandlungsstrategien helfen, sofern Ihr Arzt oder Heilpraktiker Ihnen grünes Licht dafür gibt.

Was können Sie tun, um wieder mehr Energie zu haben und die Müdigkeit zu bekämpfen?

Es ist schwierig, seinen Lebensstil zu ändern, um seinen Hormonhaushalt wieder in Ordnung zu bringen, wenn man ständig müde und ausgelaugt ist und sich hundeelend fühlt. Doch dagegen lässt sich zum Glück etwas tun: Wenn Sie unter Müdigkeit und Abgeschlagenheit leiden, können Sie mithilfe der unten beschriebenen ätherischen Ölmischungen, Nahrungsergänzungsmittel, Heilpflanzen und Selbstfürsorgerituale nachhaltig neue Kraft schöpfen. Nutzen Sie diese Selbsthilfemaßnahmen in Kombination mit dem Hormonumstellungsprogramm in

Teil III und lesen Sie auch die Kapitel über Stress und Schlaf, falls Sie vermuten, dass diese beiden Ursachen hinter Ihrer Müdigkeit stecken könnten!

Die fünf besten ätherischen Öle für mehr Energie und zur Bekämpfung von Müdigkeit

1. Zitrusöle (Bergamotte, Zitrone, Limette, Mandarine, Wildorange)
2. Pfefferminze
3. Rosmarin
4. Eukalyptus
5. Basilikum

Ätherische Ölmischungen

Diffusermischungen

Diffusermischung gegen Müdigkeit

3 Tropfen Eukalyptusöl
3 Tropfen Pfefferminzöl

Diffusermischung »Energieschub«

2 Tropfen Wildorangenöl (oder Ihr Lieblingszitrusöl)
2 Tropfen Pfefferminzöl

Diffusermischung »Fokussierte Energie«

3 Tropfen Rosmarinöl
2 Tropfen Pfefferminzöl
1 Tropfen Basilikumöl

Inhalatormischungen

Inhalatormischung zur Verbesserung der Trainingskapazität

4 Tropfen Pfefferminzöl
4 Tropfen Eukalyptusöl
2 Tropfen Rosmarinöl
2 Tropfen Lavendelöl

2 Tropfen Zitronenöl (oder anderes Zitrusöl)

Morgendliche Inhalatormischung für mehr Energie

5 Tropfen Rosmarinöl
5 Tropfen Pfefferminzöl
5 Tropfen Wildorangenöl (oder Ihr Lieblingszitrusöl)

Aromaspray

Raumenergetisierungsspray

10 Tropfen Pfefferminzöl
10 Tropfen Eukalyptusöl
8 Tropfen Bergamottöl
Destilliertes Wasser oder Hamameliswasser

Roll-on-Ölmischungen

Roll-on-Mischung zur Wiederherstellung Ihrer Energie

10 Tropfen Pfefferminzöl
10 Tropfen Wildorangenöl
Trägeröl nach Wahl

Roll-on-Mischung »Sofortige Motivation«

6 Tropfen Pfefferminzöl
6 Tropfen Wildorangenöl (oder Ihr Lieblingszitrusöl)
4 Tropfen Weihrauchöl (oder 6 Tropfen Bergamottöl)
2 Tropfen Basilikumöl
2 Tropfen Rosmarinöl
Trägeröl nach Wahl
Über den Tag verteilt auf die Pulspunkte (hinter den Ohren und auf die Handgelenke) auftragen.

Roll-on-Mischung »Morgens voller Energie erwachen«

8 Tropfen Pfefferminzöl
8 Tropfen Eukalyptusöl
4 Tropfen Lavendelöl
4 Tropfen Zitronenöl
Trägeröl nach Wahl
Auf die Pulspunkte (vor allem hinter den Ohren) auftragen, um Energie für Ihr Training zu tanken.

Roll-on-Mischung »Guter Start in den Tag«

7 Tropfen Pfefferminzöl
7 Tropfen Wildorangenöl
6 Tropfen Weihrauchöl (optional)
2 Tropfen Basilikumöl
Trägeröl nach Wahl
Auf die Pulspunkte auftragen (vor allem hinter den Ohren, auf Handgelenke und Fußknöchel).

Nahrungsergänzungsmittel und Pflanzenheilmittel für mehr Energie

Nahrungsergänzungsmittel sind eine sehr wirksame Methode, um Ihren Zellen die nötige Energie zu liefern – und zwar ganz ohne Koffein- oder Zuckerkonsum, bei dem Sie sich schon nach ein paar Stunden nervös und zittrig fühlen und Ihre Energie prompt wieder in den Keller geht. Da ist es doch viel besser, sich ein Selbstbehandlungsprogramm aus gesunden, Energie spendenden Nahrungsergänzungsmitteln aufzubauen! Solche Mittel wirken sich sehr positiv auf Ihren allgemeinen Gesundheitszustand aus, sodass Sie sich früher oder später gar nicht mehr erschöpft und ausgelaugt fühlen werden. Zusätzlich zu den Nahrungsergänzungsmitteln, die ich im Rahmen des 21-Tage-Hormonumstellungsprogramms (Seite 242) empfehle, hier noch ein paar meiner besonderen Favoriten:

Nahrungsergänzungsmittel

Vitamin D

Einnahme: 4000–5000 IE/Tag

Dieses »Sonnenschein«-Vitamin wirkt im Körper eigentlich eher wie ein Hormon. Auf jeder Zelle Ihres Körpers sitzen Vitamin-D-Rezeptoren, und die meisten Menschen leiden an Vitamin-D-Mangel, weil wir uns meistens in Innenräumen aufhalten und Sonnenschutzmittel auftragen, wenn wir uns doch einmal nach draußen wagen.

Eine ausreichende Versorgung mit diesem Vitamin durch Einnahme von Vitamin D3 kann einer Insulinresistenz entgegenwirken und eine gesunde Zellfunktion unterstützen, sodass Sie möglichst viel Energie aus Ihrer Nahrung gewinnen. Und nicht nur das: Die meisten Frauen, die Vitamin D einnehmen, berichten von einer deutlichen Verbesserung ihrer Müdigkeit und auch ihrer Stimmung, da dieses Vitamin den Dopamin- und Serotoninspiegel erhöht.

Adrenal Love von Essentially Whole®

Adrenal Love wurde mit eigens hierfür ausgewählten Vitaminen und adaptogenen Heilpflanzen wie Vitamin C, Ashwagandha und Rosenwurz formuliert und reguliert die HPA-Achse. Das führt dazu, dass Ihr Energieniveau ansteigt, Ihre überaktiven Stressreaktionen sich beruhigen und Ihr Blutzuckerspiegel stabiler wird.

Bitte beachten: Ashwagandha gehört zur Familie der Nachtschattengewächse. Daher ist Vorsicht geboten, falls Sie auf solche Pflanzen empfindlich reagieren.

Eisen

Einnahme: 30–50 mg/Tag

Ein zu niedriger Eisenspiegel führt zu einem Sauerstoffmangel in den Zellen, sodass Sie sich schwach und müde fühlen. Eine ausreichende Eisenzufuhr gehört zu den besten Möglichkeiten, sich vor Erschöpfungszuständen zu schützen.

Wichtige mitochondriale Kofaktoren

Die Mitochondrien – die Kraftwerke Ihrer Zellen – brauchen in den Wechseljahren dringend ein bisschen Hilfe, um Ihre Zellen besser mit Energie versorgen und leistungsfähig erhalten zu können. Hier ein paar mitochondriale Kofaktoren, die Sie einnehmen können (eventuell auch in Kombination miteinander, um noch bessere Ergebnisse zu erzielen):

Alpha-Liponsäure (300–600 mg/Tag) trägt dazu bei, Ihre Nahrung in Energie umzuwandeln, hält den Blutzuckerspiegel niedrig und dämmt Entzündungsprozesse ein, die die Arbeit Ihrer Zellen verlangsamen können. Diese chemische Substanz kann in sämtlichen Zellen Ihres Körpers wirken, um sie mit Energie zu versorgen und von schädlichen Substanzen zu befreien, die sie in ihrer Funktion blockieren!

Acetyl-L-Carnitin (630–2500 mg/Tag) erhöht das Energieniveau (vor allem in den Muskeln) und ist daher insbesondere dann zu empfehlen, wenn Sie täglich Sport treiben. Außerdem kann es die Ausschüttung »chemischer Wohlfühlsubstanzen« im Gehirn ankurbeln, um geistige und seelische Erschöpfung an der Wurzel zu bekämpfen.

Coenzym Q10 (50–100 mg/Tag) wird dringend gebraucht, um Ihren Zellen die Energie zu liefern, die sie für eine gesunde Funktion benötigen. Es ist völlig normal, dass Ihr Coenzym-Q10-Spiegel absinkt, wenn Sie sich der Menopause nähern. Die Einnahme solcher Nahrungsergänzungsmittel ist daher eine gute Möglichkeit, Ihre Mitochondrien in Schwung zu halten!

Pflanzenheilmittel

Tulsi

Einnahme: 1100–2900 mg/Tag

Tulsi ist ein Kraftpaket, das Ihr Energieniveau auf natürliche Weise erhöht, physischen und psychischen Stress abbaut, den Schlaf verbessert, den Blutzuckerspiegel normalisiert und dazu beiträgt, dass Sie sich nicht mehr so müde und abgeschlagen fühlen.

Ashwagandha und Rosenwurz

Einnahme: 300–500 mg/Tag (Ashwaganda), mit 50 mg/Tag (Rosenwurz) beginnen und die Dosis dann allmählich erhöhen, bis die gewünschten Ergebnisse erzielt werden; aber nicht mehr als insgesamt 680 mg/Tag einnehmen.

Diese beiden Adaptogene haben eine sehr starke Wirkung gegen das Gefühl geistiger und körperlicher Müdigkeit. Dank ihrer entzündungshemmenden und stresslindernden Eigenschaften und ihrer positiven Wirkung auf das Hormon- und Nervensystem stehen Ashwagandha und Rosenwurz ganz oben auf meiner Liste von Nahrungsergänzungsmitteln für mehr Energie.

Bitte beachten: Wenn Sie empfindlich auf Nachtschattengewächse reagieren, könnten diese beiden Nahrungsergänzungsmittel bei Ihnen negative Reaktionen auslösen. Seien Sie also vorsichtig und machen Sie lieber erst mal einen Test, bevor Sie sie in Ihr tägliches Behandlungsprogramm einbauen!

Maca

Einnahme: 1500–3000 mg/Tag

Maca wirkt sich positiv auf einen gesunden Hormonhaushalt aus und lindert Stress- und Angstgefühle, sodass Sie sich wieder aktiver und energiegeladener fühlen.

Gelée Royale

Einnahme: 50–300 mg/Tag

Gelée Royale ist die Substanz, die von Honigbienen zur Ernährung der Königin und ihrer Jungen produziert wird. Reich an B-Vitaminen und mit starken entzündungshemmenden Eigenschaften, bekämpft Gelée Royale viele der Ursachen, die an Ihrer Müdigkeit und Erschöpfung schuld sein könnten. Dabei handelt es sich um ein hervorragendes Nahrungsergänzungsmittel, das Sie in Ihr tägliches Selbstbehandlungsprogramm einbauen können, wenn Sie unter Blutzucker- und Insulinschwankungen leiden. Außerdem hat sich herausgestellt, dass Gelée Royale Ängste lindert, die Ihre Müdigkeit noch mehr verschlimmern können.

Mariza Snyders Rituale und Behandlungsprotokolle für einen ausgewogenen Hormonhaushalt

Ein regelmäßiges morgendliches Selbstfürsorgeprogramm ist mein Erfolgsrezept, dank dessen es mir gelingt, jeden Morgen verjüngt und voller Energie in den Tag zu starten. Orientieren Sie sich an meinen Morgenritualvorschlägen auf Seite 82 und nutzen Sie zusätzlich den ganzen

Tag über die belebende Kraft ätherischer Öle. Finden Sie die Diffuser- oder Roll-on-Mischung, die Ihnen einen sofortigen Energieschub gibt, und tragen Sie diese immer bei sich!

Spaziergang in der Natur

Auch Aufenthalte in der freien Natur erhöhen Ihr Energieniveau und geben Ihnen wieder mehr innere Kraft. Machen Sie regelmäßig zu einer festen Tageszeit – vielleicht während Ihres Nachmittagstiefs – einen Spaziergang in zügigem Tempo. Schon zehn Minuten reichen aus, aber eine halbe Stunde ist noch besser, um Ihren Vitamin-D-Spiegel zu erhöhen und Ihren Körper wieder ins Gleichgewicht zu bringen. Falls Sie nicht genügend natürliches Sonnenlicht bekommen, versuchen Sie es doch mal mit einer Lichttherapie!

Kapitel 8

STIMMUNGSSCHWANKUNGEN, ÄNGSTE UND DEPRESSIONEN

Teresa litt schon fast ihr ganzes Leben lang unter Angstzuständen. Als ich sie kennenlernte, war sie 50 Jahre alt, und ihre Ängste hatten inzwischen einen absoluten Höhepunkt erreicht. Die Angst kam bei ihr immer ganz plötzlich, wie aus dem Nichts, und äußerte sich als Engegefühl in Brustkorb, Schultern und Nacken. An ihrem Arbeitsplatz fühlte Teresa sich isoliert und innerlich angespannt und verpasste aufgrund ihrer Angstzustände öfters wichtige Projekttreffen. Als ich sie nach der Häufigkeit dieser Zustände fragte, sagte sie: »Dieses Gefühl kann bei mir sehr unterschiedlich sein. An manchen Tagen lähmt es mich völlig, an anderen komme ich irgendwie damit zurecht. So richtig schlimm geworden ist das Ganze eigentlich erst vor ungefähr drei Monaten, als meine Periode sehr unregelmäßig wurde und ich sehr starke Blutungen bekam. Außerdem leide ich auch hin und wieder unter Migräne. Ich bin mir sicher, dass ich allmählich in die Wechseljahre komme. Bei meiner Mutter war das erst mit 52 Jahren so weit. Gibt es natürliche Behandlungsmaßnahmen dafür? Ich möchte eigentlich keine Medikamente einnehmen, kann aber auch nicht mehr lange so weitermachen wie bisher.«

Teresa litt unter perimenopausalen Hormonschwankungen, Symptomen einer Östrogendominanz und Angstzuständen. Ich empfahl ihr Folgendes:

- Sechs Nahrungsergänzungsmittel zur täglichen Einnahme: 1000 Milligramm Vitamin C, 2000 Milligramm Omega-3-Fettsäuren, 450 Milligramm Johanniskraut, 4 Kapseln Essentially Whole® Hormone Balance, 400 Milligramm Magnesiumglycinat und 1–2 Kautabletten Essentially Whole® Calm & Restore zur Stimmungsaufhellung, für einen ausgewogeneren Hormonhaushalt und mehr Energie.
- Sie sollte mehr darm- und leberfreundliche Lebensmittel zu sich nehmen: morgens grüne Smoothies und zum Mittagessen Salate aus meinem 21-Tage-Programm.
- Nachmittags Tulsi- und grünen Matchatee trinken (L-Theanin baut Stress und Angstgefühle ab).
- Außerdem sollte sie sich abends und am Wochenende mit Freundinnen verabreden.
- In der Mittagspause sollte sie vier- bis fünfmal pro Woche eine halbe Stunde lang in der Natur spazieren gehen, um die Ausschüttung von Glücksbotenstoffen zu fördern und wieder mehr Energie zu haben.

- Bei Angstzuständen am Arbeitsplatz sollte sie die Roll-on-Mischung zur Linderung von Ängsten (Seite 136) auftragen und entweder das Tiefenatmungsritual (Seite 83) oder eine fünfminütige Meditation machen.
- 20-minütiges Morgenritual: Selbstfürsorgetagebuch (Seite 237), dazu stimmungsaufhellende Zitrusöle im Diffuser vernebeln und Selbstliebe-Affirmationen aufschreiben

Etwas mehr als drei Wochen später berichtete Teresa mir über ihr Befinden, und ich hörte schon an ihrer Stimme, dass sie jetzt glücklicher und entspannter war. »Ich fing mit den einfachsten Maßnahmen an, die sofort wirkten, wenn bei der Arbeit zu viele Ängste auf mich einstürmten. Die Atemübung und die ätherische Ölmischung haben mir mehr geholfen, als ich gedacht hatte. Ich habe diese Atemtechnik jeden Tag praktiziert – auch an Tagen, an denen ich nicht unter Angstzuständen litt. Ich möchte, dass mein Körper sich daran gewöhnt, ruhig und entspannt zu sein. Auch von meinen Morgenritualen bin ich ganz begeistert, denn ich habe festgestellt, dass sie mich für den Rest des Tages ungeheuer beruhigen. Bisher habe ich noch nie ein richtiges Ritual praktiziert! Wahrscheinlich haben diese Selbsthilfemaßnahmen auch noch andere Vorteile, die mir bisher noch gar nicht aufgefallen sind. Und schließlich haben die Nahrungsergänzungsmittel und Ernährungsempfehlungen mir gegen meine starken Blutungen und Stimmungsschwankungen und meinen aufgeblähten Leib sehr geholfen. Ich weiß, dass sie auch meine Angstzustände gelindert haben, aber das lässt sich nicht so leicht messen. Ich werde mich auch weiterhin an viele Ihrer Empfehlungen halten – vor allem an diejenigen, die mir beim Abbau meiner Ängste helfen. Denn mir geht es jetzt sehr viel besser, und ich möchte nicht, dass mein Zustand sich wieder verschlechtert.«

Wie kommt es zu Stimmungsschwankungen, Ängsten und Depressionen?

Himmelhoch jauchzend und zu Tode betrübt! Gerade eben waren Sie noch überglücklich, und in der nächsten Sekunde sind Sie den Tränen nahe, werden von endlosen Ängsten und Sorgen gequält, oder es schwebt eine dunkle Wolke über Ihnen, die einfach nicht verschwinden will. Viele Frauen klagen über zunehmende Stimmungsschwankungen, Ängste und Depressionen während der Perimenopause und der Wechseljahre – Sie stehen mit diesem Problem also nicht allein da! Emotionale Höhen und Tiefen sind etwas völlig Normales. Doch der Lebensabschnitt, in dem Sie gerade stecken, ist aus verschiedenen Gründen besonders schwierig – und das liegt nicht nur an den hormonellen Veränderungen.

Perimenopause und Menopause sind natürliche Übergangsphasen im Leben einer Frau. Ihr Körper und Ihr Leben verändern sich jetzt auf eine Art und Weise, die Sie vielleicht nicht immer angenehm oder wünschenswert finden, und das kann einen Trauerprozess auslösen. Das Ende Ihrer fruchtbaren Lebensphase kann bittersüß sein, vielleicht veranlasst es Sie dazu, mehr über den Sinn Ihres Lebens und Ihre Ziele nachzudenken. Vielleicht sind Ihre Kinder inzwischen schon aus dem Haus, und Sie pflegen keine so engen Kontakte zu Ihrem Freundeskreis mehr wie früher, sodass Sie sich einsam oder isoliert fühlen. Es ist völlig normal, damit Probleme zu haben und diesem neuen Lebensabschnitt mit Trauer, Wut, innerer Anspannung oder Unsicherheit entgegenzusehen. Und es ist auch gut, sich diese Gefühle und Ängste einzugestehen – vor allem, wenn Sie zu Angstzuständen und Depressionen neigen.

Das kann eine schwierige Zeit sein – muss es aber nicht. Denn Sie können einiges tun, um diese Lebensphase mit innerer Kraft und Anmut durchzustehen. In den meisten Fällen sind Stimmungsschwankungen ganz normale Schlaglöcher auf der Straße Ihres Lebens, die längst nicht mehr so sehr ins Gewicht fallen, wenn Sie Ihren Hormonhaushalt wieder in Ordnung bringen. Bei meiner Mutter verbesserte sich die Stimmung auf geradezu wundersame Weise, nachdem sie mein Hormonumstellungsprogramm absolviert hatte. Ihre Depressionen und ihre Schlappheit und Lustlosigkeit legten sich, und sie hatte wieder jede Menge Energie. Das können Sie auch schaffen!

Stimmungsschwankungen haben mein Leben jahrelang durcheinandergebracht – fragen Sie nur einmal meinen Mann! Ich war in einer Sekunde himmelhoch jauchzend und in der nächsten zu Tode betrübt. Manchmal wurde ich plötzlich so wütend, dass ich rotsah, und schon im nächsten Augenblick lachte ich wieder. Am Montag war ich fröhlich und optimistisch, am Dienstag mürrisch und schwarzseherisch. Durch diese ständigen Höhen und Tiefen fühlte ich mich müde, frustriert und meinen Emotionen hilflos ausgeliefert. Stimmungsschwankungen gehören zu den häufigsten Symptomen der Perimenopause: Bis zu 70 Prozent aller Frauen bezeichnen Reizbarkeit und zunehmende Intoleranz als ihr größtes emotionales Problem während dieser Lebensphase.

Ängstlichkeit – ein Gefühl innerer Anspannung, Nervosität und Sorge – führt zu einer negativen Lebenseinstellung. Oft wacht man dann schon morgens mit einem flauen, ängstlichen Gefühl im Magen auf. Man hat das Gefühl, auf der Stelle zu treten und sich den ganzen Tag nur notdürftig über Wasser halten zu können. Menschen mit Angstzuständen leiden gleichzeitig oft auch unter Panikattacken; häufig ziehen sie sich infolge ihrer psychischen Probleme aus der Gesellschaft zurück. Angstzustände gehören zu den lähmendsten Erscheinungsformen von Stress, die es gibt, und sie sind sehr verbreitet: Über die Hälfte aller Frauen im Alter von 40 bis 45 Jahren berichten über gelegentliche Angstzustände; 25 Prozent leiden sogar unter häufigen Angstattacken, die ihnen den ganzen Tag verderben, wobei Benommenheit, Übelkeit, Durchfall und häufiger Harndrang die verbreitetsten Symptome sind. Außerdem können chronische Angstzustände das Risiko für Herz-Kreislauf- und Magen-Darm-Erkrankungen erhöhen.

Depressionen gehören zu den besonders unangenehmen peri/menopausalen Symptomen, über die man nicht gerne spricht. Schließlich sagt man uns immer, wir sollten doch positiv denken und uns auf die angenehmen Seiten des Lebens konzentrieren. Daher befürchten wir, dass niemand hören will, wie uns wirklich zumute ist; also setzen wir ein fröhliches Gesicht auf und zeigen niemandem, dass wir schon seit Längerem unter Traurigkeit, Hoffnungslosigkeit und Teilnahmslosigkeit leiden. Vielleicht stecken Sie in einem unbefriedigenden Job, einer ausweglosen Beziehung oder einem Teufelskreis wachsender Schulden fest. Vielleicht leiden Sie unter einer Schlaf- oder Essstörung oder Appetitmangel. Falls Ihnen solche Symptome bekannt vorkommen: Sie stehen mit diesem Problem nicht allein da! Eine wissenschaftliche Untersuchung der CDC hat ergeben, dass ungefähr eine von zehn Frauen in den USA unter depressiven Symptomen leidet, wobei sich die Anzahl in den Wechseljahren verdoppelt. Depressionen können Ihnen nicht nur die Lebensfreude rauben und Sie daran hindern, etwas an Ihrem Leben zu verbessern. Menschen mit Depressionen haben auch ein höheres Risiko für Entzündungsprozesse, Autoimmunerkrankungen und koronare Herzkrankheit.

Wenn Sie unter Angstzuständen oder Depressionen leiden, sollten Sie einen Besuch beim Arzt Ihres Vertrauens in Erwägung ziehen und mit ihm über die Möglichkeit einer Einnahme von angstlösenden Medikamenten oder Antidepressiva sprechen. Doch vorher sollten Sie es zunächst mit einem ganzheitlicheren Behandlungsansatz versuchen. Denn verschreibungspflichtige Medikamente beheben die Ursache Ihres Problems nicht, sondern sind nur eine Art Notlösung. Erstens bewirken sie nichts gegen die hormonellen Veränderungen, die Ihren Ängsten oder Depression höchstwahrscheinlich zugrunde liegen. Und zweitens: Wie Sie wissen, können alle Medikamente unerwünschte Nebenwirkungen haben. Warum also soll man das Risiko von Nebenwirkungen wie Übelkeit, Schlaflosigkeit, innerer Unruhe, Gewichtszunahme, sexuellen Funktionsstörungen und Herz-Kreislauf-Erkrankungen eingehen, wenn es eine natürliche Lösung gibt?

Natürlich gibt es kein Patentrezept zur Heilung emotionaler Probleme. Ätherische Öle können keine Gemütskrankheiten heilen, aber sie können uns bei unserem Heilungsprozess unterstützen. Und zwar sehr. Vor allem, wenn es sich dabei in Wirklichkeit gar nicht um eine Stimmungsstörung, sondern um ein hormonelles Ungleichgewicht handelt, das auf Wechseljahre, chronischen Stress, Darmprobleme und/oder einen ungesunden Lebensstil zurückzuführen ist.

Depression und Angststörung

Bitte ignorieren oder verleugnen Sie Ihre psychischen Beschwerden nicht! Wenn diese Symptome Sie in Ihrem Alltags- und Beziehungsleben beeinträchtigen, sollten Sie sich professionelle Hilfe suchen.

Eine klinische Depression – auch unter dem Namen Major Depression oder Major Depressive Disorder bekannt – äußert sich in einem ständigen Gefühl tiefer Hoffnungslosigkeit und Verzweiflung, unter dem man mindestens zwei Wochen lang täglich leidet und das es einem schwer macht, in seinem Alltagsleben richtig zu funktionieren.

»Angststörung« ist ein Sammelbegriff für verschiedene Störungen mit überwältigenden, lähmenden Ängsten und Sorgen, die Sie daran hindern, ein normales Leben zu führen. Dazu gehören: generalisierte Angststörung (GAS), Panikstörung und Panikattacken, Argoraphobie, soziale Phobie, selektiver Mutismus, Trennungsangst und spezifische Phobien.

Ein Arzt oder Psychotherapeut Ihres Vertrauens kann sich mit Ihren spezifischen Symptomen und den dahintersteckenden Problemen befassen und dafür sorgen, dass Sie eine adäquate Therapie erhalten. Falls Sie aufgrund besonders schwerwiegender Symptome sofortige Hilfe benötigen, rufen Sie den Notruf unter 112 oder die Telefonseelsorge (Telefonnummern: 116 123, 0800 1110111 oder 0800 1110222, Hilfe bei Suizidgedanken) an.

Was passiert bei Stimmungsschwankungen, Ängsten und Depressionen in Ihrem Körper?

Ein gesunder Hormonhaushalt hält unsere Stimmungen und Emotionen im Gleichgewicht. Die hormonellen Veränderungen während der Peri/Menopause haben unmittelbare Auswirkungen darauf, wie wir uns fühlen, und tragen zur Entstehung von Stimmungsschwankungen, Angstzuständen und Depressionen bei. Hier ein paar der häufigsten hormonellen Probleme, die Ihr emotionales Wohlbefinden beeinträchtigen können:

Starke Hormonschwankungen

Alle Sexualhormone – einschließlich Progesteron, Östrogen und Testosteron – wirken sich auf unsere Stimmung, unser Konzentrationsvermögen und unsere kognitive Funktion aus, da die Rezeptoren für diese Hormone sich im gesamten zentralen Nervensystem und Gehirn befinden. In der Perimenopause fahren diese Hormone Achterbahn. Da ist es eigentlich kein Wunder, dass auch Ihr Gehirn Achterbahn fährt, was zu sprunghaften Stimmungsumschwüngen wie beispielsweise plötzlicher Wut, Ungeduld oder Traurigkeit führen kann. Östrogen hat auch Einfluss auf die Produktion des »Glückshormons« Serotonin – eines Neurotransmitters, der eine wichtige Rolle für die Stimmungsregulation spielt. Schwankende Östrogen- und Serotoninspiegel führen zu Stimmungsschwankungen. In den Wechseljahren stabilisieren sich Ihre Hormonspiegel zwar normalerweise wieder, sodass Sie nicht mehr unter solch plötzlichen Stimmungsschwankungen leiden. Dafür sind die Spiegel dieser Hormone jetzt jedoch niedrig, was zu Reizbarkeit, Angstzuständen und Konzentrationsstörungen führt.

Niedriger Östrogenspiegel

Ihr Gehirn braucht Östrogen, um optimal funktionieren zu können. Bei einem niedrigen Östrogenspiegel bekommt es vielleicht nicht genug von diesem Hormon. Östrogen trägt zur Regulierung der Produktion verschiedener stimmungsaufhellender Hormone wie Serotonin, Noradrenalin und Dopamin bei, die starken Einfluss auf Ihr emotionales Wohlbefinden haben. Ein niedriger Östrogenspiegel wird mit Depressionen, Angstzuständen, Reizbarkeit, Schlafstörungen, Müdigkeit und einer Abnahme der Lebensfreude in Zusammenhang gebracht. Außerdem können sinkende Östrogenspiegel Gehirnnebel verursachen, und wenn man nicht mehr klar denken kann, führt das natürlich ebenfalls zu Frustration, Angstzuständen und einer gedrückten Stimmung.

Niedriger Progesteronspiegel

Progesteron ist das erste Hormon, dessen Spiegel in der Perimenopause abnimmt und sich bei Frauen in den Wechseljahren auf einem viel niedrigeren Niveau einpendelt als bei Frauen im gebärfähigen Alter. Und leider spielt eben nicht nur Östrogen, sondern auch Progesteron für die Aufrechterhaltung eines gesunden emotionalen Gleichgewichts eine wichtige Rolle. Bei optimalen Werten wirkt Progesteron beruhigend, während ein niedriger Progesteronspiegel zu Depressionen, Angstzuständen, Reizbarkeit und Schlafstörungen führen kann.

Stress

Stress – vor allem chronischer Stress – schadet dem Körper ebenso wie der Seele und kann Stimmungsschwankungen, Angstzustände und Depressionen verursachen. Nachdem ich mir die Klagen Tausender von Frauen angehört habe, ist mir klar geworden, dass Stress die Hauptursache für unsere Stimmungsprobleme ist und eine ganze Kaskade hormoneller Ungleichgewichte und emotionaler Probleme in Gang setzt.

Wie Sie inzwischen wissen, leistet chronischer Stress einen wichtigen Beitrag zur Erhöhung Ihres Cortisolspiegels. Und wenn man nichts dagegen tut, verursacht ein zu hoher Cortisolspiegel Sorgen und ein Gefühl der Überforderung und kann sogar zu Depressionen führen. Einer wissenschaftlichen Untersuchung zufolge haben fast 50 Prozent aller schwer depressiven Menschen einen erhöhten Cortisolspiegel! Erschwerend kommt hinzu, dass zu viel Cortisol den Östrogen-, Progesteron- und Schilddrüsenhormonhaushalt durcheinanderbringt. Dadurch sinkt der Serotoninspiegel, und auch die Spiegel anderer Neurotransmitter, die für eine ausgeglichene Stimmung zuständig sind, gehen in den Keller. Außerdem wird dann auch Ihr Verdauungssystem heruntergefahren, und da das meiste Serotonin im Darm produziert wird, leidet Ihre Stimmung darunter ganz erheblich. Ein über längere Zeit erhöhter Cortisolspiegel kann zu einer Insulinresistenz führen, außerdem kann Ihr Gehirn dann nicht mehr richtig auf Dopamin – einen Neurotransmitter, der für Freude, Belohnung und Motivation zuständig ist – reagieren. Dadurch kann sich Ihre Stimmung sehr verschlechtern, und es können Symptome von Angstzuständen und Depressionen auftreten. Und nicht zuletzt fördert chronischer Stress auch die Entstehung von Entzündungsprozessen im Körper: Mehrere wissenschaftliche Untersuchungen haben einen Zusammenhang zwischen Entzündungen, Depressionen und Angstzuständen festgestellt.

Daher sollte Selbstfürsorge für Sie jetzt oberste Priorität haben! Versuchen Sie, Ihren Lebensstil so zu verändern, dass nicht nur Ihre akute, sondern auch Ihre langfristige Stressbelastung abnimmt. Das ist eine der wirksamsten Möglichkeiten zur Steigerung Ihres emotionalen Wohlbefindens. Dadurch kann sich Ihr Leben sofort verbessern!

Traumata

Laut einer wissenschaftlichen Untersuchung von Forschern der University of Liverpool sind traumatische Lebensereignisse die wichtigste Einzelursache für Ängste und Depression. Eine neuere Studie deutet außerdem darauf hin, dass Frauen, die in ihrer Jugend ein Trauma (beispielsweise emotionale Misshandlung, Trennung oder Scheidung der Eltern oder Zusammenleben mit einer alkohol- oder drogenabhängigen Person) erlitten haben, ein höheres Risiko tragen, während der Perimenopause eine Depression zu entwickeln.

Ertappen Sie sich manchmal dabei, dass Sie sich bei Entscheidungen von einem längst vergangenen Trauma leiten lassen? Mir zumindest geht das manchmal so, aber ich tue es nicht absichtlich. Es gibt eben einfach Zeiten, in denen mein zwölfjähriges Ich bestimmt, wo es langgeht, und mein Erwachsenen-Ich dabei nicht viel zu melden hat. Und ist Ihnen auch schon einmal aufgefallen, dass Sie niemals im Voraus wissen, wann Sie durch irgendeine Situation getriggert werden? Wahrscheinlich drückt alles, was uns aufregt, bei uns auf einen unbewussten Traumaknopf, erinnert uns an einen früheren Vertrauensbruch und löst Gefühle der Scham, Verlassenheit und Wertlosigkeit aus. Solange ich mein Trauma aus der Vergangenheit noch nicht aufgearbeitet hatte, verlor ich in Stresssituationen immer wieder von einer Sekunde auf die andere völlig die Fassung. Die Auseinandersetzung mit meinem Trauma wurde zu einem wichtigen Bestandteil meines körperlichen und seelischen Heilungsprozesses. Daher empfehle ich auch Ihnen dringend, etwaige frühere Traumata aufzuarbeiten und herauszufinden, wie sie sich auf die Zeitleiste für Ihr Leben und Ihren Gesundheitszustand (siehe Seite 40) ausgewirkt haben könnten.

Schlafmangel

Mehrere aufeinanderfolgende Nächte mit zu kurzer Nachtruhe können zu Reizbarkeit, Stimmungsschwankungen, Angstzuständen und Depressionen führen. Wenn Ihr Schlaf gestört ist, bekommen Sie nicht genügend hochwertigen REM-Schlaf. (Das ist die für unsere Erholung so wichtige Schlafphase, die sich positiv auf Lernprozesse, unser Gedächtnis und unsere emotionale Gesundheit auswirkt.) Außerdem gerät dadurch der Haushalt stimmungsaufhellender Neurotransmitter wie Serotonin und Dopamin durcheinander. Und wer hätte es gedacht: Schlafmangel kann zwar die Stimmung verschlechtern – aber umgekehrt können auch Angstzustände und Depressionen zur Entstehung von Schlafproblemen beitragen! In der Perimenopause und den Wechseljahren gut zu schlafen ist oft gar nicht so einfach, aber es lohnt sich, etwas dafür zu tun: Denn wenn Sie besser schlafen, verbessert sich automatisch auch Ihre Stimmung.

Schilddrüsenunterfunktion

Die Schilddrüse erfüllt mehrere wichtige Aufgaben in unserem Körper: Sie steuert den Stoffwechsel und die Ausschüttung von Stresshormonen und trägt zur Regulation des Blutzuckerspiegels bei. Ein Mangel an Schilddrüsenhormonen wird mit Depressionen und Angstzuständen in Verbindung gebracht. Einer wissenschaftlichen Untersuchung zufolge leiden ungefähr 45 Prozent aller Menschen mit Depressionen und 30 Prozent aller Menschen mit Angstzuständen gleichzeitig an einer Hashimoto-Thyreoiditis. Dabei handelt es sich um eine Autoimmunerkrankung, die die Schilddrüse in Mitleidenschaft zieht. Eine Schilddrüsenunterfunktion kommt bei Frauen in der Perimenopause und den Wechseljahren sehr häufig vor und könnte durchaus der Grund für Ihre aus dem Gleichgewicht geratene Stimmung sein. Ich kann das aus eigener Erfahrung bestätigen, denn bei mir wurde eine Hashimoto-Thyreoiditis festgestellt. Die Suche nach der Ursache meines Problems hat mir geholfen, meine Stimmung wieder in den Griff zu bekommen, und mich zu einer stärkeren Frau gemacht!

Darmprobleme

Der Darm enthält mehr Nervenenden als das Rückenmark und ist für die Produktion vieler Neurotransmitter zuständig, die sich auf unsere Stimmung auswirken. Er produziert sogar über 90 Prozent des Glückshormons Serotonin! Ein zu niedriger Serotoninspiegel kann zu den verschiedensten Stimmungsproblemen führen. Da der Darm einen solch starken Einfluss auf unsere Emotionen hat, bezeichnet man ihn auch als »zweites Gehirn«. Wenn Ihr Darm gereizt ist, wirkt sich das auch auf Ihr Gehirn aus. Und nicht nur das: Auch der Rest Ihres Körpers wird dadurch in Mitleidenschaft gezogen, denn ein kranker Darm verursacht chronische Entzündungsprozesse, die zu starken Stimmungsschwankungen, Angstzuständen und Depressionen führen können. Bei depressiven Menschen sind die Entzündungswerte höher als bei Menschen ohne Depressionen.

Wenn Sie dafür sorgen, dass Ihr Darm richtig funktioniert – indem Sie Stress abbauen, den Verzehr entzündungsfördernder Lebensmittel einschränken und etwas für ein gesundes Mikrobiom tun –, senden Sie die richtigen Signale an Ihr Gehirn, dämmen Entzündungsprozesse ein und tun etwas gegen Ihre Stimmungsprobleme.

PMS und PMDD

Wenn Sie früher unter starkem PMS (prämenstruellem Syndrom) oder starker PMDD (prämenstrueller Dysphorie) gelitten haben, ist die Wahrscheinlichkeit höher, dass Sie während der Perimenopause heftige Stimmungsschwankungen durchmachen werden, die von leichter Reizbarkeit und Angstzuständen bis hin zu ausgewachsenen Depressionen, Panikattacken und Wutanfällen reichen. Wenn Ihr Zyklus unregelmäßiger wird und Ihre Hormonspiegel immer mehr ins Schwanken geraten, werden Ihre PMS- und PMDD-Symptome (beispielsweise Unterleibskrämpfe, Kopfschmerzen, Spannungsgefühl in den Brüsten, Blähungen und Stimmungsprobleme) sich alles in allem wahrscheinlich verschlimmern, auch wenn sie von Monat zu Monat unterschiedlich stark ausgeprägt sein können. Meine Mutter ist ein typisches Beispiel dafür: Ihre heftigen Stimmungsschwankungen und Wutanfälle eskalierten, je näher sie der Menopause kam. Ignorieren Sie diese Symptome nicht! Das muss nicht Ihr »neuer Normalzustand« sein.

Eine Veränderung Ihrer Lebensweise, bei der Sie ganz besonders auf ein hormonelles Gleichgewicht (vor allem zwischen Östrogen und Progesteron) achten, wird Ihnen bei der Behebung dieser Probleme helfen. Ich jedenfalls weiß, dass mein PMS mich einholt, wenn ich im Lauf des Monats nicht gut auf meinen Körper geachtet habe! Je liebevoller ich mich um mich selbst kümmere, umso weniger bringen meine PMS-Symptome mein Leben durcheinander. Diese Selbstfürsorge wird auch bei Ihnen Wunder bewirken!

Was können Sie für eine bessere Stimmung tun?

Eines der am besten erforschten Gebiete der Aromatherapie ist die Wirkung ätherischer Öle auf Emotionen und Stimmung. Solche Öle können Gemütserkrankungen zwar nicht heilen – aber man weiß, dass sie dazu beitragen können, das Stressniveau zu senken und den Schlaf zu verbessern. Außerdem können sie Sie zu Lebensstilentscheidungen motivieren, die sich positiv auf eine ausgeglichene Stimmung auswirken. Über ihre Inhaltsstoffe können ätherische Öle drei verschiedene Auswirkungen auf Körper und Seele haben: Sie können Ihre Stimmung aufhellen und Sie beleben, oder sie können beruhigend und entspannend oder erdend und ausgleichend wirken. Herauszufinden, welche ätherischen Öle für Ihre individuelle Körperchemie am besten geeignet sind, erfordert Zeit. Ich empfehle Ihnen, zunächst mal mit *einem* Öl zu beginnen und dieses mehrere Tage lang auszuprobieren. Dazu braucht man schon ein bisschen Geduld! Vielleicht reicht schon ein kleiner Hauch Pfefferminzöl aus einem Fläschchen, um Ihre Stimmung zu heben, aber vielleicht müssen Sie Ihre Pulspunkte auch mehrmals am Tag mit Lavendel einreiben, um die beruhigende Wirkung zu erzielen, die Sie brauchen. Hören Sie auf Ihren Körper!

Nutzen Sie diese Öle in Kombination mit dem Hormonumstellungsprogramm in Teil III dieses Buches, um sich endlich wieder richtig wohlzufühlen. Lesen Sie auch die Kapitel über Schlaf, Stress, Hitzewallungen und Verdauungsprobleme, um weitere Informationen zur Bekämpfung potenzieller Ursachen von psychischen Problemen zu erhalten.

Die fünf besten ätherischen Öle für emotionale Ausgeglichenheit

1. Bergamotte
2. Copaiba
3. Ylang-Ylang
4. Lavendel
5. Sandelholz

Ätherische Ölmischungen

Diffusermischungen

Diffusermischung »Ängste loslassen«

2 Tropfen Sandelholzöl
2 Tropfen Bergamottöl
1 Tropfen Ylang-Ylang-Öl
1 Tropfen Patschuliöl

Spannungslösende Diffusermischung

2 Tropfen Geranienöl
2 Tropfen Bergamottöl
2 Tropfen Copaibaöl

Diffusermischung »Durchatmen und Loslassen«

3 Tropfen Bergamottöl
2 Tropfen Zedernöl
2 Tropfen Grüne-Minze-Öl
2 Tropfen Lavendelöl

Diffusermischung »Liebe dich selbst«

3 Tropfen Bergamottöl
2 Tropfen Sandelholz- oder Zedernöl
1 Tropfen Ylang-Ylang-Öl

Inhalatormischungen

Inhalatormischung für emotionale Unterstützung

7 Tropfen Wildorangenöl
4 Tropfen Lavendelöl
2 Tropfen Copaibaöl
2 Tropfen Ylang-Ylang-Öl

Inhalatormischung »Geerdete Ruhe«

4 Tropfen Bergamottöl
4 Tropfen Lavendelöl
4 Tropfen Weihrauchöl
3 Tropfen Zedern- oder Copaibaöl

Roll-on-Ölmischungen

Roll-on-Mischung zur Linderung von Ängsten

8 Tropfen Copaibaöl
6 Tropfen Bergamottöl
3 Tropfen Patschuli- oder Sandelholzöl
3 Tropfen Ylang-Ylang-Öl
Trägeröl nach Wahl
Auf Pulspunkte und Nacken auftragen.

Roll-on-Mischung »Emotionale Befreiung«

6 Tropfen Copaibaöl
6 Tropfen Bergamottöl
5 Tropfen Jasmin- oder Muskatellersalbeiöl
5 Tropfen Ylang-Ylang-Öl
Trägeröl nach Wahl
Auf die Pulspunkte auftragen und tief in die Haut einmassieren, um sich von negativen Emotionen zu befreien.

Anti-Trauma-Roll-on-Mischung

6 Tropfen Muskatellersalbeiöl
5 Tropfen Lavendelöl
5 Tropfen Sandelholzöl
5 Tropfen Mandarinenöl
2 Tropfen Copaibaöl

Trägeröl nach Wahl
Auf Pulspunkte und Nacken auftragen.

Stimmungsaufhellende Nahrungsergänzungsmittel und Pflanzenheilmittel

Ich muss es Ihnen unbedingt noch einmal dringend ans Herz legen: Ignorieren Sie Ihre Beschwerden niemals! Wenn Sie den Verdacht haben, an einer klinischen Angststörung oder Depression zu leiden, ist es wichtig, sich sofort professionelle Hilfe zu suchen.

Allerdings gibt es bei leichteren Beschwerden auch natürliche Alternativen zu Antidepressiva. Erste Untersuchungen deuten sogar darauf hin, dass einige davon genauso gut, wenn nicht sogar noch besser wirken als ihre verschreibungspflichtigen Pendants! Zusätzlich zu den Nahrungsergänzungsmitteln, die ich im Rahmen des 21-Tage-Hormonumstellungsprogramms (Seite 242) empfehle, möchte ich Ihnen an dieser Stelle noch ein paar meiner Lieblings-Nahrungsergänzungsmittel und adaptogenen Heilpflanzen vorstellen, die die Stimmung stabilisieren.

Nahrungsergänzungsmittel

SAMe (S-Adenosyl-L-Methionin)

Einnahme: 600–1200 mg/Tag

SAMe ist ein Molekül, das in Pflanzen und Bakterien und auch im menschlichen Körper natürlicherweise vorkommt und bei der Umwandlung der mit der Nahrung aufgenommenen Aminosäuren in wichtige Neurotransmitter wie Serotonin, Dopamin und Noradrenalin eine Rolle spielt. Wissenschaftlichen Untersuchungen zufolge hat die Einnahme von SAMe eine starke antidepressive Wirkung. Da SAMe dazu beiträgt, den Spiegel der Wohlfühl-Neurotransmitter zu erhöhen, sind Nahrungsergänzungsmittel, die diese Substanz enthalten, eine gefahrlose Methode zur Bekämpfung leichter Depressionen, Angstzustände und anderer Stimmungsprobleme. Damit SAMe seine volle Wirkung entfalten kann, sollten Sie es zusammen mit Vitaminen des B-Komplexes einnehmen.

L-Theanin

Einnahme: 100–200 mg/Tag

L-Theanin ist ein ganz hervorragendes Nahrungsergänzungsmittel zur Steigerung der Ausschüttung beruhigender Neurotransmitter im Gehirn. Es baut Stress ab, verbessert die Schlafqualität und hilft gegen ängstliche oder rasende Gedanken.

Pflanzenheilmittel

Johanniskraut

Einnahme: 300 mg dreimal täglich (insgesamt 900 mg pro Tag)

Johanniskraut erhöht den Serotoninspiegel im Körper auf natürliche Weise, was zu einer positiveren Lebenseinstellung und innerer Ruhe führt und Ihre Stimmung stabilisiert.

Bitte beachten Sie, dass es bei der Einnahme von Johanniskraut zu Wechselwirkungen mit bestimmten Medikamenten kommen kann (vor allem mit Arzneimitteln gegen Schlafstörungen oder Angstzustände). Sprechen Sie daher mit einem Arzt oder Heilpraktiker Ihres Vertrauens, bevor Sie mit der Einnahme von Johanniskraut beginnen, wenn Sie gleichzeitig auch noch andere Medikamente nehmen!

Ashwagandha

Einnahme: 300–500 mg/Tag

Ashwagandha ist eine sehr wirksame Heilpflanze, die dazu beiträgt, ein gestresstes Nervensystem zu regulieren und ängstliche Gedanken zu beruhigen. Es hat auch eine starke entzündungshemmende Wirkung und kann daher die Ursachen Ihrer Stimmungsschwankungen beheben.

Bitte beachten: Ashwagandha ist ein Nachtschattengewächs und kann bei hierfür empfindlichen Menschen unerwünschte Reaktionen hervorrufen. Daher sollten Sie diese Heilpflanze mit Vorsicht anwenden.

Rosenwurz

Einnahme: Beginnen Sie mit 50 mg/Tag und steigern Sie die Dosis dann allmählich, bis sich die gewünschten Ergebnisse zeigen; aber nehmen Sie nicht mehr als insgesamt 680 mg/Tag ein.

Wissenschaftliche Untersuchungen deuten darauf hin, dass Rosenwurz ähnliche Wirkungen haben kann wie verschreibungspflichtige Antidepressiva – jedoch ohne deren unerwünschte Nebenwirkungen. Diese Heilpflanze ist zwar nicht unbedingt immer ein Ersatz für stärkere Medikamente, doch wenn Sie unter leichten bis mittelschweren Symptomen einer Angststörung oder Depression leiden und die mit der Einnahme von Psychopharmaka einhergehenden Risiken vermeiden wollen, ist Rosenwurz ein guter Anfang.

Safran

Einnahme: 15 mg zweimal täglich

Safran ist eine wirksame, natürliche Alternative zu bestimmten anderen Mitteln gegen Depressionen und hat sich als vielversprechendes Mittel zur Förderung einer gesunden, stabilen Stimmung erwiesen. Vorläufige Ergebnisse wissenschaftlicher Untersuchungen zeigen, dass er genauso wirksam ist wie herkömmliche medikamentöse Antidepressiva, jedoch ohne deren unerwünschte Nebenwirkungen.

Mariza Snyders Rituale und Behandlungsprotokolle für einen ausgewogenen Hormonhaushalt

Mein Morgenprogramm versetzt mich genau in die richtige Stimmung für den bevorstehenden Tag, dadurch gewinne ich eine positive Einstellung und einen klaren Blick für meine Ziele. Halten Sie sich an meine Empfehlungen für das Morgenritual (Seite 82) und versuchen Sie es zusätzlich mit folgenden Maßnahmen:

Ritual »Bringt mir das etwas?«

Eine der wichtigsten Fragen, die Sie sich bei fast allem stellen können, was mit Ihrem körperlichen und emotionalen Wohlbefinden zu tun hat, lautet: »Bringt mir das etwas?« Nehmen Sie sich einen Moment Zeit und hören Sie in sich hinein. Achten Sie auf Ihr Bauchgefühl: Bringt dieses Ereignis oder diese Arbeit Ihnen etwas für Ihren Erfolg, Ihr Glück, Ihren persönlichen Wert? Wenn das, was Sie gerade tun, Ihnen nichts nützt – wenn es Ihnen Ängste oder Sorgen bereitet –, sollten Sie es überdenken. Wenn Sie sich diese wichtige Frage immer wieder stellen, können Sie *Nein* sagen – und etwas an Ihrem Leben ändern.

Hier ein Beispiel: Angenommen, Sie gehen nach der Arbeit noch mit ein paar Freunden zum Essen, und alle bestellen Getränke. Nehmen Sie sich ein bisschen Zeit und fragen Sie sich: »Würde mir ein Glas Wein jetzt guttun?« Und dann entscheiden Sie, ob dieses Glas Wein jetzt gut für Sie ist oder ob ein Glas Wasser nicht vielleicht doch besser wäre. Dabei geht es nicht darum, sich für sein Verhalten zu schämen oder ein schlechtes Gewissen zu haben – Sie sollen sich einfach nur fragen, was für Sie jetzt im Augenblick das Richtige ist.

Ritual gegen Überforderung

Halten Sie sich vor Augen, dass Sie Ihr Leben selbst in der Hand haben. Auch wenn Ihnen immer wieder endlose Verpflichtungen und Erledigungslisten in die Quere kommen, die Ihr Leben aus dem Gleis zu bringen drohen, sind doch letztendlich *Sie* diejenige, die entscheidet, wie Sie darauf reagieren möchten. Wenn das Leben Sie wieder einmal zu überfordern droht, halten Sie inne und atmen Sie tief durch. Greifen Sie zu Ihrer Roll-on-Mischung »Emotionale Befreiung« oder »Superfrau«, tragen Sie sie auf Ihre Pulspunkte auf und atmen Sie den Duft der ätherischen Öle ein. Sagen Sie sich: »Ich bin stark. Ich habe mein Leben im Griff.« Wann immer all der tägliche Kleinkram, der auf Sie einstürmt, Ihnen die Kraft zu rauben droht, nehmen Sie sich ein paar Minuten Zeit und laden Sie mithilfe dieses Rituals Ihre Batterien wieder neu auf.

Kapitel 9

SCHILDDRÜSENERKRANKUNGEN

Kelley meldete sich bei mir, nachdem sie erfahren hatte, dass ich an einer Hashimoto-Thyreoiditis erkrankt war. Sie war 49 Jahre alt und hatte vor Kurzem ebenfalls Symptome einer Schilddrüsenunterfunktion bei sich festgestellt. Sie litt unter Beschwerden wie Gehirnnebel, Müdigkeit und Abgeschlagenheit, brüchigem Haar, leichten Depressionen, Verstopfung und unregelmäßigen, relativ kurzen Monatsblutungen. »Es fühlt sich so an, als hätte jemand einen dichten Schleier über mich gelegt«, sagte sie. »Ich fühle mich erschöpft und ausgelaugt. Anfangs haben meine Ärzte mir einfach nur erklärt, dass ich jetzt eben in die Wechseljahre käme und dass diese Symptome für mein Alter normal seien. Doch dann ging ich zu einem anderen Arzt, weil bei meiner besten Freundin ein Schilddrüsenproblem diagnostiziert worden war und sie teilweise ähnliche Beschwerden hatte wie ich. Ich wusste, dass es sich lohnen würde, diesem Problem ein bisschen genauer auf den Grund zu gehen. Meine Schilddrüsenwerte waren normal, nur mein freier T4-Wert war zu niedrig, und meine TPO-Antikörper waren sehr hoch. Da wusste ich, dass ich an einer Hashimoto-Thyreoiditis litt – und zum Glück hatte ich dieses Problem wohl früh genug erkannt. Jetzt versuche ich herauszufinden, was ich tun kann, damit es mir wieder besser geht. Ich weiß, dass unser Stoffwechsel sich mit zunehmendem Alter verlangsamt, aber *so* schlimm wie bei mir kann das doch nicht sein! Kann ich irgendetwas tun, um zumindest mein Energieniveau und meine Gehirnfunktion zu verbessern und wieder ein zufriedeneres Leben zu führen?«

Kelley litt an einer Schilddrüsenunterfunktion, Hashimoto-Thyreoiditis und erhöhtem Cortisolspiegel und kam allmählich in die Wechseljahre, was zu starken Hormonschwankungen führte. Ich empfahl ihr Folgendes:

- Fünf Nahrungsergänzungsmittel zur täglichen Einnahme: methylierter B-Vitaminkomplex, 400 Milligramm Magnesiumglycinat, 2 Kapseln Essentially Whole® Thyroid Support, 4000 Internationale Einheiten (IE) Vitamin D und 2000 Milligramm Omega-3-Fettsäuren zur Unterstützung der Schilddrüsenfunktion, zum Abbau von Stress und Entzündungsprozessen und zur Erhöhung ihres Energieniveaus.
- Nahrungsergänzungsmittel zur Unterstützung der Darmfunktion: Verdauungsenzyme und Probiotika.
- Das 21-Tage-Hormonumstellungsprogramm zur Regulation ihres Blutzuckerspiegels, zur Unterstützung ihrer Leberfunktion, zur Entgiftung von Östrogen und für einen gesünderen Stoffwechsel.

- Morgens und abends Tulsitee oder entkoffeinierten Tee zum Abbau von Stressgefühlen.
- 20-minütiges Morgenritual: Selbstfürsorgetagebuch (Seite 237) und Achtsamkeitsmeditation.
- Morgens und nachmittags jeweils eine fünf- bis zehnminütige Meditation mithilfe einer Meditations-App.
- Bei Leistungstiefs am Tag die Roll-on-Mischung »Morgens voller Energie erwachen« (Seite 121) auftragen.
- Bei Stress die entstressende Roll-on-Mischung (Seite 79) auftragen und das Tiefenatmungsritual (Seite 83) praktizieren.

Vier Wochen später berichtete Kelley mir von ihren Fortschritten, und ich erfuhr, dass ihr Zustand sich schon sehr verbessert hatte. Inzwischen ließ sie ihre Laborwerte und ihre Schilddrüsenmedikation ärztlich überwachen. In der letzten Woche hatte sie dann – wie sie meinte – endlich »die Kurve gekriegt«: »Seitdem fühle ich mich viel wohler. Meine Verdauung hat sich deutlich verbessert, und ich habe auch wieder mehr Energie und kann klarer denken. Ich nehme jetzt auch eine kleine Dosis Schilddrüsenmedikamente, die mir ebenfalls helfen. Und das 21-Tage-Programm hat mir so viel gebracht, dass ich es gleich noch mal 21 Tage lang machen möchte. Ich weiß, dass eine Hashimoto-Thyreoiditis nicht heilbar ist, aber mit den richtigen Mitteln kann ich sie in Remission bringen, und auf dieses Ziel arbeite ich jetzt hin.«

Wie entstehen Schilddrüsenerkrankungen?

Meine Schilddrüse hat mich zwei Jahre lang in ein hormonelles Chaos gestürzt: lähmende Müdigkeit, starker Gehirnnebel, unregelmäßige Perioden, quälende Verstopfung, eiskalte Hände und Füße und eine rätselhafte Gewichtszunahme um die Körpermitte herum. Wenn Ihnen diese Symptome bekannt vorkommen, weiß ich genau, wie Sie sich fühlen! Vielleicht leiden Sie auch unter Akne, trockener Haut, Kopf-, Gelenk- und Muskelschmerzen, Angstzuständen, Schlafstörungen oder einem der anderen über 300 (!) Anzeichen für eine geschädigte Schilddrüse.

Diese vielen Symptome kommen daher, dass Ihr ganzer Körper von Ihrer Schilddrüse abhängt. Auf jeder einzelnen Zelle sitzen Schilddrüsenhormonrezeptoren. Diese Drüse ist für unsere elementarsten Körperfunktionen zuständig und wirkt sich auf alle wichtigen Systeme unseres Organismus aus. Schilddrüsenhormone wirken unmittelbar auf Gehirn, Magen-Darm-Trakt und Herz-Kreislauf-System. Außerdem beeinflussen sie den Knochenstoffwechsel und den Stoffwechsel der roten Blutkörperchen, die Funktion von Gallenblase und Leber, die Produktion von Steroidhormonen, den Zucker-, Lipid-, Cholesterin- und Eiweißstoffwechsel und die Körpertemperaturregulation. Verstehen Sie jetzt, warum diese Drüse für uns so wichtig ist?

Leider haben viele Menschen mit Schilddrüsenproblemen zu kämpfen – ob uns das nun bewusst ist oder nicht. Schätzungen zufolge entwickelt jede achte Frau im Lauf ihres Lebens eine Schilddrüsenerkrankung, wobei das Risiko bei Frauen fünf- bis achtmal höher ist als bei Männern.

Wie hängen Schilddrüsenerkrankungen und Wechseljahre zusammen? Die Wahrscheinlichkeit für Schilddrüsenprobleme steigt in der Peri/Menopause an, da diese Übergangsphase für die kleine schmetterlingsförmige Drüse an der Vorderseite unseres Halses oft besonders schwierig ist. Über 26 Prozent aller Frauen, die kurz vor den Wechseljahren stehen oder diese bereits erreicht haben, leiden an Schilddrüsenproblemen. Woran liegt das? Durch eine Östrogendominanz nimmt die Menge der Schilddrüsenhormone, die den Zellen zur Verfügung stehen, deutlich ab. Außerdem kann zu viel Östrogen die Schilddrüsenhormonrezeptoren blockieren. In beiden Fällen muss die Schilddrüse nicht unbedingt krank oder in ihrer Funktion gestört sein, aber die Schilddrüsenhormone gelangen nicht dorthin, wo sie gebraucht werden, und so entstehen Symptome einer Schilddrüsenunterfunktion (Hypothyreose).

Und es gibt auch noch einen anderen Grund, warum wir in dieser Lebensphase sehr oft unter Schilddrüsenproblemen leiden: Die Schilddrüse wird durch Umweltbelastungen und einen ungesunden Lebensstil besonders stark in Mitleidenschaft gezogen. Sie ist sehr anfällig für die negativen Auswirkungen von falscher Ernährung, Stress, Giftstoffen und anderen schädlichen Faktoren. Ihre Schilddrüse gerät eher unter Stress als andere Organe oder Körpersysteme, und jetzt – in einer Lebensphase, in der viele ignorierte oder unterdrückte Gesundheitsprobleme an die Oberfläche steigen – sendet sie eben zuallererst einen Hilferuf aus.

Wie hängen Schilddrüsenerkrankungen und Autoimmunprozesse zusammen? Die häufigste Ursache für Schilddrüsenprobleme sind Autoimmunerkrankungen, bei denen das Immunsystem die Schilddrüse angreift und in ihrer Funktion stört. Die beiden häufigsten Autoimmunerkrankungen der Schilddrüse sind die Hashimoto-Thyreoiditis und Morbus Basedow. Bei der Hashimoto-Thyreoiditis verursacht dieser Angriff des Immunsystems eine Schilddrüsenunterfunktion (Hypothyreose). Beim Morbus Basedow ist genau das Gegenteil der Fall: Es kommt zu einer Überfunktion der Schilddrüse (Hyperthyreose).

Entzündungen sind eine der Hauptursachen für Autoimmunprozesse, und wir wissen ja bereits, dass Entzündungen bei den meisten Frauen in der Peri/Menopause ein großes Problem darstellen. Solche Entzündungsprozesse können durch alle möglichen Ursachen entstehen: Giftstoffe, Darmprobleme, Traumata, Stress, Infektionen und Nährstoffmangel. Auch Östrogendominanz spielt dabei eine Rolle, denn überschüssiges Östrogen hat eine stark entzündungsfördernde Wirkung. Die hormonellen Ungleichgewichte, mit denen Sie während der Perimenopause und in den Wechseljahren wahrscheinlich zu kämpfen haben – von schwankenden Östrogenspiegeln bis hin zu einem durcheinandergeratenen Cortisol- und Insulinspiegel –, können »optimale« Bedingungen für einen Autoimmunangriff auf Ihre Schilddrüse schaffen.

Wie können Sie feststellen, ob hinter Ihren Beschwerden ein Schilddrüsenproblem steckt?

Die Symptome einer Schilddrüsenerkrankung haben starke Ähnlichkeit mit den typischen Beschwerden, unter denen Frauen in der Peri/Menopause leiden. Wenn Ärzte ihre Patientinnen über Gehirnnebel, Müdigkeit und Gewichtszunahme klagen hören, denken sie leider oft nur an die typischen Wechseljahrsbeschwerden. Die sehr reale Möglichkeit einer Schilddrüsenerkrankung wird dabei häufig übersehen oder als unwichtig abgetan. Oder Ihr Arzt hört Ihnen zwar zu, tut aber nur das, was er weiß: Er überprüft Ihre TSH-Werte. Und das reicht eben leider nicht aus. Die Vielfalt der Symptome und die unzureichenden Tests können die Diagnose in jeder Lebensphase erschweren – vor allem aber in der Perimenopause und den Wechseljahren.

Eine Hormonersatztherapie kann notwendig sein, doch der erste Schritt sollte immer darin bestehen, herauszufinden, woher die Beschwerden überhaupt kommen. Vielleicht liegt der Grund ja gar nicht in einer Schilddrüsenunterfunktion, sondern in einer Östrogendominanz? Manchmal genügt es schon, die Ursache des Schilddrüsenproblems zu beheben, dann erübrigt sich die Einnahme von Schilddrüsenhormonen.

Falls bei Ihnen eine Schilddrüsenerkrankung festgestellt worden ist, unternehmen Sie wahrscheinlich bereits Schritte zu ihrer Behandlung, und meine Empfehlungen in diesem Kapitel können Ihnen dabei helfen. Das Hormonumstellungsprogramm in Teil III wird sich ebenfalls positiv auf Ihre Schilddrüsenfunktion auswirken.

Falls bei Ihnen bisher noch keine Schilddrüsenerkrankung festgestellt worden ist, Sie aber unter verdächtigen Symptomen leiden, empfehle ich Ihnen, sämtliche Blutuntersuchungen zur Schilddrüsendiagnostik durchführen zu lassen (welche Tests dazu notwendig sind, erfahren Sie unter »Warum Laborwerte so wichtig sind« auf Seite 250) und die Ergebnisse von einem Arzt interpretieren zu lassen, der sich auf dem Gebiet der funktionellen Medizin auskennt. Es gibt nämlich nicht nur eine einzige Methode und auch nicht nur ein einziges Symptom oder Testergebnis, das Aufschluss darüber gibt, wie Sie bei der Behandlung Ihres Schilddrüsenproblems (egal ob es sich dabei um eine Über- oder Unterfunktion handelt) vorgehen sollten. Es kommt darauf an, das Gesamtbild – Ihre Symptome und die Ergebnisse Ihrer Blutuntersuchungen – zu betrachten und dann über das weitere Vorgehen zu entscheiden. Wie immer kann die Zusammenarbeit mit einem Arzt Ihres Vertrauens, der Erfahrung mit der Durchführung solcher Tests und der Interpretation ihrer Ergebnisse hat, Ihnen ein umfassenderes Bild Ihrer Schilddrüsenfunktion vermitteln.

Lesen Sie aber auf jeden Fall weiter, um mehr darüber zu erfahren, wo die Ursachen Ihrer Beschwerden liegen könnten – es sind nicht nur die Wechseljahre! – und wie man sie beheben kann. Wie Sie gleich sehen werden, gibt es eine ganze Reihe von Faktoren, die eine optimale Schilddrüsenfunktion beeinträchtigen können.

Was passiert bei einer Schilddrüsenerkrankung in Ihrem Körper?

Ja, Ihre Symptome hängen mit Ihrer Schilddrüsenfunktion und Ihrem Schilddrüsenhormonspiegel zusammen. Das ist für Sie sicherlich nichts Neues. Aber einige der Ursachen werden Sie vielleicht doch überraschen. Denn es gibt ziemlich viele Faktoren, die diese Drüse in ihrer optimalen Funktion beeinträchtigen, Ihre Schilddrüsenhormonspiegel aus dem Gleichgewicht bringen und Sie anfällig für Autoimmunerkrankungen wie Hashimoto oder Basedow machen können, auf die man aber auf den ersten Blick vielleicht gar nicht so ohne Weiteres kommen würde.

Zu viele Schilddrüsenhormone

Bei einer Schilddrüsenüberfunktion (Hyperthyreose) produziert die Drüse zu viele Hormone. Zu den Anzeichen einer Schilddrüsenüberfunktion gehören Angstzustände, Schlafstörungen, Herzrasen, rasche Gewichtsabnahme trotz übermäßigen Hungers, Zittern, Hitzewallungen und Bluthochdruck. Die häufigste Ursache ist Morbus Basedow, eine Autoimmunerkrankung, bei der das Immunsystem die Schilddrüse angreift und sie veranlasst, mehr Schilddrüsenhormone zu produzieren, als der Körper benötigt. Mit der Zeit vergrößert sich die Schilddrüse dann, und es kann zu Schwellungen hinter den Augen kommen, sodass die Augen hervortreten und man unter Sehstörungen leidet. Eine Thyreoiditis (Schilddrüsenentzündung) oder ein sogenannter »heißer Knoten« (überaktiver Schilddrüsenknoten) sind andere, weniger häufige Ursachen.

Die Schulmedizin bietet normalerweise nur Medikamente, Bestrahlungen und Operationen zur Behandlung der Symptome einer Schilddrüsenüberfunktion an. Wenn man jedoch die möglichen Ursachen angeht, kann man einen Morbus Basedow oft auch ohne solch invasive Maßnahmen beheben.

Zu wenig Schilddrüsenhormone

Es gibt zwei mögliche Hauptgründe für eine Schilddrüsenunterfunktion, bei der Ihre Schilddrüse nicht genügend Hormone produziert. Der eine besteht darin, dass Ihr Körper nicht genügend Jod bekommt, das für die Produktion von Schilddrüsenhormonen notwendig ist. Unser Körper kann dieses Spurenelement nicht selbst produzieren, daher müssen wir darauf achten, ihm genügend Jod aus Nahrungsquellen wie beispielsweise Algen, Meeresfrüchten, Milchprodukten, Eiern, Meersalz oder Nahrungsergänzungsmitteln zuzuführen, um einem Jodmangel vorzubeugen. Die zweite mögliche Ursache besteht darin, dass das Immunsystem die Schilddrüse angreift und schädigt, sodass sie nicht mehr genügend Hormone produzieren kann. Diese sogenannte Hashimoto-Thyreoiditis ist eine der Hauptursachen für eine Hypothyreose. 75 Prozent aller an Hashimoto Erkrankten sind Frauen; dieser Prozentsatz umfasst allerdings nur diejenigen, bei denen die Krankheit offiziell diagnostiziert wurde.

Da eine Hypothyreose die Insulinempfindlichkeit und die Fähigkeit des Körpers zum Abbau von Östrogen beeinträchtigt, trägt sie zur Entstehung einer Östrogendominanz bei, mit der viele Frauen in der Perimenopause und den Wechseljahren zu kämpfen haben. Das ist an sich schon schlimm genug, da eine Östrogendominanz viele unangenehme Beschwerden mit sich bringt, aber sie kann auch die Symptome einer Hypothyreose verstärken. Wie bereits erwähnt, senkt ein Östrogenüberschuss die Menge des verfügbaren Schilddrüsenhormons und blockiert die Rezeptoren. Wenn Ihre Schilddrüse ohnehin schon zu wenige Hormone produziert, verschlimmert sich diese Situation dadurch noch. Ein Überschuss an Östrogen fördert außerdem Entzündungsprozesse, die die Schilddrüse noch weiter schädigen.

Es gibt verschiedene Möglichkeiten, die Ursachen für die Schilddrüsenunterfunktion zu beheben, bevor man sich für eine Hormonersatztherapie entscheidet. So kann man zum Beispiel Nährstoffmängel ausgleichen, Entzündungsprozesse eindämmen und die Östrogendominanz in den Griff bekommen – und es gibt auch noch andere mögliche Ursachen, bei denen man ansetzen kann.

Stress

Stress hat unmittelbaren Einfluss auf die Schilddrüsenfunktion und wirkt sich negativ auf Ihre Schilddrüsenhormone aus. Und er spornt Sie keineswegs zu größerer Leistungsbereitschaft und mehr Erfolg an, egal was unsere Gesellschaft Ihnen weismachen will! Ganz im Gegenteil: Stress bremst Ihre Schilddrüse aus. Einfach ausgedrückt: Hohe Cortisolwerte bremsen die Schilddrüse aus. Wenn Ihr Cortisolspiegel ansteigt, fährt der Körper Ihre Schilddrüsenfunktion herunter, um Ihren Stoffwechsel zu verlangsamen und Brennstoff für den Zeitpunkt zu sparen, an dem Sie ihn wirklich brauchen.

Leider verlangsamt dieses Herunterfahren der Schilddrüse nicht nur Ihren Stoffwechsel, sondern wirkt sich auch negativ auf die Fettverbrennung aus und kann zu einer Gewichtszunahme beitragen. Erinnern Sie sich noch daran, wie viele Systeme Ihres Körpers Schilddrüsenhormone brauchen, um richtig zu funktionieren? Jede Zelle verfügt über Schilddrüsenhormonrezeptoren, und bei anhaltendem Stress kann es passieren, dass Ihre Zellen diese Rezeptoren abschalten, sodass sich der Zellstoffwechsel verlangsamt. Eine Schilddrüsenunterfunktion und ein Mangel an Schilddrüsenhormonen wirken sich auf sämtliche Aspekte Ihres körperlichen und emotionalen Wohlbefindens negativ aus.

Cortisol setzt aber auch Entzündungsprozesse in Gang, schwächt Ihr Immunsystem und öffnet der Entstehung einer Autoimmunerkrankung der Schilddrüse Tür und Tor. Außerdem begünstigt dieses Hormon die Entstehung einer Insulinresistenz, indem es den Blutzuckerspiegel erhöht. Einigen wissenschaftlichen Untersuchungen zufolge schädigt eine Insulinresistenz die Schilddrüsenzellen und verschlimmert eine Hashimoto-Thyreoiditis. Daher ist Stressbewältigung für die Gesundheit Ihrer Schilddrüse unverzichtbar.

Darmprobleme

Ein ungesunder Darm – egal ob die Darmwände undicht sind oder Ihr Darmmikrobiom aus dem Gleichgewicht geraten ist – versetzt Ihr Immunsystem in Alarmbereitschaft, beschleunigt Entzündungsprozesse und erhöht das Risiko für Autoimmunerkrankungen der Schilddrüse wie beispielsweise Hashimoto oder Basedow. Deshalb haben so viele Menschen mit Schilddrüsenstörungen gleichzeitig auch Probleme mit dem Darm.

Viele Lebensmittel können Entzündungen hervorrufen und den Darm durchlässiger machen, zum Beispiel Soja und verarbeitete Lebensmittel, aber Gluten und Milchprodukte können der Schilddrüse am meisten schaden. Gluten und Milchprodukte, die Ihren Darm undicht machen, erhöhen nämlich gleichzeitig auch das Risiko für eine Autoimmunerkrankung der Schilddrüse, da das Gliadinmolekül in Gluten und das Kaseinprotein in Milchprodukten große Ähnlichkeit mit Ihrem Schilddrüsengewebe haben. Je mehr Gluten und Milchprodukte in Ihren Blutkreislauf gelangen, umso stärker greift Ihr Immunsystem die ähnlich aussehenden Moleküle Ihrer Schilddrüse an. Diese Angriffe können zu einer Unterfunktion (Hashimoto-Thyreoiditis) oder Überfunktion der Schilddrüse (Morbus Basedow) führen. Nach meiner Hashimoto-Diagnose verzichtete ich auf den Verzehr von Gluten und Milchprodukten und auch auf andere entzündungsfördernde Lebensmittel wie beispielsweise ungesunde Fette (etwa Margarine und Pflanzenöle), raffinierte Kohlenhydrate, Getreide, verarbeitetes Fleisch und stark zuckerhaltige Lebensmittel, um meinen Körper bei seinem Heilungsprozess zu unterstützen. Nachdem ich diese Lebensmittel von meinem Speiseplan gestrichen hatte, war ich erstaunt darüber, wie schnell es mir besser ging. Einige dieser Lebensmittel können Sie zwar mit der Zeit wieder in Ihren Speiseplan aufnehmen, doch auf Gluten und Milchprodukte sollten Sie bei einer Autoimmunerkrankung der Schilddrüse dauerhaft verzichten. Schon ein kleines bisschen Gluten kann Ihren Körper beim Herausfiltern der Antikörper, die er im Kampf gegen Ihre Schilddrüse produziert hat, sechs bis acht Wochen zurückwerfen.

Ein unausgewogenes Darmmikrobiom fördert Entzündungsprozesse, macht den Darm undicht und wirkt sich unmittelbar negativ auf Ihre Schilddrüsenfunktion aus. Wenn Ihr Darm nicht in Ordnung ist, sind Sie also gleich für eine ganze Reihe von Problemen anfällig. Eine zu geringe Mikrobenvielfalt oder ein unausgewogenes Verhältnis zwischen »guten« und »schlechten« Darmbakterien lässt Ihren Schilddrüsenhormonspiegel abnehmen, denn dadurch wird die Umwandlung von inaktivem T4 in aktives T3 gestört. Da rund 20 Prozent dieser Umwandlung direkt im Darm stattfinden, verschlimmert alles, was diesen Prozess beeinträchtigt, Ihre Symptome. Auch eine Darmdysbiose beeinträchtigt die Schilddrüsenhormonrezeptoren, sodass die Schilddrüsenhormone nicht alle Zellen in Ihrem Körper erreichen und für eine optimale Zellfunktion sorgen können.

Und nicht zuletzt steigt, wenn der Darm entzündet ist, der Cortisolspiegel an, und aus meinen Ausführungen zum Thema Stress wissen Sie ja bereits, dass auch zu viel Cortisol die Schilddrüsenfunktion beeinträchtigt. Ein entzündeter Darm kann Nährstoffe auch nicht so gut aufnehmen, wie er sollte, was ebenfalls zu Schilddrüsenproblemen führt. Jod, Selen, Eisen und Zink sind für die Gesundheit der Schilddrüse lebenswichtig. Doch auch wenn Sie Ihrem Körper vielleicht genug von diesen Vitaminen und Mineralstoffen zuführen, kann Ihr Darm sie nicht richtig aufnehmen, wenn er in seiner Funktion eingeschränkt ist – und dann können diese Nährstoffe Ihre Schilddrüse auch nicht in ihrer Funktion unterstützen.

Giftstoffe

Auch Ansammlungen von Giftstoffen im Körper können Ihre Schilddrüse ausbremsen und typische Beschwerden einer Schilddrüsenunterfunktion verursachen. Wissenschaftlichen Untersuchungen zufolge gibt es über 150 Haushaltschemikalien, die unmittelbare Auswirkungen auf Ihren Hormonhaushalt und die Gesundheit Ihrer Schilddrüse haben können. Bei den meisten dieser Giftstoffe handelt es sich um endokrine Disruptoren, die Schilddrüsenhormone imitieren und Hormonrezeptoren blockieren, sodass Ihre körpereigenen Hormone nicht mehr in Ihre Zellen gelangen können. Wieder andere Toxine schädigen die Schilddrüse direkt. Daher umfasste der Heilungsprozess meiner Hashimoto-Thyreoiditis unter anderem auch eine gezielte Entgiftung, obwohl ich ohnehin bereits ein ziemlich gesundes Leben führte und stets einen großen Bogen um Giftstoffe zu machen versuchte! Doch nach meiner Hashimoto-Diagnose stieg ich noch tiefer in dieses Thema ein, und das hat mir bei der Überwindung meiner Schilddrüsenprobleme sehr geholfen. Autoimmunerkrankungen der Schilddrüse können zwar die verschiedensten Ursachen haben; aber 20 bis 30 Prozent dieser Erkrankungen sind zumindest teilweise auf Giftstoffe zurückzuführen. Die Substanzen, die wir unserem Körper tagtäglich zuführen, haben großen Einfluss auf unseren Gesundheitszustand. Sie können also eine ganze Menge für Ihre Gesundheit tun, indem Sie darauf achten, was alles in Ihren Körper und in Ihre Wohnung hineingelangt.

Die Eindämmung der Giftstoffbelastung, die unseren Hormonhaushalt durcheinanderbringt, spielt für unseren Heilungsprozess eine sehr wichtige Rolle. Daher ist es höchste Zeit, Ihren Haushalt »auszumisten«! Dabei geht es nicht so sehr um bestimmte Giftstoffe, die man meiden sollte, sondern vielmehr darum, Ihre gesamte Toxinbelastung zu reduzieren. Achten Sie dabei besonders auf folgende Substanzen, die unmittelbare negative Auswirkungen auf die Schilddrüse haben:

- Duftstoffe
- Oxybenzon (in Sonnenschutzmitteln enthalten)
- BPA
- Antihaftbeschichtete Oberflächen wie beispielsweise Teflon
- Perchlorat (eine in der Industrie und in Düngemitteln, Herbiziden und Pestiziden verwendete chemische Substanz)
- Schwermetalle

Chronische Infektionen

Ihr Immunsystem erbringt bei der Abwehr von Fremdstoffen und Krankheitserregern, die in Ihren Körper einzudringen versuchen, erstaunliche Leistungen: Wenn es Infektionserreger wie

Viren, Bakterien, Schimmelpilze und Parasiten zu bekämpfen gilt, beginnt dieses körpereigene Abwehrsystem auf Hochtouren zu arbeiten. Das Problem dabei ist nur, dass es dann irrtümlicherweise auch gesunde Zellen und Gewebe angreift – unter anderem eben auch die Schilddrüse. Dadurch kann sie in ihrer Funktion gestört werden, außerdem steigt dadurch das Risiko für Autoimmunerkrankungen der Schilddrüse. Candida und andere Formen einer übermäßigen Besiedelung mit Hefepilzen, eine bakterielle Überwucherung des Dünndarms (SIBO), Hepatitis C und das Epstein-Barr-Virus (EBV) gehören zu den Infektionserregern, die wahrscheinlich Schilddrüsenprobleme verursachen können. Wenn Sie sich von Ihrem Arzt auf diese Erreger testen lassen, können Sie vielleicht einen versteckten Auslöser finden.

Was können Sie für die Schilddrüse tun?

Ich kann Sie nur nochmals eindringlich darauf hinweisen, dass Ihre Beschwerden in der Perimenopause oder den Wechseljahren durchaus auf ein Schilddrüsenproblem zurückzuführen sein könnten. Daher sollten Sie sich unbedingt vergewissern, ob diese Drüse bei Ihnen auch wirklich in einwandfreiem Zustand ist, und alles tun, um sie in ihrer Funktion zu unterstützen. Ich selbst erinnere mich noch genau daran, dass es mir vor meiner Hashimoto-Diagnose gar nicht gut ging: Ich hatte das Gefühl, verrückt zu werden, und mein Körper fühlte sich an, als stünde er kurz vor dem Zusammenbruch. Doch durch gesunde Ernährung, Selbstfürsorge, Stressbewältigung und Entgiftung konnte ich das Problem an der Wurzel packen, und das wird auch Ihnen helfen. Selbst wenn Sie keine Beschwerden haben, können Sie Ihren Körper in seiner allgemeinen Funktion unterstützen, indem Sie immer gut auf Ihre Schilddrüse achten.

Obwohl die wissenschaftlichen Untersuchungen zur Wirkung ätherischer Öle bei der Unterstützung und Heilung der Schilddrüse noch nicht abgeschlossen sind, sprechen die bisherigen Beweise sehr dafür, dass solche Öle die Beschwerden lindern und Ihr allgemeines Wohlbefinden verbessern können. Die im Folgenden beschriebenen ätherischen Ölmischungen, Nahrungsergänzungsmittel, Pflanzenheilmittel und Selbstfürsorgerituale habe ich speziell für eine gesündere Schilddrüse und zur Linderung einiger häufiger Beschwerden entwickelt, die auftreten können, wenn diese Drüse aus dem Gleichgewicht gerät.

Die fünf besten ätherischen Öle für eine gesunde Schilddrüse

1. Myrrhe
2. Weihrauch
3. Kurkuma
4. Gewürznelke
5. Zitronengras

Ätherische Ölmischungen

Diffusermischungen

Diffusermischung gegen Überforderung

2 Tropfen Lavendelöl
2 Tropfen Weihrauchöl
1 Tropfen Geranien- oder Römisches Kamillenöl

Belebende Diffusermischung

2 Tropfen Bergamottöl
2 Tropfen Zitronengrasöl
2 Tropfen Pfefferminzöl

Roll-on-Ölmischungen

Roll-on-Mischung »Ich liebe meine Schilddrüse«

5 Tropfen Weihrauchöl
5 Tropfen Kurkumaöl
5 Tropfen Myrrhenöl
4 Tropfen Lavendelöl
3 Tropfen Zitronengrasöl
Trägeröl nach Wahl

Zwei- bis dreimal täglich auf die Schilddrüse (vorne am Hals) auftragen, um sie ins Gleichgewicht zu bringen und Entzündungsprozesse einzudämmen.

Kühlende Roll-on-Mischung für die Schilddrüse

5 Tropfen Pfefferminzöl
5 Tropfen Zitronengrasöl
5 Tropfen Weihrauchöl
5 Tropfen Myrrhenöl
5 Tropfen Nelkenöl
Trägeröl nach Wahl

Morgens und abends auf die Schilddrüse auftragen, um sie in ihrer Funktion zu stärken.

Nahrungsergänzungsmittel und Pflanzenheilmittel für eine gesunde Schilddrüse

Zunächst einmal muss ich Ihnen leider sagen, dass man in manchen Fällen um die Einnahme von Schilddrüsenmedikamenten nicht herumkommt. Auch ich nehme zurzeit Hormone zur Unterstützung meiner Schilddrüsenfunktion! Es ist keine Schande, auf Medikamente zurückzugreifen, wenn ein Arzt Ihres Vertrauens Ihnen das empfiehlt.

Doch für viele Menschen, die an leichteren Fehlfunktionen der Schilddrüse leiden oder Problemen einfach nur vorbeugen möchten, gibt es natürliche Nahrungsergänzungs- und Pflanzenheilmittel. Ich empfehle, diese zusätzlich zu den Nahrungsergänzungsmitteln einzunehmen, die ich im Rahmen meines 21-Tage-Hormonumstellungsprogramms (Seite 242) allen Frauen empfehle.

Nahrungsergänzungsmittel

Selen

Einnahme: 200 µg/Tag

Selen ist ein Spurenelement, das Ihre Schilddrüse für die Verstoffwechselung seiner Hormone braucht. Die Einnahme von Selen ist eine wichtige Vorbeugungsmaßnahme gegen die Entstehung beziehungsweise das Fortschreiten von Schilddrüsenerkrankungen. Egal ob Sie an Hashimoto, Basedow, einer Hypo- oder Hyperthyreose leiden – Selenpräparate können dazu beitragen, Ihre Schilddrüsenfunktion zu normalisieren und Ihren Organismus wieder in ein harmonisches Gleichgewicht zu bringen.

Zink

Einnahme: 30 mg/Tag

Zink ist auf mehreren Ebenen an der Produktion und Regulation und dem Stoffwechsel von Schilddrüsenhormonen beteiligt. Daher müssen Sie Ihrem Körper dieses Spurenelement unbedingt in ausreichender Menge zuführen, um ihn im Gleichgewicht zu halten. Zu den zinkhaltigen Lebensmitteln gehören einige Fleischarten, Hülsenfrüchte, Nüsse, Kerne und Meeresfrüchte, ja sogar dunkle Schokolade. Ein Nahrungsergänzungsmittel ist jedoch der einfachste Weg, dafür zu sorgen, dass Sie genügend Zink zu sich nehmen!

Essentially Whole® Thyroid Support

Die Schilddrüse ist eine der wichtigsten endokrinen Drüsen: Sie reguliert Ihren Stoffwechsel, Ihr Energieniveau und Ihre Verdauung. Die tägliche Unterstützung Ihrer Schilddrüse mit Nährstoffen ist ein wichtiger Schritt zu ihrer Heilung. Essentially Whole® Thyroid Balance enthält eine ausgewogene Kombination aus lebenswichtigen Vitaminen, Mineralstoffen und Spurenelementen wie Selen, Chrom, Zink und Mangan für eine optimale Schilddrüsenfunktion und um eine reibungslose Umwandlung von T4 zu T3 zu gewährleisten.

Myo-Inositol

Einnahme: 500 mg/Tag

Myo-Inositol gibt Ihrer Schilddrüse das Signal zur Produktion von Hormonen. Durch die Einnahme von Nahrungsergänzungsmitteln können Sie eine ganze Menge für Ihren Körper tun, vor allem, wenn Sie unter Autoimmunproblemen oder einer Schilddrüsenunterfunktion leiden.

Pflanzenheilmittel

Ashwagandha

Einnahme: 300–500 mg/Tag

Als adaptogenes Pflanzenheilmittel, das den Cortisolspiegel sehr stark senkt, kann Ashwagandha auch etwas für die Gesundheit Ihrer Schilddrüse tun. Wissenschaftlichen Untersuchungen zufolge verbessert die tägliche Einnahme von Ashwagandha bei Patienten mit einer Schilddrüsenunterfunktion die TSH-, T3- und T4-Werte.

Bitte beachten: Ashwagandha gehört zur Familie der Nachtschattengewächse. Daher ist bei der Einnahme dieses Mittels Vorsicht geboten, wenn Sie an einer Überempfindlichkeit gegen Nachtschattengewächse leiden.

Tulsi

Einnahme: 1100–2900 mg/Tag

Tulsi – in der ayurvedischen Medizin auch als »Königin der Heilpflanzen« bezeichnet – hilft Ihrer Schilddrüse, indem es Stress abbaut, den Cortisolspiegel senkt, den Glukose- und Insulinspiegel reguliert und Ihrem Körper eine Entgiftung ermöglicht.

Mariza Snyders Rituale und Behandlungsprotokolle für einen ausgewogenen Hormonhaushalt

Tun Sie etwas für Ihre Schilddrüse, indem Sie Stress abbauen, Nährstoffmängel ausgleichen und Ihren Insulinspiegel regulieren! Praktizieren Sie die Rituale zum Stressabbau auf Seite 82, nehmen Sie zusätzlich die für eine gesunde Schilddrüse notwendigen Nahrungsergänzungsmittel ein und tragen Sie regelmäßig die Roll-on-Mischung »Ich liebe meine Schilddrüse« auf.

Kapitel 10

VERDAUUNGSPROBLEME

Die 56 Jahre alte Rosa kam zu mir, weil sie nach dem Mittag- und/oder Abendessen immer unter Blähungen und einem aufgetriebenen Bauch litt. Außerdem hatte sie nur vier- bis fünfmal pro Woche Stuhlgang und befürchtete, dass das in Anbetracht ihrer Essensmenge vielleicht nicht ausreichte. Sie fühlte sich gereizt, gestresst und müde und hatte keine Lust auf Sport, obwohl die Bewegung ihrer Verdauung guttat und sich auch positiv auf ihre Stimmung auswirkte. »Ich fühle mich ständig schlapp und todmüde, und ich glaube, das hängt mit meiner Ernährung zusammen. Ich habe es satt, jeden Abend vor dem Schlafengehen einen aufgeblähten Bauch zu haben. Das setzt mir so zu, dass ich am nächsten Tag am liebsten gar nicht zu meiner Arbeit im Krankenhaus gehen würde. Ich bin jetzt seit über 30 Jahren Krankenschwester, also sollte ich eigentlich wissen, wie man solche Beschwerden in den Griff bekommt. Ich möchte mich endlich wieder besser fühlen, weiß aber nicht, was ich für meine Verdauung tun soll. Ich hatte noch nie so extreme Verdauungsprobleme wie jetzt, und dabei liest man doch immer, wie wichtig es ist, einen gesunden Darm zu haben!«

Rosa, die vor fünf Jahren in die Wechseljahre gekommen war, litt an einer Darmdysbiose und an Verstopfung. Diese Verdauungsprobleme waren der Grund dafür, warum sie sich so erschöpft und gestresst fühlte. Ich empfahl ihr Folgendes:

- Acht Nahrungsergänzungsmittel zur täglichen Einnahme: ein Multivitaminpräparat, 4000 Internationale Einheiten (IE) Vitamin D, 400–600 Milligramm Magnesiumcitrat (vor dem Schlafengehen), methylierte B-Vitamine, 250 Milligramm Cholin plus Inositol, 2 Kapseln Essentially Whole® Gut Restore und 2000 Milligramm Omega-3-Fettsäuren zur Steigerung der Zellenergie und Linderung von Verdauungsstörungen und für einen gesunden Blutzuckerspiegel.
- Zur zusätzlichen Unterstützung der Darmfunktion: Verdauungsenzyme 15–30 Minuten vor den Mahlzeiten (für eine bessere Verdauung) und ein Probiotikum (30–50 Milliarden KBE).
- Das 21-Tage-Hormonumstellungsprogramm zum Verzicht auf entzündungsfördernde Nahrungsmittel, zur Heilung von Darm und Leber und Steigerung der Zellenergie.
- Morgens ein grüner Smoothie (Rezepte ab Seite 269) mit 1–2 Messlöffeln (5–10 g) Ballaststoffen.

- Erhöhung ihrer Flüssigkeitszufuhr durch Trinken von Wasser mit ausgepresster Zitrone morgens und nachmittags zur Steigerung ihres Energieniveaus und Verbesserung ihrer Darmmotilität.
- Gründliches Kauen des Essens, um den Verdauungsprozess zu unterstützen.
- Gegen Blähungen und Völlegefühl vor und nach jeder Mahlzeit die Roll-on-Mischung »Glücklicher Darm« (Seite 161) auftragen.

Innerhalb von zehn Tagen hatte Rosa einmal täglich Stuhlgang. Außerdem hatte sie jetzt nachmittags wieder mehr Energie, und ihre Blähungen waren völlig verschwunden. Während ihrer Mittagspause im Krankenhaus begann sie, draußen spazieren zu gehen. In den ersten zehn Tagen nahm sie drei Kilo ab, und das gab ihr das nötige Selbstvertrauen, um weiterzumachen. Ihr fiel auf, dass sie das meiste Gewicht um die Körpermitte herum verlor. Und sie wusste auch, warum: »Wissen Sie noch, was ich Ihnen gesagt habe – dass meine Blähungen auf meine Ernährung zurückzuführen waren? Jetzt weiß ich, dass das tatsächlich stimmt! Auf Ihr Anraten hin habe ich auf so viele meiner bisherigen Lebensmittel verzichtet. Wahrscheinlich waren die vielen Milch- oder Getreideprodukte an meinem Problem schuld. Ich bin unheimlich froh darüber, dass ich jetzt jeden Morgen Stuhlgang habe. Und ich finde es auch toll, dass ich mich jetzt wieder mehr bewege – ich fürchtete schon, das für immer aufgegeben zu haben. Vor allem aber freue ich mich, dass ich so viel Bauchfett verloren habe, weil ich weiß, dass dieses Fett das Risiko für Herz-Kreislauf-Erkrankungen und Diabetes erhöht. Auch meine ›Glücklicher Darm‹-Roll-on-Mischung tut mir gut. Ich wende sie sicherheitshalber immer nach dem Mittag- und Abendessen an. Und ich habe sogar vor, Ihr Hormonumstellungsprogramm noch ein bis zwei Wochen lang fortzusetzen. Warum auch nicht? Bisher habe ich damit hervorragende Ergebnisse erzielt, und ich bin gespannt, was mir dieses Programm noch alles bringen kann.«

Wie kommt es zu Verdauungsstörungen?

Viel zu viele Frauen leiden tagtäglich unter allen möglichen Verdauungsproblemen: beispielsweise Verstopfung, Blähungen, Völlegefühl, Sodbrennen, Durchfall und Magenschmerzen. Meist schieben wir das dann auf eine zu »schwache« Verdauung oder bilden uns ein, irgendetwas Falsches gegessen zu haben. Aber das stimmt nicht: Es ist alles andere als normal, genau zu wissen, wo sich in unseren Lieblingslokalen die Klos befinden, ständig feuchte Toilettentücher mit uns herumzuschleppen, unseren Tagesablauf rund um unseren Stuhlgang zu planen und uns mit Abführmitteln und Einläufen bestens auszukennen!

Natürlich können die mit Ihrem Menstruationszyklus einhergehenden Hormonschwankungen sich negativ auf Ihre Verdauung auswirken. Die Zellen, die den gesamten Magen-Darm-Trakt – von der Mundhöhle über Speiseröhre, Magen, Dünn- und Dickdarm bis zum After – auskleiden, weisen Rezeptoren für Östrogen und Progesteron auf. Diese beiden Hormone haben großen Einfluss auf die Verdauungsfunktion – zum Beispiel darauf, wie schnell der

Speisebrei durch Ihren Verdauungstrakt wandert und wie viel Flüssigkeit sich in Ihrem Bauch ansammelt. Deshalb leiden Sie vor oder während Ihrer Periode vielleicht immer wieder unter einem aufgeblähten Bauch, Verstopfung oder zu weichem Stuhlgang. Und deshalb fallen Ihnen in der Perimenopause und den Wechseljahren, wenn diese Hormonspiegel zuerst zu schwanken beginnen und schließlich abnehmen, vielleicht Veränderungen in diesem Muster auf: Möglicherweise haben Sie jetzt öfters mit Wasseransammlungen im Bauch, Blähungen und Verstopfung zu kämpfen als früher.

All das ist jedoch nicht nur auf Veränderungen Ihres Östrogen- und Progesteronspiegels zurückzuführen: Jedes hormonelle Ungleichgewicht hat Auswirkungen auf die Darmfunktion. Wenn Ihre Schilddrüse aus dem Gleichgewicht gerät, Ihr Cortisolspiegel aufgrund von Stress in die Höhe schießt oder Ihr Blutzucker- und Insulinspiegel Achterbahn fährt, wirkt sich das auch auf die Gesundheit Ihres Darms negativ aus und umgekehrt – denn der Darm ist unmittelbar an der Produktion, dem Stoffwechsel und der Umwandlung von Hormonen beteiligt. Ihre Darmgesundheit spielt für Ihre hormonelle Gesundheit eine sehr wichtige Rolle, und umgekehrt. Wenn man gegen einen kranken Darm nichts tut, können dadurch die verschiedensten chronischen Gesundheitsprobleme entstehen: entzündliche Darmerkrankungen, Autoimmunkrankheiten wie rheumatoide Arthritis oder Hashimoto, Diabetes, Angstzustände, Depressionen, Asthma und Ekzeme.

Und das ist ja auch kein Wunder, wenn man bedenkt, welch entscheidende Rolle unser Darm für so viele wichtige Körperfunktionen spielt.

Der Darm nimmt Nährstoffe auf. Mit »Nährstoffe« meine ich in diesem Zusammenhang weniger das, was Sie essen, sondern das, was Ihr Darm aus dieser Nahrung auch tatsächlich aufnehmen kann. Ein Liter Gemüsesaft oder eine Handvoll Nahrungsergänzungsmittel bringen Ihnen überhaupt nichts, wenn Ihr Körper nicht in der Lage ist, die darin enthaltenen Nährstoffe zu resorbieren.

Der Darm produziert und reguliert Hormone und Neurotransmitter, die sich auf Darmfunktion, Stimmung und fast alle Aspekte der Gesundheit auswirken (unter anderem Östrogene, Schilddrüsenhormone, Melatonin und Serotonin).

Der Darm wirkt sich auf den Östrogenspiegel aus. Ihr Darm produziert nicht nur die drei verschiedenen Östrogenarten (Östron, Östradiol und Östriol), sondern auch eine bestimmte Gruppe von Mikroben (das sogenannte Östrobolom), die überschüssiges Östrogen verstoffwechseln, seine schädlichen Nebenwirkungen abmildern und an seiner Ausscheidung aus dem Körper mitwirken. Ein unausgewogenes Östrobolom erhöht Ihr Risiko für eine Östrogendominanz, denn dann gelangt das überschüssige Östrogen direkt wieder in den Blutkreislauf hinein, statt Ihren Körper zu verlassen.

Der Darm beeinflusst die Stimmung. Ihr Darm spielt für Ihr emotionales Wohlbefinden eine sehr wichtige Rolle. Darm und Gehirn kommunizieren ständig miteinander. Ein kranker Darm kann ein Alarmsignal an Ihr Gehirn senden, das Stimmungsschwankungen, Angstgefühle und Traurigkeit hervorruft. Ein gestresstes, besorgtes Gehirn kann wiederum Bauchschmerzen, Übelkeit oder »Unruhe« im Bauch verursachen. Außerdem wird der »Glücksbotenstoff« Serotonin – einer der wichtigsten Neurotransmitter für unsere Stimmungsregulation – fast ausschließlich im Darm produziert. Wenn der Darm nicht genügend Serotonin herstellt, leidet darunter nicht nur Ihr Gehirn, sondern auch Ihre Stimmung. Ein niedriger Serotoninspiegel kann zu Angstzuständen und Depressionen führen.

Der Darm ist am Immunsystem beteiligt. Ihr Darm enthält 60 bis 80 Prozent Ihrer Immunzellen. Bei einem geschwächten Darm wird es Ihnen also schwerfallen, Infektionen und andere Erkrankungen abzuwehren. Ein geschwächtes Immunsystem öffnet Autoimmunkrankheiten (auch solchen, die die Schilddrüse angreifen) Tür und Tor.

Im Fokus: Serotonin

Serotonin sorgt für gute Laune – aber was Sie vielleicht nicht wissen: Dieser Neurotransmitter erfüllt auch wichtige Aufgaben in Ihrem Darm. Er beeinflusst zum Beispiel die Darmmotilität, also das Tempo, in dem der Speisebrei durch Ihren Körper wandert. Ein Zuviel an Serotonin führt dazu, dass er sich zu schnell bewegt, was zu weichem oder wässrigem Stuhl oder Durchfall führt. Bei zu wenig Serotonin kommt es zu Verstopfung. Serotonin reguliert aber auch die Ausschüttung von Verdauungssäften und hat Auswirkungen darauf, wie empfindlich Sie auf Schmerzen, Völlegefühl und Übelkeit reagieren. Erinnern Sie sich noch an Ihre letzte Lebensmittelvergiftung? Damals war es eine Flut von Serotonin, die Sie auf die Toilette trieb, um Ihren Darminhalt auszuscheiden und die Bakterien loszuwerden, die Sie krank gemacht hatten. Der größte Teil unseres Serotonins (über 90 Prozent) wird im Darm produziert. Ein gesunder Darm sorgt also für einen ausgeglichenen Serotoninspiegel, besseren Stuhlgang und bessere Laune.

Was passiert bei Verdauungsstörungen in Ihrem Körper?

Ärzte sind schnell bereit, uns ein Rezept auszustellen, und oft nehmen wir dann in unserer Verzweiflung tatsächlich Medikamente gegen unsere Verdauungsbeschwerden ein. Schließlich wollen wir diese unangenehmen, peinlichen Symptome so schnell wie möglich loswerden, oder etwa nicht? Doch da muss ich Sie leider enttäuschen: Für solche Probleme gibt es keine einfache Lösung. Es gibt kein Wundermittel, das man einfach nur »einzuwerfen« braucht; und Verdauungsstörungen lassen sich auch nicht über Nacht heilen. Die meisten Medikamente lindern lediglich die Symptome, statt das eigentliche Problem zu beheben. Für dauerhafte Gesundheit und nachhaltiges Wohlbefinden ist es besser, herauszufinden, welche hormonellen Ungleichgewichte hinter Ihrem Problem stecken, und diese Ursachen dann gezielt zu bekämpfen.

Niedriger Östrogenspiegel

In der Perimenopause kann der Östrogenspiegel stark schwanken, was zu körperlichen Beschwerden führt. Auf einen niedrigen Östrogenspiegel reagiert der Körper oft mit Verstopfung, trockenem, verhärtetem Stuhl, Blähungen und einem aufgetriebenen Bauch. Das kommt Frauen, die sich schon in den Wechseljahren befinden und bei denen der Östrogenspiegel bereits seinen stabilen, niedrigen Stand erreicht hat, wahrscheinlich nur allzu bekannt vor.

Eine der vielen Aufgaben von Östrogen besteht darin, den Spiegel des Stresshormons Cortisol niedrig zu halten, und sobald der Östrogenspiegel absinkt, steigt der Cortisolspiegel naturgemäß an. Dadurch verlangsamt sich der Verdauungsprozess (Ihrem Körper ist das Überleben stets wichtiger als die Verdauung!), und es dauert länger, bis die Nahrung aufgespalten und durch den Dickdarm transportiert ist. Dadurch können sich Gase im Darm ansammeln, die zu unangenehmen Blähungen und Darmwinden führen. Je länger Ihr Darminhalt im Dickdarm verbleibt, umso mehr Wasser entzieht ihm der Körper, und umso härter und trockener wird der Stuhl, sodass der Darm sich schwerer entleeren lässt.

Ein niedriger Östrogenspiegel verringert auch die Menge der von der Leber produzierten Gallenflüssigkeit. Diese Galle fördert die Verdauung und befeuchtet und schmiert den Dünndarm. Wenn nicht genügend Galle vorhanden ist, um den Stuhl in Bewegung zu halten, staut er sich im Darm an. Das führt zu einem aufgetriebenen Leib und Verstopfung – ein äußerst schmerzhaftes Duo! Und als ob das nicht schon schlimm genug wäre, leidet man bei zu wenig Galle auch stärker unter Blähungen und Darmwinden.

Niedriger Progesteronspiegel

Progesteron ist ein natürliches Muskelrelaxans. Bei einem hohen Progesteronspiegel sind die Muskeln locker, sodass sich die Abfallstoffe leicht durch Ihre »Rohrleitungen« hindurchbewegen können. Daher leiden viele Frauen direkt nach dem Eisprung, wenn der Progesteronspiegel niedrig ist (da er jetzt erst kurz vor seinem natürlichen Anstieg steht), unter Verstopfung. In der Perimenopause und den Wechseljahren sinkt der Progesteronspiegel ab. Dadurch verändert sich die Darmtätigkeit, und es kann vermehrt zu Verstopfungen oder aufgeblähtem Leib kommen.

Durcheinandergeratener Schilddrüsenhormonhaushalt

Schilddrüsenprobleme kommen bei Frauen in der Perimenopause und den Wechseljahren häufig vor. Oft steckt hinter Verdauungsproblemen ein durcheinandergeratener Schilddrüsenhormonhaushalt. Schilddrüsenhormone haben direkte Auswirkungen auf den Stoffwechsel und die Verdauung. Ein Zuviel an Schilddrüsenhormonen (Hyperthyreose) kann die Verdauung beschleunigen und zu Durchfall und Verdauungsstörungen führen, während ein Zuwenig (Hypothyreose) die Verdauung verlangsamt und Verstopfung, Bauchschmerzen und einen aufgeblähten Leib verursacht.

Mehreren wissenschaftlichen Untersuchungen zufolge erhöhen Schilddrüsenprobleme das Risiko für die Entstehung von Verdauungsstörungen wie Zöliakie oder entzündliche Darmerkrankungen. Eine der interessantesten neueren Erkenntnisse lautet, dass es Zusammenhänge zwischen einer Schilddrüsenunterfunktion und einer bakteriellen Überwucherung des Dünndarms (SIBO) gibt – das ist eine ernste Erkrankung, die Schmerzen und Durchfall verursacht und das Darmmikrobiom völlig durcheinanderbringt. Diese Untersuchung hat gezeigt, dass über die Hälfte (54 Prozent) aller Patienten mit einer Schilddrüsenunterfunktion gleichzeitig auch positiv auf SIBO getestet wurden. Wenn wir unsere Schilddrüse wieder in Ordnung bringen möchten, dürfen wir unseren Darm dabei also nicht aus den Augen verlieren!

Stress

Greifen auch Sie immer wieder zu einem Schokoriegel, einem Schälchen Eiscreme oder einem anderen zuckerhaltigen Snack, um Ihrem Körper mehr Energie zu liefern, wenn Sie gestresst sind? Und wie steht es mit Kaffee? Alkohol? Energydrinks? Zucker. Zucker. Zucker. Kohlenhydrate. Kohlenhydrate. Kohlenhydrate.

Wenn der Stress zu groß wird, schaltet unser Körper in den Fressmodus, um uns bei der Stressbewältigung zu helfen, damit wir uns wieder wohler fühlen. Aber warum? Weil wir jetzt einen erhöhten Cortisolspiegel haben, der uns sagt, dass wir in Gefahr sind und die Nahrung knapp wird. Hungermodus! Was tun wir also, wenn wir etwas Essbares sehen? Wir fangen sofort an zu essen! Wir haben Heißhunger auf zucker- und kohlenhydratreiche Lebensmittel, die uns einen Serotoninkick geben und unsere schlechte Laune vertreiben.

Das Problem ist nur, dass der Stress gleichzeitig auch unsere Kampf-oder-Flucht-Reaktion in Gang gesetzt und unser Verdauungssystem zugunsten der Bewältigung der unmittelbaren Gefahrensituation heruntergefahren hat. Unser Darm befindet sich also jetzt in einer Krise, weil seine Durchblutung und Motilität abgenommen haben. Wenn dann auch noch jede Menge Serotonin im Darm anflutet, führt das zu einer Vielzahl von Verdauungsproblemen. Mit der Zeit wird dadurch unsere Darmschleimhaut geschwächt, was den Darm durchlässiger macht. Und so kommt eine ganze Kettenreaktion in Gang …

Auch unser Darmmikrobiom wird durch Stress in Mitleidenschaft gezogen. Denn Stress verändert die Zusammensetzung der Darmbakterien und begünstigt das Wachstum ungesunder, krankheitserregender Bakterien wie *Escherichia coli*, Salmonellen und Pseudomonas, die unser Mikrobiom überfluten und die gesunden Darmbakterien verdrängen können. Zusätzlich wird die Darmflora aber auch durch schlechten Schlaf geschädigt, und wir alle wissen, wie schwierig es ist, nachts zur Ruhe zu kommen, wenn wir gestresst sind. In einer wissenschaftlichen Untersuchung war bereits nach zwei Nächten mit nur vier Stunden Schlaf eine Zunahme der Anzahl an Bakterien festzustellen, die mit Gewichtszunahme, Fettleibigkeit und Typ-2-Diabetes in Zusammenhang stehen. Der Körper reagiert schnell!

Doch das ist leider noch nicht alles: Normalerweise schützt uns die Magensäure vor Infektionen und Lebensmittelvergiftungen, indem sie schädliche Bakterien abtötet, bevor diese in den

Dünndarm gelangen. Durch Stress kann die Produktion von Magensäure jedoch abnehmen, was Sie anfälliger für Darminfektionen macht. Außerdem geht eine zu geringe Magensäureproduktion mit einer verminderten Ausschüttung von Verdauungsenzymen einher, die für die Verarbeitung und Verwertung unserer Nahrung zuständig sind. Verdauungsenzyme werden von der Bauchspeicheldrüse in den Dünndarm abgegeben, um Eiweiße, Fette und Kohlenhydrate aus der Nahrung aufzuspalten. Genau wie unser gesamtes Verdauungssystem funktionieren diese Enzyme nur dann gut, wenn sie sich in einem harmonischen Gleichgewicht befinden. Eine Abnahme dieser Enzyme erschwert die vollständige Verdauung Ihrer Mahlzeiten und die Nährstoffaufnahme, fördert das Wachstum »schlechter« Darmbakterien und verursacht Blähungen, einen aufgetriebenen Leib und Verdauungsstörungen. Da sind sie ja schon wieder, diese peinlichen Verdauungsbeschwerden!

Unser Darm reagiert *sehr* empfindlich auf Stress – die enge Verbindung zwischen Darm und Gehirn ist keine Erfindung! Ihren Stress in den Griff zu bekommen sollte für eine gute Verdauung und ein ausgewogenes Hormonsystem daher absolute Priorität haben.

Ernährung mit einem hohen Anteil an verarbeiteten und entzündungsfördernden Lebensmitteln

Der Verzehr von wertlosen verarbeiteten Lebensmitteln, die unter anderem raffiniertes Weißmehl, Mais, Zucker und teilweise gehärtete Öle enthalten, verändert Ihr Darmmikrobiom, fördert die Durchlässigkeit Ihres Darms und heizt Entzündungsprozesse an. Industriell hergestellte Samenöle – jene stark verarbeiteten Öle aus Sojabohnen, Mais, Raps (der Quelle von Rapsöl), Baumwoll- und Distelsamen – stecken oft als unerkannte Übeltäter hinter Darmentzündungen und dem Wachstum ungesunder Darmbakterien. Auch künstliche Süßstoffe, Lebensmittelzusatzstoffe und Konservierungsmittel haben eine toxische Wirkung. Die typische US-amerikanische Ernährung mit ihrem hohen Anteil an raffiniertem Zucker, raffinierten Kohlenhydraten und Alkohol heizt diese tief im Inneren Ihres Darms lauernden Infektionen zusätzlich an und fördert eine Überbesiedelung des Darms mit schädlichen Mikroorganismen wie Candida und SIBO. Hefepilze und Bakterien leben von Zucker! Die Lebensmittel, von denen wir uns heutzutage hauptsächlich ernähren, können großen Schaden anrichten.

Der Verzehr von Lebensmitteln, die unser Körper nicht gut verträgt, ist eine weitere Entzündungsursache. Bestimmte Lebensmittel lösen nämlich nicht nur im Darm, sondern im ganzen Körper Entzündungsreaktionen aus, die sich in Gelenkschmerzen, Gehirnnebel, ja sogar Kopfschmerzen und Migräne äußern können. Bei einer Lebensmittelunverträglichkeit treten diese Symptome normalerweise schon innerhalb weniger Stunden nach dem Verzehr des problematischen Lebensmittels auf. Der Eintritt der Symptome kann sich jedoch um bis zu 48 Stunden verzögern, und sie können stunden- oder gar tagelang anhalten. Das macht es besonders schwierig, dahinterzukommen, welches Lebensmittel an der unerwünschten Reaktion schuld ist. Am häufigsten kommen Nahrungsmittelunverträglichkeiten gegen Milchprodukte, Eier,

Mais, Soja, Gluten, Zucker, Erdnüsse, Koffein und Nachtschattengewächse (Auberginen, weiße Kartoffeln, Goji-Beeren, Chilischoten, Paprika und Tomaten) vor.

Eine der besten Methoden, um herauszufinden, ob Sie an einer Nahrungsmittelunverträglichkeit leiden, ist die Durchführung des 21-Tage-Hormonumstellungsprogramms in Teil III dieses Buches, wobei Sie Ihre Fortschritte anhand des Ernährungstagebuchs (siehe Seite 248) verfolgen können. Im Rahmen dieses Programms werden Sie bestimmte Lebensmittel von Ihrem Speisezettel streichen, diese dann schrittweise wieder einführen und dabei Ihre Symptome beobachten, um festzustellen, welches Lebensmittel Ihnen Probleme bereitet.

Darauf zu achten, was Sie essen, ist der erste Schritt, um die Kontrolle über Ihr Verdauungssystem zurückzugewinnen. Der Verzicht auf verarbeitete Lebensmittel und Produkte, die Sie nicht vertragen, bei gleichzeitiger Ernährung mit vorwiegend pflanzlicher Vollwertkost, die viele Ballaststoffe und viel Eiweiß aus Produkten von grasgefütterten Tieren enthält, trägt zu einer dauerhaft gesunden Darmfunktion bei. Denn durch eine solche Ernährung fördern Sie die Entstehung eines gesunden Mikrobioms, beugen einer Undichtigkeit Ihres Darms vor und sorgen für eine gute Nährstoffaufnahme.

Darminfektionen

Es gibt viele verschiedene Arten von Bakterien, Viren und Parasiten, die Ihre Verdauung beeinträchtigen und unangenehme Beschwerden wie beispielsweise krampfartige Bauchschmerzen, Durchfälle, Übelkeit und Erbrechen hervorrufen können. Ein undichter Darm mit ungesundem Mikrobiom ist besonders anfällig für Probleme.

Candida – eine Überbesiedelung des Darms mit dem Hefepilz *Candida albicans* – ist eines der häufigsten Probleme, die es gibt, da Hefepilze noch lange nach ihrer Behandlung in den Fortpflanzungsorganen verbleiben können. Wenn Sie also oft unter vaginalen Hefepilzinfektionen leiden, die einfach nicht abklingen wollen, lauern die lästigen Pilze wahrscheinlich auch in Ihrem Darm. Denn leider kann eine ganz normale Antibiotikatherapie sowohl die gesunden als auch die ungesunden Darmbakterien abtöten. Daher sollte man während einer Antibiotikatherapie Probiotika und fermentierte Lebensmittel mit gesunden Bakterien zu sich nehmen – das kann dazu beitragen, dass sich dieser Teufelskreis nicht ewig fortsetzt.

Eine anderes ernstes Problem ist die bakterielle Überwucherung des Dünndarms (SIBO), bei der »gesunde« Bakterien, die normalerweise im Dickdarm vorkommen, sich im Dünndarm auszubreiten beginnen, wo sie sich von Kohlenhydraten ernähren und eine übermäßige Gasbildung – Aufstoßen, Blähungen und aufgetriebenen Leib – verursachen.

Andere unerwünschte Bakterien sind *Escherichia coli* und Salmonellen, Noroviren (die weltweit häufigste Ursache von Lebensmittelinfektionen), Rotaviren und die Parasiten Giardia und Kryptosporidiose. Diese Eindringlinge wirken sich negativ auf die Zusammensetzung Ihres Darmmikrobioms aus, fördern die Entstehung eines undichten Darms und versetzen Ihr Immunsystem in höchste Alarmbereitschaft.

Giftstoffe

Sie sind allgegenwärtig und stellen ebenfalls eine große Belastung für unseren Darm dar. Umweltgifte wie BPA und Phthalate führen zu Entzündungsprozessen im Darm und zur Vermehrung schädlicher Darmbakterien und können den Darm undicht machen.

Viele Menschen betrachten Antibiotika nicht als Giftstoffe, für unser Darmmikrobiom sind sie jedoch tatsächlich pures Gift. Ärzte greifen schnell zum Rezeptblock, um eine lästige Infektion mit Antibiotika zu bekämpfen – und seien wir ehrlich: Auch wir selbst verlangen oft nur allzu begierig nach einer schnellen Lösung in Tablettenform. Aber ein übermäßiger Antibiotikaeinsatz führt dazu, dass Bakterien gegen die positiven Wirkungen solcher Medikamente resistent werden, und oft werden Antibiotika eigentlich auch gar nicht gebraucht. Erschreckenderweise ist laut Angaben der amerikanischen Seuchenschutzbehörde CDC nur eine von drei Antibiotikaverschreibungen medizinisch notwendig. Antibiotika bekämpfen zwar schädliche Krankheitskeime, töten aber gleichzeitig auch die »guten« Bakterien im Darm ab und zerstören damit das gesunde, ausgewogene Darmmikrobiom. Jetzt ist unsere Darmflora geschwächt, wir leiden unter unangenehmen Symptomen und sind außerdem anfällig für Angriffe durch weitere Viren und Bakterien. So ein schnelles Rezept kann tatsächlich mehr schaden als nützen! Und vergessen Sie auch nicht die vielen Antibiotika, die wir regelmäßig über Fleisch und Milchprodukte aus konventionellem Anbau zu uns nehmen.

Was können Sie für einen gesunden Darm tun?

Es sollte klar sein, dass wir alles Menschenmögliche für eine gesunde Funktion unseres gesamten Verdauungssystems tun sollten. Stressabbau, eine gesündere Ernährung und die Vermeidung von Giftstoffen sind ein absolutes Muss. Die im Folgenden beschriebenen ätherischen Ölmischungen, Nahrungsergänzungsmittel, Pflanzenheilmittel und Selbstfürsorgerituale wurden speziell für die Wiederherstellung Ihrer Darmgesundheit entwickelt. Nutzen Sie diese Behandlungsmaßnahmen in Kombination mit dem Hormonumstellungsprogramm in Teil III dieses Buches, um Übelkeit zu lindern, einen gereizten Darm zu beruhigen und Ihre Verdauung wieder ins Gleichgewicht zu bringen!

Die fünf besten ätherischen Öle für einen gesunden Darm

1. Pfefferminze
2. Ingwer
3. Fenchel
4. Kardamom
5. Gewürznelke

Ätherische Ölmischungen

Roll-on-Ölmischungen

Roll-on-Mischung »Glücklicher Darm«

6 Tropfen Ingweröl
6 Tropfen Fenchelöl
5 Tropfen Pfefferminzöl
5 Tropfen Nelkenöl
Trägeröl nach Wahl
Für eine gesunde Verdauungsfunktion über den Unterbauch rollen.

Roll-on-Mischung »Zu viel gegessen?«

10 Tropfen Pfefferminzöl
10 Tropfen Fenchelöl
Trägeröl nach Wahl
Über den Unterbauch rollen, um Verdauungsbeschwerden zu lindern.

Roll-on-Mischung gegen Blähungen

10 Tropfen Pfefferminzöl
5 Tropfen Fenchelöl
5 Tropfen Kardamomöl
Trägeröl nach Wahl
Über den Bauch rollen; hilft gegen Blähungen und einen aufgetriebenen Leib.

Roll-on-Mischung für einen besseren Stuhlgang

7 Tropfen Kardamomöl
7 Tropfen Ingweröl
5 Tropfen Pfefferminzöl
Trägeröl nach Wahl
Über den Bauch rollen; verhilft zu einem regelmäßigen Stuhlgang.

Nahrungsergänzungsmittel und Pflanzenheilmittel für einen gesünderen Darm

Wie Sie sich sicherlich denken können, hängt die Gesundheit Ihres Darms in erster Linie von Ihrer Ernährung ab. Im Hormonumstellungsprogramm in Teil III werde ich noch viel ausführlicher darauf eingehen, wie Sie sich ernähren sollten, um Entzündungsprozesse einzudämmen, Ihren Darm zu schützen und Ihren allgemeinen Gesundheitszustand zu verbessern.

Doch mit den richtigen Nahrungsergänzungs- und Pflanzenheilmitteln können Sie jetzt gleich etwas für eine gesunde Verdauung tun. Zusätzlich zu den Nahrungsergänzungsmitteln, die ich in meinem »Täglichen Basisprogramm für einen gesunden Hormonhaushalt« und dem Zusatzprogramm »Gesunder Darm« im Rahmen des 21-Tage-Hormonumstellungsprogramms (Seite 242) allen Frauen empfehle, finden Sie hier noch ein paar weitere Anregungen zur Verbesserung Ihrer Darmgesundheit.

Nahrungsergänzungsmittel

Ballaststoffe

Einnahme: 30 g/Tag

Die meisten Frauen, die sich in der Peri/Menopause befinden, nehmen weniger als die Hälfte der Ballaststoffe zu sich, die sie pro Tag eigentlich brauchen würden. Ballaststoffe sorgen für eine regelmäßige Verdauung, reinigen Ihren Darm von Giftstoffen und spielen für die Ernährung Ihres Mikrobioms eine sehr wichtige Rolle: Nur mithilfe von Ballaststoffen können Sie Ihre Darmflora in einem harmonischen Gleichgewicht halten. Ballaststoffe in Smoothies einzurühren ist eine einfache Methode, um dafür zu sorgen, dass Ihr Darm auch wirklich alles bekommt, was er braucht! Essentially Whole® Pure Daily Fiber ist mein Lieblings-Ballaststoffpräparat, weil es keine Blähungen und keinen aufgetriebenen Bauch verursacht, wie das bei Ballaststoffpulvern leider so häufig der Fall ist.

Zink

Einnahme: 30 mg/Tag

Zink ist ein Mineralstoff, der für viele Körpersysteme – vor allem aber für die Aufrechterhaltung einer gesunden Darmbarriere – eine wichtige Rolle spielt. Wenn Sie an einem undichten Darm oder an Morbus Crohn leiden, ist Zink wissenschaftlichen Untersuchungen zufolge ein wirksames Mittel zur Stärkung Ihrer Darmwände: Durch Einnahme dieses Mineralstoffs können Sie Ihre Beschwerden lindern und etwas für einen gesünderen Darm tun.

NAC (N-Acetylcystein)

Einnahme: 1800 mg/Tag

Das Nahrungsergänzungsmittel NAC liefert Ihrem Körper die Aminosäure Cystein, die in eiweißreichen Lebensmitteln enthalten ist. Dabei handelt es sich um ein starkes Antioxidans, das gegen Zellschäden hilft und für ein gesundes Immunsystem sorgt. NAC stärkt die Entgiftungswege Ihres Körpers, bekämpft Entzündungsprozesse und schützt die Leber vor Schäden durch Giftstoffe oder überschüssige Hormone. Außerdem baut es Biofilme im Darm ab, verbessert die Insulinempfindlichkeit und unterstützt Ihr Immunsystem in seiner Funktion.

Vitamin D

Einnahme: 4000–5000 IE/Tag

Vitamin D hat starke entzündungshemmende Eigenschaften und wirkt sich positiv auf die Gesundheit Ihres Darms aus. Menschen mit höherem Vitamin-D-Spiegel leiden seltener an Reizdarm, Morbus Crohn und anderen Magen-Darm-Erkrankungen. Außerdem erhält Vitamin D Ihr Mikrobiom gesund, das unter anderem einen wichtigen Einfluss auf Ihr Immunsystem, Ihre Hormone und die Gesundheit Ihres Gehirns hat.

Pflanzenheilmittel

Aloe vera

Einnahme: 300 mg zweimal täglich

Aloe vera enthält viele lebenswichtige Nährstoffe, Antioxidanzien und außerdem Vitamin A, C und E. Mit diesem natürlichen Heilmittel können Sie eine ganze Menge für Ihren Darm tun! Es beruhigt den Darm und bringt ihn wieder in ein harmonisches Gleichgewicht, indem es für eine gesunde Darmschleimhaut und eine ausgewogene Darmflora sorgt; denn beides kann durch Entzündungsprozesse, einen undichten Darm und falsche Ernährung beeinträchtigt werden. Außerdem hilft dieses Mittel gegen Verstopfung, indem es den Wassergehalt in Ihrem Darm erhöht. Wenn Sie unter einer übermäßigen Candidabesiedelung des Darms oder einem Reizdarmsyndrom leiden, können Sie Ihre Beschwerden durch Aloe vera auf natürliche Weise in den Griff bekommen.

Ulmenrinde

Einnahme: dreimal täglich 1–3 TL Pulver, in Kräutertee oder Wasser eingerührt

Ulmenrindenpulver ist ein weiteres wirksames Mittel zur Bekämpfung von Entzündungsprozessen: Es hilft gegen Verstopfung und einen aufgeblähten Bauch und lindert Verdauungsbeschwerden. Wenn Sie an einem Reizdarmsyndrom oder häufiger Verstopfung leiden, ist Ulmenrinde ein wirksames Mittel gegen Ihre Beschwerden und für eine regelmäßigere Verdauung.

Eibischwurzel

Einnahme: 2 g dreimal täglich

Die Eibischwurzel lindert Entzündungsprozesse im Darm und ist ein wirksames Mittel zur Unterstützung der Verdauung. Dieses Mittel hilft nachweislich gegen Beschwerden und Geschwüre im Verdauungstrakt und fördert eine regelmäßige Verdauung: Es lindert sowohl Durchfall als auch Verstopfung, macht Ihre Darmzellen wieder funktionsfähig und sorgt für eine gesunde Schleimschicht im Darm, sodass der Speisebrei besser hindurchgleiten kann und Beschwerden – vor allem bei Colitis ulcerosa oder Morbus Crohn – gelindert werden.

Ingwer

Einnahme: 2 Kapseln getrockneter Ingwer (1 g/Kapsel) zweimal täglich

Ingwer ist eine der bekanntesten pflanzlichen Verdauungshilfen, die es gibt. Er hat eine starke antioxidative und entzündungshemmende Wirkung und setzt daher bei den Ursachen Ihrer Darmprobleme an, während seine beruhigenden Eigenschaften gleichzeitig Übelkeit und Magenverstimmungen lindern. Chronische Verdauungsstörungen sind oft darauf zurückzuführen, dass sich der Magen zu langsam entleert. Ingwer beschleunigt die Magenentleerung und kann daher gegen solche Beschwerden helfen.

Löwenzahn *(Taraxacum officinale)*

Einnahme: Die Dosierung hängt von der Art des Nahrungsergänzungsmittels ab, das Sie einnehmen.

Obwohl die meisten von uns Löwenzahn für ein Unkraut halten, spielt er für die Gesundheit unseres Verdauungssystems eine wichtige Rolle. Die Löwenzahnwurzel enthält einen Ballaststoff, der sich sehr positiv auf das Mikrobiom auswirkt und gegen Verstopfung hilft. Außerdem ist sie reich an Polyphenolen und Antioxidanzien, die Ihre Zellen gesund erhalten und Entzündungsprozesse eindämmen. Löwenzahn enthält chemische Substanzen, die die Insulinsensitivität verbessern und sich positiv auf die Leberfunktion auswirken, sodass Ihr Körper seine Nahrung wieder besser verdauen und als Brennstoff für die Zellen nutzen kann. Und wenn Sie während Ihres Zyklus unter einem aufgetriebenen Bauch leiden, ist diese Heilpflanze genau das Richtige für Sie, da sie gegen Flüssigkeitsansammlungen im Körper hilft.

Es gibt viele Möglichkeiten, Löwenzahn einzunehmen: in Form von Kapseln, Tabletten, Tinkturen, Tees, ja sogar als Löwenzahnwurzel-Kaffee.

Bitte beachten: Löwenzahn gehört zur Familie der Korbblütler. Wenn Sie gegen solche Gewächse allergisch sind, ist bei der Einnahme Vorsicht geboten.

Mariza Snyders Rituale und Behandlungsprotokolle für einen ausgewogenen Hormonhaushalt

Verdauungsmassageritual

Alle Roll-on-Ölmischungen in diesem Kapitel eignen sich gut für eine sanfte Verdauungsmassage um den Bauchnabel herum, obwohl man dabei am besten mit Pfefferminzöl beginnen sollte. Oder experimentieren Sie einfach ein bisschen, um einzelne Öle und Ölmischungen zu finden, die sich am besten für Ihre Bedürfnisse eignen. Sie brauchen nicht erst zu warten, bis es Ihnen schlecht geht, um es morgens oder abends im Bett einmal mit einer Verdauungsmassage zu versuchen! Man kann die Verdauung von der Speiseröhre über die Luftröhre bis hin zum Dickdarm unterstützen. Massieren Sie die Öle mit sanften kreisenden Bewegungen in die Haut rund um Ihren Bauchnabel ein und legen Sie zum Schluss eine warme feuchte Kompresse auf, damit die Öle noch tiefer in Ihren Körper einziehen.

Rizinusölpackung für den Darm

Rizinusölpackungen sind ein wirksames Mittel, um die Gesundheit Ihres Verdauungssystems nachhaltig zu unterstützen. Die in dem Öl enthaltene Ricinolsäure kann den Darm beruhigen, während die Undecylensäure gegen Pilzerkrankungen und andere potenzielle Infektionen des Verdauungssystems hilft. Auch Beckenschmerzen und Krämpfe jeglicher Art lassen sich durch Rizinusöl lindern, vor allem in Kombination mit ätherischen Ölen, da beide Öle über die Haut aufgenommen werden können. Wenden Sie Rizinusölpackungen zwei- bis dreimal pro Woche jeweils bis zu 90 Minuten lang an und legen Sie zwischendurch stets einen Ruhetag ein. (Bitte beachten: Rizinusölpackungen können Menstruationsblutungen verstärken.)

Trinken Sie Verdauungstees!

Pflanzenheilkundler empfehlen schon seit Jahrhunderten Tinkturen und Tees zur Beruhigung eines durcheinandergeratenen Verdauungssystems. Falls Sie diese köstlichen Alternativen zu Wasser noch nicht ausprobiert haben, sollten Sie das jetzt unbedingt nachholen! Verdauungstees tragen zur Flüssigkeitsversorgung des Körpers bei und halten auf diese Weise den Stuhl weich. Außerdem haben diese Tees einen hohen Gehalt an Antioxidanzien, Polyphenolen und anderen pflanzlichen Inhaltsstoffen, die sich positiv auf die Darmflora auswirken.

Wenn Sie diese Tees jeden Tag zu einem bestimmten Zeitpunkt trinken, können Sie sich körperlich und geistig auf diesen festen Bestandteil Ihres Verdauungsprogramms einstellen. Ich empfehle, mehrere Tees auszuprobieren, um den für Sie am besten geeigneten zu finden. Meine Favoriten sind Ingwertee, Grüntee, Kamillentee, Pfefferminztee, Löwenzahntee (nicht bei Korbblütler-Allergie), Fenchel-, Tulsi- und Pu-Erh-Tee.

Kapitel 11

GEHIRNNEBEL UND EINGESCHRÄNKTE KOGNITIVE FUNKTION

Candace war 48 Jahre alt, als sie zu mir kam, weil es ihr schwerfiel, sich bei Präsentationen am Arbeitsplatz zu konzentrieren und sich ganze Sätze einzuprägen. Sie arbeitete als Projektmanagerin in einem Fortune-500-Unternehmen und hatte das Gefühl, allmählich nicht mehr mit ihren Kollegen mithalten zu können. Lange Zeit war immer sie diejenige gewesen, die mehrere Projekte gleichzeitig leitete und sich niemals eine Pause gönnte. »Es ist, als würden mir plötzlich die Worte fehlen. Das ist mir früher nie passiert, und jetzt kommt es mindestens einmal pro Woche vor. Ich *muss* mein Gehirn wieder auf Vordermann bringen. Ich schlafe zwar nicht schlecht, aber auch nicht besonders gut und muss an den meisten Wochentagen ziemlich lange arbeiten. Wenn ich meine familiären und beruflichen Verpflichtungen unter einen Hut bringen will, muss dabei zwangsläufig irgendetwas zu kurz kommen – und das ist dann eben meistens der Schlaf. Ich nehme ein paar Nahrungsergänzungsmittel ein, aber ich trinke auch Kaffee, um den Tag zu überstehen. Ist das alles vielleicht zu viel für mich? Wie kann ich meinen Zeitplan und meine Prioritäten ändern?«

Candace litt unter Gehirnnebel, und ihr Progesteronspiegel war niedrig, weil sie sich in der Perimenopause befand. Auch ihr Cortisolspiegel war morgens und nachmittags zu niedrig. Ich empfahl ihr Folgendes:

- Sechs Nahrungsergänzungsmittel zur täglichen Einnahme: ein Multivitaminpräparat, 2 Kapseln Essentially Whole® Adrenal Love, 400 Milligramm Magnesiumglycinat, 15 Milligramm Zink, 500 Milligramm Rosenwurz und 2000 Milligramm Omega-3-Fettsäuren, um ihr Stressniveau zu senken und ihre Gehirnfunktion zu verbessern.
- Das 21-Tage-Hormonumstellungsprogramm zur Elimination von Lebensmitteln, die Gehirnnebel und Entzündungsprozesse verursachen können, und zur Unterstützung einer gesunden Veränderung ihres Hormonhaushalts.
- Zum Frühstück oder Mittagessen zusätzlich einen grünen Smoothie mit sechs bis neun Gramm Maca trinken.
- Ihre Flüssigkeitszufuhr erhöhen, indem sie stets eine Halbliter-Wasserflasche bei sich trägt und diese am Arbeitsplatz zwei- bis dreimal nachfüllt.

- Ihren Kaffee durch grünen Tee ersetzen und auf Snacks am Nachmittag verzichten. Das L-Theanin in grünem Tee baut Stress ab, ohne einschläfernd zu wirken.
- Bei Nachmittagstiefs soll sie jede Stunde die Roll-on-Mischung »Sofortige Gehirnpower« (Seite 176) auftragen oder belebende ätherische Öle wie Pfefferminze und Grapefruit im Diffuser vernebeln.
- Ein 20-minütiges Abendritual einschließlich einer Schlafmeditation vor dem Zubettgehen, um besser abschalten zu können.
- Jeden Morgen mit einer fünfminütigen Meditation beginnen und die Roll-on-Mischung »Morgens voller Energie erwachen« (Seite 121) auftragen, um Stress abzubauen und mit einem klaren Kopf in den Tag zu starten.

Schon nach ungefähr einem Monat war Candace wieder topfit. Ihr Erinnerungsvermögen bei der Arbeit verbesserte sich erheblich. Sie hatte ihren Tagesablauf umgestellt, um genügend Zeit für ein Morgen- und Abendritual zu haben, und diese Rituale halfen ihr sehr. An Tag 19 meines Programms hatte sie bereits vier Kilo abgenommen, und sie hatte auch wieder mehr Energie – vor allem, nachdem sie während des Arbeitstags immer wieder dreiminütige Minipausen mit der Roll-on-Mischung »Morgens voller Energie erwachen« eingelegt hatte. Ich fragte sie nach ihrem Allgemeinbefinden. »Ich wusste gar nicht, dass Gehirnnebel durch Entzündungsprozesse entsteht«, meinte sie. »Ich habe das Gefühl, dass all der Kaffee, die Schokoriegel und das zu hastige Essen zu meinen Konzentrationsstörungen beigetragen haben. Die Umstellung auf eine gesündere Ernährung hat mir enorm geholfen. Außerdem schlafe ich jetzt auch besser. Und nicht zuletzt bringen mir natürlich auch die Öle, die ich den ganzen Tag über anwende, eine ganze Menge. Warum habe ich nicht schon früher davon gewusst? Die kleinen Pausen, die ich mir mit den Ölen gönne, machen mich richtig wach. Ich trage meine Ölmischung ›Morgens voller Energie erwachen‹ vor allen Meetings und Präsentationen auf und bin seitdem viel konzentrierter und klarer im Kopf.«

Wie entsteht Gehirnnebel?

Sie betreten einen Raum und haben in diesem Moment vergessen, was Sie gerade tun wollten. Sie schalten bei Sitzungen oder wichtigen Gesprächen plötzlich ab oder vergessen bestimmte Wörter, obwohl sie Ihnen auf der Zunge liegen. Sie erkennen das Gesicht einer Person, können sich aber nicht an ihren Namen erinnern. Gedächtnisprobleme, Konzentrationsschwierigkeiten, eine verkürzte Aufmerksamkeitsspanne und ganz allgemein das Gefühl, nicht mehr so scharf denken zu können – all das fällt unter den Begriff »Gehirnnebel«. Viele Frauen klagen während der Perimenopause und der Wechseljahre über dieses Problem. Die meisten von ihnen haben panische Angst, dass dies erste Anzeichen für eine Demenz (zum Beispiel die Alzheimer-Krankheit, eine der häufigsten Demenzerkrankungen) sein könnten. Beruhigen Sie sich: Das ist – selbst bei familiärer Vorbelastung – nur sehr selten der Fall.

Bis zu einem gewissen Grad sind Gedächtnisprobleme altersbedingt. Denn wenn der Körper altert, verändern sich auch die Blutgefäße und die Gehirnzellen oder Neuronen, die das Gehirn für die Informationsübermittlung braucht: Sie kommunizieren dann nicht mehr so gut miteinander, was zu einer (allerdings nur leichten) Verlangsamung der Gehirnfunktion führt. Es kann sein, dass Sie jetzt ein bisschen länger brauchen, um sich an Informationen zu erinnern, etwas Neues zu lernen oder Ablenkungen auszublenden. Aber das bedeutet noch lange nicht, dass wir im Alter mit einer erheblichen Abnahme unserer Gedächtnisfunktion oder unserer kognitiven Fähigkeiten rechnen müssen, wenn wir darauf achten, unseren Körper und unser Gehirn gesund zu erhalten. Dabei handelt es sich um eine »Use it or lose it«-Situation, und auch Lebensstilfaktoren haben einen sehr wichtigen Einfluss auf unser Denkvermögen.

Das Gleiche gilt übrigens auch für bestimmte Hormone, vor allem Östrogen und Progesteron. Daher klagen ungefähr 60 Prozent aller Frauen in mittleren Jahren über Konzentrationsstörungen und andere kognitive Probleme. Dieser Prozentsatz steigt während der Perimenopause aufgrund der Schwankungen des Östrogenspiegels und der Abnahme des Progesteronspiegels weiter an. Die Fähigkeit, sich an Wörter zu erinnern – das verbale Gedächtnis –, nimmt mit dem Absinken der Hormonspiegel immer mehr ab. Und die anderen Beschwerden, die mit diesen hormonellen Veränderungen einhergehen (beispielsweise Hitzewallungen, nächtliche Schweißausbrüche und Schlafstörungen) führen zu schlechtem Schlaf und Müdigkeit – zwei Problemen, die bekanntlich unser Denken vernebeln, egal in welchem Alter. Auch Stimmungsprobleme wie beispielsweise Angstzustände und Depressionen, für die Frauen in dieser Übergangsphase ebenfalls ein erhöhtes Risiko haben, erschweren es Ihnen jetzt vielleicht, sich zu konzentrieren, neue Informationen zu verarbeiten und sich geistig fit zu fühlen.

Aber es gibt auch eine gute Nachricht: Gehirnnebel kann man auf natürliche Weise behandeln, und er muss auch nicht unbedingt ein dauerhaftes Problem sein. Einer wissenschaftlichen Untersuchung zufolge leiden Frauen im ersten Jahr der Menopause am stärksten unter Gehirnnebel, der sich aber dann mit der Zeit wieder bessert. Bemühen Sie sich um einen Lebensstil, der Ihren Hormonhaushalt ins Gleichgewicht bringt und gleichzeitig Ihren Geist aktiv hält! Dann wird sich der Nebel mit der Zeit bestimmt wieder lichten.

Anzeichen für Gehirnnebel und Demenz im Vergleich

Anzeichen für Gehirnnebel	Anzeichen für eine Demenz
Sie vergessen manchmal, wo Sie Ihre Schlüssel oder Ihre Brille hingelegt haben, finden sie aber später wieder.	Sie verlieren immer wieder Gegenstände und finden sie nicht wieder.
Hin und wieder vergessen Sie eine Verabredung oder betreten einen Raum und wissen anschließend nicht mehr, was Sie dort wollten.	Sie vergessen, wie man etwas tut, was Sie schon oft getan haben, zum Beispiel Rechnungen zu bezahlen oder sich anzuziehen.

Anzeichen für Gehirnnebel	Anzeichen für eine Demenz
Sie sind in der Lage, sich an solche Fälle von Vergesslichkeit zu erinnern und diese zu beschreiben.	Sie können sich nicht mehr an bestimmte Situationen erinnern, in denen Ihr Gedächtnisverlust zu Problemen geführt hat, oder diese beschreiben.
Sie lassen sich leicht ablenken oder es fällt Ihnen schwer, in einem Gespräch das richtige Wort oder den richtigen Namen zu finden.	Sie sind nicht in der Lage, ein normales Gespräch zu führen. Sie vergessen oft Wörter, verwenden diese falsch oder verkürzen sie und wiederholen in ein und demselben Gespräch immer wieder die gleichen Sätze und Geschichten.
Ihr Urteilsvermögen und Ihre Entscheidungsfähigkeit sind unverändert.	Sie leiden ständig an einem eingeschränkten Urteilsvermögen; es fällt Ihnen schwer, Entscheidungen zu treffen, und Sie verhalten sich sozial unangemessen.

Im Gegensatz zum Gehirnnebel – einem typischen Symptom der Peri/Menopause – werden Demenzerkrankungen wie beispielsweise Alzheimer mit der Zeit immer schlimmer. Suchen Sie sofort einen Arzt auf, wenn Sie bei sich oder einem Angehörigen Anzeichen von Demenz feststellen.

Was passiert bei kognitiven Problemen in Ihrem Körper und Ihrem Gehirn?

Um optimal funktionieren zu können, braucht Ihr Gehirn ein ausgewogenes hormonelles Gleichgewicht – und damit meine ich nicht nur Östrogen und Progesteron. Wenn zum Beispiel Ihr Cortisol-, Insulin- und Schilddrüsenhormonhaushalt aus dem Gleichgewicht gerät, dürfte es Ihnen schwerfallen, einen klaren Kopf zu behalten. Da unsere täglichen Gewohnheiten für unsere kognitive Funktion eine so wichtige Rolle spielen, gibt es verschiedene mögliche Ursachen für Gehirnnebel. Einige der Hauptübeltäter habe ich unten aufgelistet. Doch grundsätzlich stellt alles, was Entzündungen im Körper verursacht, eine Gefahr dar. Denn chronische Entzündungsprozesse bringen nicht nur den Hormonhaushalt durcheinander, sondern können auch Lücken in der Blut-Hirn-Schranke verursachen, durch die Giftstoffe ins Gehirn eindringen, sodass sich dort womöglich Entzündungen ausbreiten. Und was passiert dann? Sie leiden unter Gehirnnebel!

Niedriger Östrogenspiegel

Das Hormon Östrogen ist für Lernprozesse und für unser Gedächtnis von großer Bedeutung: Im Gehirn sitzen jede Menge Östrogenrezeptoren. Viele davon befinden sich im Hippocampus und im präfrontalen Kortex, also in Hirnregionen, die für das Kurzzeitgedächtnis, das verbale Gedächtnis (Abrufen von Wörtern), für Planung und Entscheidungsfindung zuständig sind.

Wenn diese Rezeptoren aufgrund von Schwankungen der Östrogenproduktion in der Perimenopause und aufgrund niedrigerer Östrogenspiegel in den Wechseljahren nicht mehr ausreichend mit diesem Hormon versorgt werden, treten die typischen Symptome auf: Gedächtnislücken – Entscheidungsfindungsprobleme – Schwierigkeiten, Informationen zu einem logischen Ganzen zusammenzufügen oder sich an das Wort zu erinnern, das einem auf der Zunge liegt. Östrogen trägt auch dazu bei, den Blutfluss zu den Hirnregionen zu lenken, die ihn benötigen.

Frauen, denen vor der Menopause die Eierstöcke entfernt worden sind, haben ein fast doppelt so hohes Risiko für die Entstehung kognitiver Probleme, wobei dieses Risiko umso größer wird, je früher der Eingriff stattgefunden hat. Man nimmt an, dass die plötzliche Abnahme des Östrogenspiegels ein Hauptgrund dafür ist. Wenn bei Ihnen eine operative Entfernung der Gebärmutter (Hysterektomie) ansteht, empfehle ich Ihnen, mit einem Arzt Ihres Vertrauens über die Vorteile und Risiken einer gleichzeitigen Entfernung der Eierstöcke zu sprechen.

Niedriger Progesteronspiegel

Wissenschaftlern wird immer klarer, wie wichtig Progesteron für ein gesundes Gehirn und für klares, logisches Denken und Erinnern ist. Denn dieses Hormon beeinflusst das Wachstum, die Entwicklung und Reparatur von Gehirnzellen. Außerdem kann es das Gehirn vor Schäden schützen, indem es Schwellungen nach Verletzungen zum Abklingen bringt und die Myelinisierung (den Prozess der Bildung von Schutzhüllen rund um die Nervenzellen, um einen nahtlosen Kommunikationsfluss zwischen ihnen aufrechtzuerhalten) fördert. Da es in der Perimenopause und den Wechseljahren zu einer natürlichen Abnahme des Progesteronspiegels kommt, ist in dieser Lebensphase – zumindest bis zu einem gewissen Grad – mit Gehirnnebel zu rechnen. Wenn der Nebel überhandnimmt, ist dies jedoch ein Zeichen dafür, dass ein größeres Problem dahintersteckt.

Zu viel Cortisol/HPA-Achsen-Dysfunktion

Wir hören oft die Redewendung »Stress ist tödlich« – und im Fall Ihrer Gehirnzellen stimmt das tatsächlich. Ein Cortisolschub in einer Kampf-oder-Flucht-Situation kann Ihr Denken schärfen und Ihre Fähigkeit zur Konsolidierung Ihres Kurzzeitgedächtnisses verbessern, denn wenn Ihr Leben auf dem Spiel steht, ist absolute Konzentration gefordert. Problematisch sind jedoch chronisch erhöhte Cortisolspiegel, die die Struktur des Gehirns schädigen und sein Kommunikationsnetz neu verdrahten, was zu Verzögerungen und Schwierigkeiten beim Zugriff auf Langzeitgedächtnisinhalte führt und deren Kontextualisierung, Speicherung und Abruf erschwert. Kurz gesagt: Die Gehirnzellen sterben ab, und das Gehirn altert vorzeitig.

Erschwerend kommt hinzu, dass Cortisol auch die Neubildungsrate von Gehirnzellen verringert. Wenn die Zellen mit der Zeit resistent gegen Cortisol werden und die HPA-Achsen-Dysfunktion in vollem Gang ist, kann das Cortisol nicht mehr in die Zellen aufgenommen werden und seine entzündungshemmende Wirkung dort nicht mehr entfalten. Durch vermehrte

Entzündungsprozesse im Gehirn verschlimmert sich der Gehirnnebel – und dann sucht man vergebens nach dem richtigen Wort oder fragt sich, warum man plötzlich so vergesslich geworden ist.

Durcheinandergeratener Schilddrüsenhormonhaushalt

Gehirnnebel und kognitive Probleme können sowohl bei einer Schilddrüsenunter- als auch bei einer Schilddrüsenüberfunktion auftreten. Gedächtnisprobleme (vor allem im Bereich des verbalen Gedächtnisses), Konzentrationsschwierigkeiten und leichte Veränderungen in den exekutiven Funktionen (Planung, Impulskontrolle und Entscheidungsfindung) können neueren Erkenntnissen zufolge auf eine Hypothyreose zurückzuführen sein. Patienten, die an einer Schilddrüsenüberfunktion leiden, haben möglicherweise ebenfalls Konzentrationsprobleme und leiden an verlangsamten Reaktionszeiten und einem eingeschränkten räumlichen Organisationsvermögen.

Gehirnnebel war eines der ersten Symptome, die ich verspürte, bevor bei mir eine Schilddrüsenunterfunktion diagnostiziert wurde. Es kam immer wieder vor, dass ich in einem Interview plötzlich vergaß, was ich sagen wollte – als würden sich die Wörter in meinem Gehirn einfach in Luft auflösen. Als ich mein Schilddrüsenproblem dann in den Griff bekam, besserten sich diese Beschwerden zum Glück wieder – und das wird auch bei Ihnen so sein, falls bei Ihnen Verdacht auf eine Schilddrüsenunterfunktion besteht.

Durcheinandergeratener Insulin- und Blutzuckerspiegel

Ihr Gehirn, das hauptsächlich Glukose als Brennstoff verwertet, ist das Organ mit dem höchsten Energiebedarf: Es verbraucht fast 50 Prozent des gesamten Zuckers im Körper. Denken, Lernprozesse und Gedächtnis – alles hängt von einer ausreichenden Zuckerversorgung ab. Wenn nicht genügend Zucker vorhanden ist, verlangsamt sich die Gehirntätigkeit, was zu Aufmerksamkeitsstörungen und Vergesslichkeit führt – ein leider nur allzu bekanntes Gefühl, das mich normalerweise immer gegen 15 Uhr befällt: Dann überkommt mich ein unwiderstehliches Verlangen nach einem Schokoriegel und einer Diätlimonade, weil ich das Gefühl habe, anders nicht bis zum Abend durchzuhalten. Jahrelang habe ich mit diesem Problem gelebt, das mir meine Nachmittage verdarb, und mir dann eben einfach mithilfe von Zucker und Koffein einen zusätzlichen Energieschub verabreicht. Unser Gehirn ist trickreich und redet uns ein, dass wir Zucker brauchen, um unseren Blutzuckerspiegel wieder in die Höhe zu treiben. Dabei kann es tatsächlich durchaus bis zum Abendessen durchhalten, wenn wir es zum Frühstück und Mittagessen mit den richtigen Lebensmitteln versorgen. Wenn wir unserem Heißhunger auf Zucker nachgeben, schadet uns das mehr, als es nützt. Denn zu viel Zucker führt zu Entzündungsprozessen im Gehirn und trägt zur Entstehung von Reizbarkeit, Stimmungsschwankungen und Gehirnnebel bei. Mit der Zeit führen ständig zu hohe Blutzuckerwerte zu einer Insulinresistenz. Insulin stärkt die synaptischen Verbindungen zwischen den Gehirnzellen, hilft ihnen, besser miteinander zu kommunizieren, und trägt zum Aufbau solider Gedächtnisinhalte bei. Wenn der Insulinspiegel im Gehirn aufgrund einer Insulinresistenz sinkt, kann sich das negativ auf unsere kognitiven Fähigkeiten auswirken. Wissenschaftlichen Untersuchungen zufolge erhöhen sowohl eine zuckerreiche Ernährung als auch eine Insulinresistenz wahrscheinlich das Risiko für die Entstehung von Demenzerkrankungen wie beispielsweise Alzheimer.

Ständige Blutzuckerschwankungen können aber auch Neurotransmitter wie beispielsweise Serotonin, die unsere Stimmung stabil halten, aus dem Gleichgewicht bringen. Das öffnet der Entstehung von Depressionen und Angstzuständen Tür und Tor und macht es uns noch schwerer, zu planen, uns Dinge zu merken und aufmerksam zu sein.

Stress

Auch Stress beeinträchtigt das Konzentrationsvermögen und erschwert uns ein klares, logisches Denken. Denn wenn wir uns im Überlebensmodus befinden, richtet unser Gehirn sein ganzes Augenmerk auf die wahrgenommene Bedrohung und hat kein Interesse daran, neue Informationen aufzunehmen oder allzu genau über irgendetwas nachzudenken. Wie wir bereits gesehen haben, kann Stress die Spiegel verschiedener Hormone, die sich unmittelbar auf unsere kognitive Funktion auswirken – beispielsweise Cortisol und Insulin –, aus dem Gleichgewicht bringen. Stress kann aber auch dazu führen, dass der Hippocampus schrumpft, was unser Kurzzeitgedächtnis beeinträchtigt. Außerdem heizt er über verschiedene Mechanismen Entzündungsprozesse im Körper an. Er verlangsamt nicht nur die Entgiftungsprozesse in der Leber, sodass mehr Giftstoffe in den Blutkreislauf gelangen, sondern kann auch zur Entstehung eines »undichten Gehirns« führen, bei dem die Blut-Hirn-Schranke, die unser Gehirn eigentlich vor schädlichen Substanzen schützen soll, Giftstoffe durchlässt. Außerdem ist Stress schlicht und einfach anstrengend! Wenn Sie körperlich und geistig erschöpft sind, überkommt Sie oft ein überwältigender Gehirnnebel. Und nicht zuletzt kann chronischer Stress auch die Mitochondrienfunktion beeinträchtigen, was letzten Endes zu Erschöpfung, Müdigkeit, Stimmungsschwankungen und unklarem Denken führt. Ohne gut funktionierende Mitochondrien sind wir geistig nicht belastbar.

Schlechter Schlaf

Müdigkeit und Erschöpfung sind zwei der wichtigsten Ursachen, die unsere Gedanken verwirren und unsere Aufmerksamkeit beeinträchtigen. Schlafmangel stört die Fähigkeit unserer Gehirnzellen, Informationen zu übermitteln. Das gibt uns das Gefühl, nicht mehr klar denken zu können. Außerdem bringt er eine ganze Reihe von Hormonen und Neurotransmittern aus dem Gleichgewicht: Zum Beispiel steigt dadurch der Cortisolspiegel an, und die Produktion des Neurotransmitters Dopamin wird unterdrückt. Das führt nicht nur zu Gehirnnebel, sondern drückt gleichzeitig auch auf die Stimmung und nimmt uns unsere Motivation. Auch das Risiko für die Entstehung einer Schlafapnoe ist in den Wechseljahren höher, und es ist wichtig, diese Erkrankung sofort zu behandeln.

Darmprobleme

Eine Darmentzündung – sei es aufgrund eines undichten Darms oder eines aus dem Gleichgewicht geratenen Darmmikrobioms – hat genauso negative Auswirkungen wie eine Gehirnentzündung. Denn zwischen Darm und Gehirn bestehen sehr enge Wechselbeziehungen! Wissenschaftlichen Untersuchungen zufolge kann ein undichter Darm sogar zu einem undichten Gehirn führen oder die schützende Blut-Hirn-Schranke für Schadstoffe durchlässig machen, was zu noch schlimmeren Entzündungsprozessen und Schäden führt. Der Verzicht auf entzündungsfördernde Nahrungsmittel – beispielsweise verarbeitete Lebensmittel und solche, die man nicht verträgt (viele Menschen leiden beispielsweise an einer Unverträglichkeit gegenüber Gluten und Milchprodukten) – trägt zur Beseitigung von Gehirnnebel bei. Wenn Sie ein Lebensmittel essen, auf das Ihr Körper empfindlich reagiert, schüttet Ihr Immunsystem Entzündungssubstanzen (sogenannte Zytokine) aus, um das Problem zu beheben. Diese Zytokine greifen aber auch das Gehirngewebe an; bei Menschen mit Alzheimer-Krankheit sind die Zytokinkonzentrationen im Gehirn sehr hoch. Außerdem erhält Ihr Gehirn nicht alle Nährstoffe, die es für eine optimale Funktion benötigt, wenn Ihr Darm nicht richtig funktioniert. Wie ich am eigenen Leib erleben musste, trägt unter anderem ein Mangel an Eisen, Vitamin B12, Omega-3-Fettsäuren oder Vitamin D zur Entstehung von Gehirnnebel bei. Wenn Sie etwas für Ihren Darm – Ihr zweites Gehirn – tun, werden Sie wieder klarer denken und sich besser konzentrieren können.

Giftstoffe

Wir alle kommen tagtäglich mit so vielen Gift- und Schadstoffen, Krankheitserregern und Chemikalien in Berührung, dass die Giftstoffbelastung unseres Körpers zwangsläufig hoch ist. Verordnungen über Höchstmengen zufolge schadet eine geringfügige Belastung durch ein bestimmtes Toxin der menschlichen Gesundheit zwar nicht. Doch wir sind über viele Jahre hinweg so vielen Belastungen durch Giftstoffe ausgesetzt, dass das mit ziemlicher Sicherheit negative Auswirkungen auf die natürlichen Abläufe in unserem Körper hat. Denn normalerweise reagiert er auf diese Expositionen mit Entzündungsprozessen. Unser Immunsystem kann eine ganze Reihe von Bedrohungen aushalten und verkraften, aber manchmal sind wir einfach nicht stark genug, um mit dieser Überstimulation unseres Immunsystems zurechtzukommen. Das führt zu chronischen Entzündungsprozessen in wichtigen Organen wie beispielsweise Darm und Gehirn. Ein entzündetes Gehirn kann nicht optimal funktionieren und setzt einen verhängnisvollen Dominoeffekt in unserem Körper in Gang.

Was können Sie tun, um Ihr Gehirn gesund zu erhalten und seine kognitive Funktion zu verbessern?

Zum Glück lassen sich die störenden Gehirnnebelsymptome gut in den Griff bekommen. Um wieder klarer denken zu können, sollten Sie unbedingt ätherische Öle anwenden, da diese eine sofortige Besserung des Problems bewirken. Durch einfaches Inhalieren oder Vernebeln solcher Öle können Sie Ihre Wachheit und Ihr Konzentrationsvermögen verbessern und Gehirnnebel und ablenkende Gedanken oder innere Dialoge abschalten. Die unten beschriebenen ätherischen Ölmischungen, Selbstfürsorgerituale und Nahrungsergänzungs- und Pflanzenheilmittel sind speziell darauf ausgerichtet, Entzündungsprozesse im Körper zum Abklingen zu bringen und das Immunsystem zu stärken – und beides hilft wiederum auch gegen Gehirnnebel. Nutzen Sie diese Selbsthilfemaßnahmen in Kombination mit dem Hormonumstellungsprogramm in Teil III dieses Buches, um Ihre Aufmerksamkeit, Ihr Gedächtnis und Ihre Lernfähigkeit zu verbessern! Lesen Sie auch die Kapitel über Stress, Schlaf und Verdauungsprobleme, um nähere Informationen zur Bekämpfung dieser möglichen Ursachen von Gehirnnebel zu erhalten.

Die fünf besten ätherischen Öle zur Verbesserung Ihrer kognitiven Funktion

1. Rosmarin
2. Pfefferminze
3. Basilikum
4. Weihrauch
5. Vetiver

Ätherische Ölmischungen

Diffusermischungen

Diffusermischung »Sofortige Konzentration«

2 Tropfen Weihrauchöl
2 Tropfen Pfefferminzöl
2 Tropfen Rosmarinöl

Diffusermischung für ein besseres Gedächtnis

2 Tropfen Rosmarinöl
2 Tropfen Wildorangenöl
2 Tropfen Weihrauchöl

Inhalatormischungen

Inhalatormischung »Geistige Wachheit«

6 Tropfen Grapefruitöl
3 Tropfen Basilikumöl
3 Tropfen Rosmarinöl
2 Tropfen Weihrauchöl

Inhalatormischung gegen Nachmittagstiefs

6 Tropfen Weihrauchöl
6 Tropfen Lavendelöl
6 Tropfen Vetiveröl

Aromasprays

Stimmungsaufhellendes und konzentrationsförderndes Raumspray

3 Tropfen Bergamottöl
3 Tropfen Rosmarinöl
3 Tropfen Pfefferminzöl
3 Tropfen Vetiveröl
Destilliertes Wasser oder Hamameliswasser
Für mehr Energie und anhaltendes Konzentrationsvermögen in die Luft oder auf Ihre Kleidung sprühen.

Roll-on-Ölmischungen

Roll-on-Mischung »Höchste Konzentration«

5 Tropfen Basilikumöl
5 Tropfen Pfefferminzöl
5 Tropfen Rosmarinöl
5 Tropfen Grapefruit- oder Wildorangenöl (optional)
Trägeröl nach Wahl
Zweimal täglich auf die Schläfen auftragen und leicht einmassieren.

Roll-on-Mischung »Sofortige Gehirnpower«

10 Tropfen Mandarinenöl
5 Tropfen Grüne-Minze-Öl
5 Tropfen Weihrauchöl
3 Tropfen Zedernöl
Trägeröl nach Wahl
Tagsüber bei Bedarf immer wieder auf die Pulspunkte auftragen.

Roll-on-Mischung »Ich schaffe das«

8 Tropfen Wildorangenöl
5 Tropfen Pfefferminzöl
4 Tropfen Muskatellersalbeiöl
2 Tropfen Sandelholzöl
Trägeröl nach Wahl
Bei Bedarf hinter den Ohren, im Nacken und auf die Handgelenke auftragen und inhalieren.

Nahrungsergänzungsmittel und Pflanzenheilmittel für eine bessere Gehirnfunktion

Der beste Weg, um wieder einen klaren Kopf zu bekommen und etwas für eine optimale Gehirnfunktion zu tun, besteht in der Behandlung der Grundursachen Ihres Problems. Aber es gibt auch viele Nahrungsergänzungsmittel und Heilpflanzen, die das Gehirn in seiner Funktion unterstützen und mit denen man gleichzeitig etwas für gesündere Mitochondrien und ein stärkeres Immunsystem tun kann. Neben den Nahrungsergänzungsmitteln, die ich im Rahmen des 21-Tage-Hormonumstellungsprogramms (Seite 242) empfehle, liste ich an dieser Stelle daher auch noch ein paar meiner Favoriten für Sie auf.

Nahrungsergänzungsmittel

Essentially Whole® Neuro+ Support

Dieses Nahrungsergänzungsmittel enthält viele hochwirksame Inhaltsstoffe, die Ihr Gehirn mit Energie versorgen, Ihr Gedächtnis und Ihre Denkfähigkeit verbessern und dabei gleichzeitig einige der Hauptursachen von Gehirnnebel bekämpfen: Acetyl-L-Carnitin liefert Ihren Zellen Energie, repariert geschädigte Gehirnzellen und verbessert Ihre Lernfähigkeit und Ihr Gedächtnis. Citicolin versorgt Ihre Gehirnzellen mit Substanzen, die diese Zellen brauchen, um miteinander kommunizieren zu können.

Vitamin D

Einnahme: 4000–5000 IE/Tag

Ihr Körper bildet Vitamin D, wenn Sie Ihre Haut direktem Sonnenlicht aussetzen. Dennoch leiden rund 40 Prozent aller Menschen an einem Vitamin-D-Mangel. Dieses Vitamin ist eine der ersten Verteidigungslinien Ihres Körpers. Eine ausreichende Versorgung mit Vitamin D ist für eine optimale Gesundheit von Knochen und Gefäßen unverzichtbar. Dieses hochwirksame Vitamin schützt Ihre Gehirnzellen vor der Entstehung von Plaques und anderen Schäden, die zu Demenzerkrankungen wie beispielsweise Alzheimer führen können. Um eine optimale Aufnahme zu gewährleisten, wählen Sie ein Vitamin-D3-Präparat in Kombination mit Vitamin K.

Phosphatidylserin

Einnahme: 100 mg dreimal täglich, Gesamtdosis: 300 mg/Tag

Diese Substanz brauchen Ihre Gehirnzellen, um miteinander kommunizieren zu können. Denn dieses Nahrungsergänzungsmittel fördert Ihre Konzentrations- und Merkfähigkeit und schützt Sie gleichzeitig vor geistigem Abbau im Alter. Außerdem wirkt es einer übermäßigen Cortisolausschüttung entgegen, damit Ihr Körper sich von seinem Stress erholen kann.

Pflanzenheilmittel

Rosenwurz

Einnahme: Beginnen Sie mit 50 mg/Tag und steigern Sie die Dosis dann allmählich, bis Sie die gewünschten Ergebnisse sehen; aber nehmen Sie insgesamt nicht mehr als 680 mg/Tag ein.

Rosenwurz ist ein adaptogenes Pflanzenheilmittel, das zur Erhöhung des Serotoninspiegels beiträgt. Das kann Ihre allgemeine Stimmung und Ihr logisches Denkvermögen verbessern. Außerdem kann Rosenwurz den Energiestoffwechsel ankurbeln und die Fähigkeit Ihrer Mitochondrien erhöhen, energiereiche Verbindungen im Gehirn und im übrigen Körper zu produzieren. Dieses Heilmittel kann Sie auch vor körperlichem und seelischem Stress, Müdigkeit, Giftstoffen und vielen anderen Belastungen schützen.

Brahmi (Kleines Fettblatt, *Bacopa monnieri*)

Einnahme: 300 mg/Tag

Dieses adaptogene pflanzliche Nahrungsergänzungsmittel wird wegen seiner positiven Wirkung auf das Gehirn in der ayurvedischen Heilkunde schon seit Jahrtausenden eingesetzt. Es kann den Dopamin- und Serotoninspiegel in ein harmonisches Gleichgewicht bringen, das Gedächtnis verbessern und sogar gegen depressive Tendenzen helfen. Außerdem kann es Entzündungsprozesse, die das Gehirn umnebeln, die Gedanken verwirren und den kognitiven Abbau beschleunigen, zum Abklingen bringen.

Aber denken Sie daran, dass es sich dabei nicht um ein sofort wirksames Heilmittel handelt! Wenn Sie es vier bis sechs Wochen lang regelmäßig einnehmen, können Sie den größten Nutzen aus diesem Naturheilmittel ziehen.

Matcha

Matcha wird aus dem ganzen Teeblatt hergestellt und liefert Ihnen sämtliche Nährstoffe und Vorteile von grünem Tee. Er hat einen hohen Gehalt an wirksamen Antioxidanzien und anderen gesundheitsfördernden chemischen Substanzen und hilft dem Körper beim Kampf gegen freie Radikale, die die Zellen angreifen. Diese freien Radikale können den Gehirnzellen erheblichen Schaden zufügen, was Ihr Denkvermögen und Ihr Gedächtnis beeinträchtigt. Matcha versorgt den Körper aber auch mit L-Theanin, einer Aminosäure, die geistige Klarheit fördert – selbst wenn Sie nur eine Tasse pro Tag trinken.

Curcumin

Einnahme: 200–500 mg zweimal täglich

Das in Kurkuma enthaltene Curcumin verbessert die Durchblutung des Gehirns, fördert klares Denken und hält Ihre Gehirnzellen gesund. Im Gegensatz zu anderen Nahrungsergänzungsmitteln hat Curcumin eine fast sofortige gedächtnisfördernde Wirkung. In einer Studie zeigte sich bei Alzheimer-Patienten bereits eine Stunde nach der Einnahme von Curcumin eine Verbesserung ihres Gedächtnisses und ihrer Merkfähigkeit. Auch ihre Stimmung hob sich, und sie waren weniger gestresst. Achten Sie darauf, ein Präparat zu wählen, das keine künstlichen Füll- oder Zusatzstoffe enthält.

Resveratrol

Einnahme: 150–450 mg/Tag

Resveratrol ist ein Mittel mit starker entzündungshemmender und antioxidativer Wirkung, das unser Gehirn gesund erhält. Obwohl diese Substanz natürlicherweise in Rotwein, Weintrauben und einigen anderen Lebensmitteln vorkommt, haben Nahrungsergänzungsmittel mit Resveratrol eine viel durchschlagendere Wirkung. Wissenschaftlichen Untersuchungen zufolge kann diese Substanz gegen Anzeichen des Alterungsprozesses wie beispielsweise geistigen Abbau helfen. Außerdem beugt sie einer Schädigung der Gehirnzellen vor und hemmt die Entstehung von Plaques im Gehirn, einem typischen Anzeichen von Alzheimer-Demenz.

Ginkgo biloba

Einnahme: 40–120 mg dreimal/Tag

Ginkgo wird in der chinesischen Medizin schon seit über 5000 Jahren eingesetzt. Dieses Mittel fördert die Durchblutung des Gehirns und hält auf diese Weise die Gehirnzellen gesund. Es stärkt das Gedächtnis, beugt dem mit Demenzerkrankungen wie beispielsweise Alzheimer einhergehenden geistigen Abbau vor und bringt sogar Hormon- und Neurotransmitterspiegel, die

– wenn sie durcheinandergeraten – kognitive Probleme verschlimmern können, wieder in ein harmonisches Gleichgewicht.

Ginseng (*Panax Ginseng*)

Einnahme: 400 mg/Tag

Die entzündungshemmenden Eigenschaften des Ginsengs helfen gegen Müdigkeit, Abgeschlagenheit und Stress und verbessern kognitive Funktion, Konzentrationsvermögen und Gedächtnis.

Mariza Snyders Rituale und Behandlungsprotokolle für einen ausgewogenen Hormonhaushalt

Der Abbau von Stress wirkt sich positiv auf Ihr Gedächtnis und Ihr Konzentrationsvermögen aus. Also praktizieren Sie die stressabbauenden Rituale und Behandlungsprotokolle auf Seite 82 – vor allem Meditation und Gebet – regelmäßig, um Ihren Geist neu zu fokussieren. Unterstützen Sie diese Selbsthilfemaßnahmen durch Vernebeln der Diffusermischung »Sofortige Konzentration« oder der Diffusermischung für ein besseres Gedächtnis und versuchen Sie es außerdem mit folgendem Ritual:

Besseres Gedächtnis durch Musik

Musik ist mein Geheimrezept zur Verbesserung meiner kognitiven Fähigkeiten und meines Konzentrationsvermögens. Denn das Gehirn braucht seine linke Hemisphäre, um sich Songtexte einzuprägen, während die rechte Gehirnhälfte gern eine schöne Melodie hört. Musik spricht meine Seele an, deshalb habe ich immer eine gute Playlist für spontane Stressabbau-Tanzpartys parat. Aber wie nutze ich Musik zur Stärkung meines Gehirns? Ganz einfach: Ich lerne Songtexte auswendig und fange nach Herzenslust an zu singen, wenn ich einen Energieschub brauche. Singen macht mein Herz *und* mein Gehirn glücklich.

Also fordern Sie sich ruhig einmal mit einer neuen Playlist, deren Songtexte Sie noch nicht auswendig kennen! Prägen Sie sich ein paar Texte von rasanten Melodien ein, um Ihr Gehirn in Schwung zu bringen, und nehmen Sie sich fest vor, diese innerhalb einer bestimmten Zeit zu lernen. Einer meiner neuesten Spleens ist es, alle Texte des mit dem Tony Award ausgezeichneten Musicals *Hamilton* auswendig zu lernen. So können Sie Ihr Gehirn mithilfe Ihrer Lieblingsmusik auf Vordermann bringen!

Kapitel 12

SEXUELLE UNLUST UND SCHEIDENTROCKENHEIT

Im Alter von ungefähr 57 Jahren las Lydia mein Buch *Aromatherapie für die Hormonbalance* und setzte sich mit mir in Verbindung, weil sie wissen wollte, ob ich ihr irgendetwas gegen ihre zu trockene Vaginalschleimhaut und ihr geringes sexuelles Verlangen empfehlen könnte. Bei ihr war bereits eine Scheidenatrophie diagnostiziert worden, und sie hatte von ihrem Arzt eine natürliche Östradiolcreme verschrieben bekommen, wollte aber wissen, was sie sonst noch tun könnte, um ihr Sexualleben mit ihrem Partner wieder in Schwung zu bringen. »Ich habe kaum noch Sex, weil er so schmerzhaft und unangenehm ist. Der Schmerz tötet mein sexuelles Verlangen sofort ab, und dann möchte ich einfach nur noch ein Buch lesen oder mir einen Film anschauen. Und natürlich wirkt sich das negativ auf unsere Beziehung aus. Wir sind schon sehr lange zusammen, deshalb hat er Verständnis. Aber ich spüre, wie frustriert er ist, und das tut mir so leid. Ich weiß nicht, was ich außer dem Auftragen der Östrogencreme noch tun soll. Ich muss wissen, dass das nicht das Ende meines Lebens als Frau ist! Außerdem möchte ich in meinem Alter nicht ewig Östrogene nehmen, auch nicht in Form von Cremes.«

Lydia zeigte die typischen Symptome eines Östrogenmangels, denn sie war inzwischen seit über fünf Jahren in den Wechseljahren. Ich empfahl ihr Folgendes:

- Fünf Nahrungsergänzungsmittel zur täglichen Einnahme: ein Multivitaminpräparat, 200 Internationale Einheiten (IE) Vitamin E, 2 Kapseln Essentially Whole® Hormone Balance, 400 Milligramm Magnesiumglycinat und 2000 Milligramm Omega-3-Fettsäuren für ihren Hormonhaushalt und für eine gesunde Scheide, mehr Energie und zelluläre Langlebigkeit.
- Ginsengtee trinken oder täglich drei bis fünf Gramm roten Ginseng einnehmen.
- Zum Frühstück oder Mittagessen zusätzlich einen grünen Smoothie mit sechs bis neun Gram Maca trinken.
- Ein natürliches Gleitmittel mit ätherischen Ölen (Seite 190) verwenden, um die schmerzhafte Reibung beim Sex zu verringern.
- Die Roll-on-Mischung »Sexuelle Energie« (Seite 188) auftragen, um das sexuelle Verlangen und sinnliche Erleben zu stärken.
- Selbstfürsorgerituale: grenzenlose Intimität durch Umarmungen, Küsse und Gespräche vor dem Zubettgehen; ein Ritual mit einem entspannenden Bad und ätherischen Diffuser-

Ölmischungen, um in die richtige Stimmung für intime Stunden zu kommen; zusätzliche Einstimmung mit Musik; die Ölmischung »Tiefe Verbundenheit« (Seite 187) im Diffuser vernebeln und Paarmassagen machen.

Nach sechs Wochen meldete Lydia sich mit guten Nachrichten bei mir: »Die Östrogencreme wirkt bei mir eindeutig sehr gut. Alles in allem hat mein sexuelles Verlangen zugenommen. Ich glaube, dass Magnesium, Vitamin E und die Hormone-Balance-Kapseln auch gegen andere Wechseljahrsbeschwerden wie beispielsweise Energiemangel und Hitzewallungen helfen. Meine Hitzewallungen und nächtlichen Schweißausbrüche haben plötzlich aufgehört, nachdem ich mit der Einnahme dieser Nahrungsergänzungsmittel angefangen hatte. Ich tue jetzt einfach alles, was ich kann, damit es mir besser geht! Und das natürliche Gleitmittel finde ich viel besser als die im Handel erhältlichen Produkte. Doch am meisten haben mir die Rituale gebracht. Ich fühlte mich innerlich so von meinem Mann abgekapselt – aber jetzt bemühe ich mich sehr, möglichst viel mit ihm zusammen zu sein und intime Augenblicke zu schaffen, und genieße das auch wirklich. Sie führen zwar nicht immer zum Sex, aber das macht nichts. Ich freue mich einfach über den engen Kontakt und die Gespräche mit meinem Mann. Die ätherischen Öle duften fantastisch und bereichern mein Leben zusätzlich. Ich habe vor, diese Öle und Nahrungsergänzungsmittel auch weiterhin zu verwenden, und hoffe, dann bald von der Östrogencreme loszukommen.«

Was passiert bei sexuellen Problemen in Ihrem Körper?

Ganz ehrlich: Das Ende Ihrer reproduktiven Lebensphase bedeutet noch lange nicht, dass es jetzt auch mit dem Sex vorbei sein muss. Während der Perimenopause und der Wechseljahre wird sich wahrscheinlich etwas an Ihrem sexuellen Verlangen oder Ihrem natürlichen Sexualtrieb verändern. Bei manchen Frauen nimmt das sexuelle Verlangen zu, und sie führen ein besseres Sexualleben als je zuvor, während der Sexualtrieb bei anderen Frauen abnimmt, was sich negativ auf ihre Partnerbeziehung und ihr emotionales Wohlbefinden auswirkt. Vielleicht geraten sie dann nicht mehr so leicht in Erregung und empfinden die sexuelle Lust nicht mehr so intensiv, und sie haben Schmerzen bei der Penetration. Ein Nachlassen des sexuellen Verlangens und der sexuellen Lust ist jedoch weder unvermeidlich, noch muss es unbedingt von Dauer sein. Es gibt also keinen Grund, das Handtuch zu werfen und zu glauben, dass es mit dem Sex jetzt für immer vorbei sei. Sie können etwas für Ihren Körper und Ihr sexuelles Verlangen tun und das Liebesleben führen, das Sie verdienen!

Denn für sexuelle Unlust gibt es die verschiedensten Gründe. Nur allzu schnell schieben wir die Schuld daran auf die Hormone, vor allem während der Wechseljahre. Doch Hormone sind nur ein kleiner Bestandteil Ihrer sexuellen Gesundheit. In Wirklichkeit können Frauen in allen Lebensphasen unter zu schwachem sexuellem Verlangen leiden – nicht nur in der Perimenopause und den Wechseljahren. Sogar immer mehr junge Frauen klagen über sexuelle Unlust! Laut einer wissenschaftlichen Untersuchung leidet eine von zehn Frauen zwischen 18 und 44 Jahren darunter. Sie stehen mit diesem Problem also nicht allein da!

Die natürliche Abnahme Ihrer Östrogen- und Testosteronproduktion muss nicht unbedingt schuld daran sein, dass Sie keine Lust auf Sex haben. Wahrscheinlich hat das ganz andere Ursachen: Die Hormonumstellung verursacht körperliche Veränderungen wie beispielsweise Scheidentrockenheit, die den Sex weniger angenehm und vielleicht sogar schmerzhaft machen. 40 Prozent aller Frauen nach der Menopause berichten über Schmerzen beim Geschlechtsverkehr, und natürlich dämpft unangenehmer, schmerzhafter Sex Ihre Lust. Doch zum Glück gibt es verschiedene natürliche Hilfen wie beispielsweise Gleitmittel und Feuchtigkeitscremes, um diese körperlichen Symptome zu lindern und den Sex angenehmer zu gestalten. Schon allein das kann Ihr sexuelles Verlangen steigern, sodass Sie sich wieder mehr auf Ihren Partner und weniger auf Ihre Beschwerden konzentrieren.

Vielleicht sind Sie inzwischen schon so frustriert, dass Sie glauben, auf sexuelle Gesundheit komme es in Ihrem Alter einfach nicht mehr an. Oder Sie halten sich für einen hoffnungslosen Fall, weil Ihre besten Jahre inzwischen nun einmal vorbei sind. Oder Sie denken, an sexueller Unlust und einer zu trockenen Scheide könne man in Ihrem Alter eben einfach nichts ändern. Manchmal ist es einfacher, das Problem unter den Teppich zu kehren oder Nein zum Sex zu sagen, als sich gemeinsam mit Ihrem Partner um ein befriedigenderes Sexualleben zu bemühen.

Doch eines sollten Sie wissen: Eine gesunde Scheide ist auf jeden Fall wichtig. Sie sollten sich »untenrum« immer wohlfühlen, egal ob Sie sexuell aktiv sind oder nicht. Und Sex ist gut für Sie – mit oder ohne Partner. Auch Orgasmen sind gut für Sie – mit oder ohne Partner. Denn Ausdrucksformen der Intimität und intime Berührungen (egal ob sexuell oder nicht) bauen Stress ab, verbessern die Stimmung, erhalten Herz und Kreislauf gesund, senken den Blutdruck und stärken das Immunsystem. Und wenn Sie in einer Beziehung leben, können Sex und intime Berührungen die Bindung zu Ihrem Partner stärken.

Jetzt, in dieser Übergangsphase, sollten Sie Ihre Einstellung zum Sex überdenken. Geben Sie sich nicht damit zufrieden, dass der Sex mit Ihrem Partner immer noch »einigermaßen funktioniert«, sondern konzentrieren Sie sich darauf, was Sie befriedigt! Wenn Sie unter sexueller Unlust und/oder einer zu trockenen Vaginalschleimhaut leiden, können Sie mir glauben, dass Sie sich in guter Gesellschaft befinden und dass man als Frau einiges tun kann, um trotzdem wieder in Stimmung zu kommen.

Doch nun wollen wir uns zunächst mal ein bisschen genauer damit beschäftigen, was hinter diesen beiden häufigen Beschwerden steckt.

Sexuelle Unlust

Würden Sie gern wieder ein bisschen mehr Schwung in Ihr Liebesleben bringen, aber es fällt Ihnen schwer, sich innerlich mit Ihrem Partner verbunden zu fühlen, oder Sie haben einfach keine Lust zum Sex? Das sind Anzeichen für ein zu schwaches sexuelles Verlangen – ein häufiges Problem vieler Frauen. Andere typische Symptome sind:

- Geringes bis gar kein Interesse an sexuellen Aktivitäten (auch nicht an Masturbation)
- Oft völlig fehlendes sexuelles Verlangen
- Mangelndes Interesse an den sexuellen Annäherungsversuchen Ihres Partners
- Kaum sexuelle Gedanken oder Fantasien
- Besorgnis über Ihr mangelndes sexuelles Verlangen und Interesse

Wie gesagt: Das geht vielen Frauen so! Obwohl unsere scheinbar so sexbesessene Gesellschaft uns das vielleicht einreden möchte, haben die meisten Frauen nicht ständig Heißhunger auf Sex. Da wir uns zwischen den Anforderungen unseres Alltagslebens, unserer Karriere und zusätzlich oft auch noch den Mutterpflichten aufreiben, fehlen uns der Schwung, die Energie oder der Antrieb zur Befriedigung unserer intimen Bedürfnisse. Die traurige Realität ist, dass Sex häufig ganz unten auf unserer To-do-Liste steht, und seien wir ehrlich: Wie oft schaffen wir es tatsächlich, im Lauf eines Tages alle Punkte auf dieser Liste abzuhaken? Aber es geht nicht nur darum, genügend Zeit für Schäferstündchen zu erübrigen, sondern auch darum, überhaupt den Wunsch danach zu haben.

Das gilt vor allem in der Perimenopause und den Wechseljahren. Hormonelle Veränderungen – und zusätzlich auch noch die gerade jetzt von allen Seiten auf uns einstürmenden Verpflichtungen – stürzen uns in ein tiefes Loch der Müdigkeit, Überforderung und sexuellen Unlust. Oft scheint es, als würde es uns viel zu viel Mühe und Energie kosten, wieder zu unserem alten sexuellen Verlangen zurückzufinden. Hinzu kommen auch noch andere Faktoren, die Ihnen ein befriedigendes Liebesleben erschweren:

- Die Wertvorstellungen, die man Ihnen in Ihrer Kindheit vermittelt hat
- Die Qualität Ihrer Partnerbeziehung und der Grad Ihrer inneren Verbundenheit
- Der Stress, den Sie tagtäglich bewältigen müssen
- Die Frage, wie viel tiefen, erholsamen Schlaf Sie bekommen
- Ihr emotionales Befinden

Es kann aber auch sein, dass Sie inzwischen mehr Zeit und ein längeres Vorspiel brauchen, um zum Orgasmus zu kommen, und dass Ihre Orgasmen nicht mehr so intensiv sind wie früher. Vielleicht ist Ihre Klitoris jetzt weniger empfindlich, oder Ihre Vaginalschleimhaut ist trocken, juckt und ist nicht mehr so elastisch, was den Sex unangenehm oder schmerzhaft macht. Möglicherweise leiden Sie jetzt auch öfters unter Harnwegsinfekten oder Schmerzen im Beckenbereich. All das (und vieles andere) kann sich negativ auf Ihr sexuelles Verlangen auswirken.

Scheidentrockenheit

Es ist schwierig, sich für Sex zu interessieren, wenn er unangenehm oder ist oder wehtut, stimmt's? Viele Frauen in den Wechseljahren leiden unter Scheidentrockenheit, und das ist der ultimative Lustkiller, denn sexuelles Verlangen, Erregung und Befriedigung werden nahezu unmöglich. Aber dabei geht es nicht nur um Sex. Eine trockene Vaginalschleimhaut mit Juckreiz, Brennen, Reizungen, ja sogar Blutungen fühlt sich immer unangenehm an und kann sich negativ auf Ihre allgemeine Lebensqualität und Ihr emotionales Wohlbefinden auswirken.

Und woher kommt das alles? Darauf gibt es eine ganz einfache Antwort: Vulva und Scheide verändern sich. Wenn der Östrogenspiegel gegen Ende der Perimenopause und in den Wechseljahren abnimmt, wird das Gewebe der Schleimhäute dünner und kann sich nicht mehr so gut befeuchten, was sie anfälliger für Reizungen und Entzündungen macht. Und mit diesem Problem stehen Sie nicht allein da: Mindestens 50 Prozent aller Frauen leiden unter mehr oder weniger starker Scheidentrockenheit. In einer wissenschaftlichen Untersuchung gaben 75 Prozent der Frauen in der Lebensmitte und den Wechseljahren an, dass Schmerzen oder ein unangenehmes Gefühl in Vulva und Vagina sich negativ auf ihr Sexualleben auswirken.

Allerdings ist die natürliche Veränderung des Östrogenspiegels nicht der einzige Grund für Scheidentrockenheit oder Schmerzen beim Geschlechtsverkehr. Sie sollten unbedingt gemeinsam mit einem Arzt Ihres Vertrauens versuchen, andere mögliche Ursachen dafür auszuschließen. Das kann zum Beispiel eine Verletzung oder ein Trauma, eine Hauterkrankung, Infektion, allergische Reaktion oder sexuell übertragbare Krankheit, eine Beckenbodenfunktionsstörung oder Endometriose sein. Auch Gebärmuttermyome können dahinterstecken.

Warum ist Ihre Scheide so trocken, und warum haben Sie kaum noch Lust zum Sex?

Die Abnahme bestimmter Hormonspiegel kann körperliche Symptome verursachen, die zu Scheidentrockenheit und sexueller Unlust führen. Aber es gibt auch noch viele andere Ursachen, auf die wir mehr Einfluss haben: zum Beispiel Stress, zu wenig Schlaf, ungesunde Ernährung und Bewegungsmangel. Auch die Qualität unserer Beziehungen, unser Selbstvertrauen und unser Körperbild können unser sexuelles Verlangen erheblich beeinflussen, und gegen solche Probleme kann man etwas tun!

Abnehmende Östrogen-, Testosteron- und DHEA-Spiegel

Vulva und Vagina brauchen Östrogen. Ein sinkender Östrogenspiegel kann dazu führen, dass die Schleimhäute dünner, weniger elastisch und trockener werden und sich leichter entzünden. Auch die gesunden Scheidenbakterien benötigen Östrogen, denn wenn das vaginale Mikrobiom durcheinandergerät, kann es zu Trockenheit, Brennen und Reizungen der Scheide kommen.

Testosteron spielt dabei ebenfalls eine Rolle, da unser Testosteronspiegel im Lauf der Zeit naturgemäß abnimmt: In den Fünfzigern und Sechzigern haben wir nur noch ungefähr halb so viel davon wie in den Zwanzigern. Östrogen wird aus Testosteron hergestellt. Wenn unser Testosteronspiegel sinkt, nimmt also zwangsläufig auch der Östrogenspiegel ab. Testosteron veranlasst den Hypothalamus dazu, unsere erogenen Zonen auf sexuelle Aktivität vorzubereiten – daher brauchen wir jetzt vielleicht länger als früher, um zum Orgasmus zu kommen. Man geht davon aus, dass Testosteron für den weiblichen Sexualtrieb eine Rolle spielt, aber es ist unklar, wie viel von diesem Hormon man als Frau braucht oder wie es wirkt. Mehrere wissenschaftliche Untersuchungen konnten keinerlei Unterschied zwischen dem Testosteronspiegel von Frauen, die einen starken Sexualtrieb haben, und solchen, bei denen mangelndes sexuelles Verlangen diagnostiziert wurde, feststellen. Ein niedriger Testosteronspiegel ist also nicht unbedingt gleichbedeutend mit sexueller Unlust.

DHEA wird für die Produktion von Östrogen und Testosteron benötigt. Ein Mangel an diesem Vorläuferhormon kann den Körper also in seiner Fähigkeit beeinträchtigen, die beiden anderen Hormone zu produzieren.

Durcheinandergeratener Schilddrüsenhormonhaushalt

Schilddrüsenhormone wirken sich auf fast alle Zellen, Organe und Systeme unseres Körpers aus. Da ist es eigentlich kein Wunder, dass auch Ihre sexuelle Gesundheit darunter leidet, wenn diese Hormone aus dem Gleichgewicht geraten. Sowohl eine Hypothyreose (Schilddrüsenunterfunktion) als auch eine Hyperthyreose (Schilddrüsenüberfunktion) führt zur Abnahme des sexuellen Verlangens und zu Schmerzen beim Geschlechtsverkehr. Auch andere häufige Symptome einer Schilddrüsenfunktionsstörung – beispielsweise Müdigkeit – können das sexuelle Verlangen dämpfen.

Stress und Traumata

Stress ist der ultimative Lustkiller. Denn wenn Sie sich im Überlebensmodus befinden, will Ihr Körper nicht, dass Sie schwanger werden – und schon ist Ihre Lust wie weggeblasen. Wenn Sie gestresst sind (oder Hitzewallungen haben!), schlafen Sie wahrscheinlich auch nicht so gut – und Müdigkeit ist eine weitere sexuelle Spaßbremse.

Falls Sie ein Trauma erlebt haben (oder das glauben), empfehle ich Ihnen, einen ausgebildeten Therapeuten oder psychologischen Berater aufzusuchen, der Ihnen hilft, dieses Trauma zu verarbeiten, denn es könnte die Ursache für Ihre fehlende Lust am Sex sein. Jede Art von Trauma – nicht nur ein sexuelles – kann das sexuelle Verlangen beeinträchtigen.

Lebensstil

Schlechter Schlaf, eine ungesunde, zuckerreiche Ernährung, Bewegungsmangel und fehlende Selbstfürsorge wirken sich ebenfalls negativ auf den Sexualtrieb aus. Es geht nicht darum, wie alt Sie sind, sondern darum, wie gesund Sie sind! Ein vernünftiger Lebensstil ist ein wichtiges Fundament für dauerhafte hormonelle und sexuelle Gesundheit und senkt das Risiko für viele chronische Erkrankungen. Und diese chronischen Krankheiten – beispielsweise Fettleibigkeit, Bluthochdruck, Diabetes, Herz-Kreislauf-Erkrankungen und chronische Schmerzen – führen normalerweise zu einer Abnahme des sexuellen Verlangens. Auch viele Medikamente, die zur Behandlung solcher Krankheiten eingesetzt werden, beeinträchtigen Ihre sexuelle Lust. Blutdrucksenkende Medikamente, Beruhigungsmittel, Arzneimittel gegen Magengeschwüre, Antihistaminika und Antidepressiva – sie alle können mehr oder weniger ausgeprägte sexuelle Funktionsstörungen verursachen. Und es ist auch wichtig, dass Sie etwas für Ihre Beckenbodengesundheit tun, denn keine Frau fühlt sich sexy, wenn sie sich über eine undichte oder überaktive Blase Sorgen machen muss.

Andere Ursachen

Ich empfehle Ihnen, sich auch über andere körperliche, emotionale und soziale Ursachen Gedanken zu machen, die zu einer Abnahme Ihres Sexualtriebs beitragen könnten. Denn nur wenn Sie sich über solche Probleme klar werden, können Sie etwas dagegen tun. Zu diesen möglichen anderen Ursachen gehören:

- Frühere Beziehungen
- Sich nicht sexy genug fühlen
- Ein Partner, der ebenfalls unter sexueller Unlust leidet
- Emotionale Probleme, Ängste, Depressionen
- Unbefriedigte emotionale Bedürfnisse
- Kulturelle und soziale Einstellungen und religiöse Überzeugungen in Bezug auf Sex
- Antidepressiva

Um in die richtige Stimmung für erotische Stunden zu kommen, sollten Sie sich mit diesen möglichen Problemen auseinandersetzen, sie sich eingestehen (wobei das Führen eines Tagebuchs sehr hilfreich kann!) und mit Ihrem Partner und/oder einem Arzt oder Therapeuten Ihres Vertrauens darüber sprechen.

Was können Sie zur Stärkung Ihres sexuellen Verlangens tun?

Schon mithilfe einiger einfacher Veränderungen Ihres Lebensstils – unterstützt durch Nahrungsergänzungsmittel, Selbstfürsorge und Aromatherapie – können Sie wieder ein befriedigenderes Liebesleben führen. Es besteht ein enger Zusammenhang zwischen ätherischen Ölen und Sinnlichkeit. Diese Öle können Ihnen also tatsächlich dabei helfen, wieder in Stimmung zu kommen und berüchtigte Lustkiller wie beispielsweise Stress und Müdigkeit zu bekämpfen. Genießen Sie die gemeinsame Auswahl von Düften, die Sie und Ihren Partner sexuell erregen, und experimentieren Sie mit verschiedenen Ölmischungen, die Sie zur Vorbereitung auf intime Stunden oder während des Vorspiels anwenden können! Nutzen Sie diese Ölmischungen, Nahrungsergänzungs- und Pflanzenheilmittel zusammen mit dem Hormonumstellungsprogramm in Teil III dieses Buches, um wieder mehr Leidenschaft und Freude in diesen Bereich Ihres Lebens zu bringen. Lesen Sie auch die Kapitel über Stress, Schlaf, Hitzewallungen, nächtliche Schweißausbrüche und Beckenbodenfunktionsstörungen, um nähere Informationen zur Bekämpfung anderer möglicher Ursachen Ihrer sexuellen Probleme zu erhalten.

Wenn Sie bereits natürliche Behandlungsmethoden für dieses Problem ausprobiert haben, aber trotzdem noch weitere Hilfe benötigen, sollten Sie sich die zusätzlichen Empfehlungen zur Stärkung Ihres sexuellen Verlangens am Ende dieses Kapitels durchlesen.

Die fünf besten ätherischen Öle für mehr sexuelles Verlangen

1. Muskatellersalbei
2. Rose
3. Sandelholz
4. Jasmin
5. Neroli

Ätherische Ölmischungen

Diffusermischungen

Diffusermischung »Tiefe Verbundenheit«

2 Tropfen Lavendelöl
2 Tropfen Jasminöl
2 Tropfen Muskatellersalbeiöl

Diffusermischung »In sinnliche Stimmung kommen«

2 Tropfen Jasminöl
2 Tropfen Sandelholzöl
1 Tropfen Ylang-Ylang-Öl

Diffusermischung »Sexy Nacht«

2 Tropfen Sandelholzöl
2 Tropfen Rosenöl
2 Tropfen Neroliöl

Aromaspray

Spray »Sinnliches Erwachen«

6 Tropfen Sandelholzöl
4 Tropfen Ylang-Ylang-Öl
2 Tropfen Jasmin- oder Rosenöl
Destilliertes Wasser oder Hamameliswasser

Sprühen Sie das Spray auf Bettwäsche und Kissen und in die Luft, um mehr Intimität und Sinnlichkeit in Ihre Beziehung zu bringen.

Roll-on-Ölmischungen

Roll-on-Mischung »Sexuelle Energie«

15 Tropfen Muskatellersalbeiöl
10 Tropfen Ylang-Ylang-Öl
5 Tropfen Neroli-, Jasmin- oder Rosenöl
Trägeröl nach Wahl

Über Pulspunkte und Herz rollen, um vor intimen Begegnungen Ihre Sinnlichkeit und sexuelle Energie zu wecken.

Roll-on-Mischung »Intensiveres sexuelles Empfinden«

3 Tropfen Pfefferminzöl
3 Tropfen Jasminöl
3 Tropfen Ylang-Ylang-Öl
3 Tropfen Muskatellersalbeiöl
Trägeröl nach Wahl

Zur Erweckung der sexuellen Energie über die Pulspunkte (vor allem über die Fußknöchel und hinter den Ohren) rollen.

Massageölmischungen

Massagemischung für mehr Selbstliebe
3 Tropfen Ylang-Ylang-Öl
2 Tropfen Jasminöl
1 Tropfen Rosenöl
2 TL Jojoba-, Süßmandel- oder fraktioniertes Kokosöl

Massagemischung für die Innenseite der Oberschenkel
2 Tropfen Muskatellersalbeiöl
2 Tropfen Neroliöl
2 Tropfen Ylang-Ylang-Öl
2 TL Jojoba-, Süßmandel- oder fraktioniertes Kokosöl

Massagemischung »Bringt euch gegenseitig in Stimmung«
2 Tropfen Sandelholzöl
2 Tropfen Neroliöl
1 Tropfen Cassia- oder Zimtöl
2 TL Jojoba-, Süßmandel- oder fraktioniertes Kokosöl

Sinnliche Badeölmischungen

Badezusatz »Zeit zu zweit«
1 Tropfen Sandelholzöl
1 Tropfen Rosen- oder Jasminöl
1 Tropfen Neroliöl
1 Tropfen Ylang-Ylang-Öl
2 Tassen Bittersalz
Baden Sie höchstens 20 Minuten lang und genießen Sie die ruhige, intime Zweisamkeit. Trocknen Sie sich danach gründlich ab und trinken Sie genügend Flüssigkeit.

Sinnliches Bad
2 Tropfen Muskatellersalbeiöl
1 Tropfen Ylang-Ylang-Öl
1 Tropfen Rosen- oder Jasminöl
2 Tassen Bittersalz
Baden Sie höchstens 20 Minuten lang, entspannen Sie dabei Ihren Körper und bereiten Sie sich auf die intime Begegnung vor. Trocknen Sie sich danach gründlich ab und trinken Sie genügend Flüssigkeit.

Natürliches Gleitmittel mit ätherischen Ölen

120 ml fraktioniertes Kokosöl (flüssiges Kokosöl oder MCT-Öl)
120 ml Aloe vera
1 TL Vitamin-E-Öl
3–5 Tropfen ätherische Öle (Weihrauch, Lavendel, Römische Kamille, Muskatellersalbei, Rose)

Geben Sie Kokosöl, Aloe vera und Vitamin E in ein verschließbares Viertelliterglas und fügen Sie 3–5 Tropfen eines ätherischen Öls hinzu. Ich persönlich kombiniere gern leichte, blumige Öle wie beispielsweise Lavendel- und Rosenöl miteinander. Vor dem Geschlechtsverkehr auf die Vaginalschleimhaut auftragen.

Nahrungsergänzungsmittel und Pflanzenheilmittel zur Steigerung des sexuellen Verlangens

Da so viele Ihrer Probleme beim Sex mit Hormonschwankungen zusammenhängen, ist eine Stabilisierung Ihrer Hormonspiegel der beste Weg, um wieder zu Ihrer früheren sexuellen Leidenschaft zurückzufinden. Zusätzlich zu den Nahrungsergänzungsmitteln, die ich im Rahmen des 21-Tage-Hormonumstellungsprogramms (Seite 242) empfehle, können Sie folgende Mittel einnehmen, um Ihren Hormonhaushalt wieder ins Gleichgewicht zu bringen und etwas für Ihre sexuelle Gesundheit zu tun:

Nahrungsergänzungsmittel

DHEA zur äußerlichen Anwendung

Äußerlich angewendetes DHEA kann altersbedingten Hautproblemen entgegenwirken, die zu Schmerzen beim Geschlechtsverkehr führen, da es die Talgproduktion ankurbelt, das Hautbild normalisiert und gegen Trockenheit hilft.

Essentially Whole® Hormone Balance

Diese Rezeptur, die ich selbst entwickelt habe, ist eine Kombination aus mehreren Wirkstoffen, die sich sehr positiv auf Ihren Hormonhaushalt auswirken. Unter anderem enthält sie Traubensilberkerze zur Verbesserung der vaginalen Gleitfähigkeit und Elastizität.

Pflanzenheilmittel

Erd-Burzeldorn (auch: Erdsternchen, *Tribulus terrestris*)

Einnahme: 7,5 mg/Tag

Dieses natürliche pflanzliche Heilmittel ist ein anerkanntes Aphrodisiakum, das Ihnen zu einem intensiveren sexuellen Erleben verhilft. Bei Frauen, die dieses Mittel einnehmen, nehmen das sexuelle Verlangen und die sexuelle Erregung zu, ihre Vaginalschleimhaut wird leichter feucht, sie haben weniger Schmerzen beim Geschlechtsverkehr und finden eher zu sexueller Befriedigung.

Maca

Einnahme: 1500–3000 mg/Tag

Maca wirkt sich positiv auf einen gesunden Hormonhaushalt aus und baut Stress- und Angstgefühle ab, sodass Sie wieder mehr Energie haben. Da Stress, Müdigkeit und Hormonstörungen das sexuelle Verlangen beeinträchtigen, ist dieses Naturheilmittel eine einfache, natürliche Ergänzung zu Ihrem täglichen Selbstbehandlungsprogramm.

Roter Ginseng

Einnahme: 200 mg/Tag

Roter Ginseng kann Ihre Becken- und Scheidenmuskulatur entspannen. Dadurch verbessert sich Ihre Fähigkeit, sexuelle Erregung und Lust zu empfinden. Wissenschaftlichen Untersuchungen zufolge steigert die Einnahme von rotem Ginseng bei Frauen in der Menopause das sexuelle Verlangen und erleichtert die sexuelle Befriedigung – und das ganz ohne unerwünschte Nebenwirkungen.

Mariza Snyders Rituale und Behandlungsprotokolle für einen ausgewogenen Hormonhaushalt

Intime Paarmassage

Berührungen geben uns ein Gefühl des Geliebtseins und der Geborgenheit. Eine intime Massage kann Sie und Ihren Partner einander näherbringen, wenn Sie gerade keine Lust auf Sex haben – aber sie kann auch ein wunderbares Vorspiel sein, um Sie in Stimmung zu bringen. Denn schon bei der einfachsten Berührung – beim Kuscheln und bei Umarmungen – wird unser Wohlfühlhormon Oxytocin ausgeschüttet. Da die Haut unser größtes Organ ist, braucht es uns nicht zu wundern, dass unser Tastsinn für Intimität und Wohlbefinden eine so wichtige Rolle spielt.

Ich empfehle, für diese Massage ein Trägeröl wie Süßmandel-, Jojoba- oder fraktioniertes Kokosöl zu verwenden und dann ein einzelnes ätherisches Öl hinzuzufügen, das Sie alle beide mögen – am besten eines mit aphrodisierenden Eigenschaften.

Selbstlieberitual

Kommunikation ist in jeder Beziehung das A und O – auch in unserer Beziehung zu uns selbst. Wenn wir uns in unserem Körper unwohl fühlen, fällt es uns oft auch schwer, eine enge Beziehung zu unserem Partner aufzubauen, vor allem in intimen Augenblicken. Ihr Körperbild hängt eng mit Ihrer Selbstliebe zusammen. Das tägliche Wiederholen positiver Affirmationen kann Ihre Selbstliebe ebenso stärken wie die Einnahme von Nahrungsergänzungsmitteln oder die Anwendung ätherischer Öle. Wie wäre es, wenn Sie sich jeden Morgen und Abend im Spiegel in die Augen schauen, dabei tief durchatmen und immer wieder »Ich akzeptiere und liebe meinen Körper bedingungslos« sagen würden? Anfangs wird Ihnen das vielleicht komisch vorkommen, aber glauben Sie mir: Je öfter Sie diese Affirmation laut wiederholen und je öfter Sie sich selbst dabei zuhören, umso eher werden Sie letzten Endes daran glauben. Ich kombiniere dieses Ritual gern mit meiner Lieblings-Roll-on-Ölmischung »Superfrau« (siehe Seite 107) und praktiziere es morgens gleich nach dem Aufstehen, während ich mir ein Ziel für den kommenden Tag vornehme.

Zusätzliche Selbstbehandlungsmöglichkeiten zur Steigerung des sexuellen Verlangens

Falls Sie noch mehr Hilfe gegen Ihre sexuelle Unlust brauchen, können Sie es mit den unten beschriebenen Strategien versuchen. Zum Beispiel gibt es verschiedene rezeptfreie Scheidenbefeuchter und Gleitmittel, die den Sex angenehmer machen.

Scheidenbefeuchter

Versuchen Sie, Ihren Vaginalbereich mithilfe eines Scheidenbefeuchters mit Feuchtigkeit zu versorgen. Möglicherweise muss man diesen Befeuchter alle paar Tage anwenden. Die Wirkung eines Scheidenbefeuchters hält normalerweise etwas länger an als die eines Gleitmittels.

Gleitmittel auf Wasserbasis

Diese Gleitmittel (beispielsweise Astroglide, K-Y Jelly und Sliquid) werden kurz vor dem Geschlechtsverkehr aufgetragen und können Beschwerden beim Sex lindern. Wählen Sie Produkte, die kein Glycerin enthalten oder keine wärmende Wirkung haben, weil das bei Frauen, die auf solche Substanzen empfindlich reagieren, zu Reizungen in der Scheide führen kann. Verzichten Sie auf Vaseline oder andere Produkte auf Erdölbasis als Gleitmittel, wenn Sie gleichzeitig Kondome verwenden, denn Latexkondome können sich zersetzen, wenn sie mit Erdöl in Berührung kommen.

Bioidentisches Östrogen (Estriol) zur äußerlichen Anwendung

Dieses Präparat wird nicht zur Erhöhung des systemischen Östrogenspiegels, sondern zur Vaskularisierung (Verstärkung der Durchblutung) und zur Verdickung der Vulva verwendet. Vaginales Östrogen hat den Vorteil, dass es bereits in niedrigeren Dosen wirksam ist und Ihre

Gesamtbelastung mit Östrogen dadurch nicht zu hoch ansteigt, da nur eine sehr geringe Menge davon in Ihren Blutkreislauf gelangt.

Die Creme wird – normalerweise vor dem Schlafengehen – mit einem Applikator direkt in die Vagina eingeführt. In der Regel wenden Frauen diese Creme ein bis drei Wochen lang täglich und danach ein- bis dreimal pro Woche an. Doch Ihr Arzt wird Ihnen genau sagen, wie viel Creme Sie verwenden und wie oft Sie sie anwenden müssen.

Kapitel 13

BECKENBODEN-FUNKTIONSSTÖRUNG, HARNINKONTINENZ UND HARNWEGSINFEKTE

Patricia war über eine gemeinsame Freundin und Kollegin auf mich aufmerksam geworden. Als wir miteinander telefonierten, erklärte sie mir, dass sie seit einigen Monaten tagsüber häufig Harndrang verspürte. »Anscheinend kann ich den Harn nicht mehr halten. Ich habe Angst davor, mir in der Öffentlichkeit oder bei der Arbeit in die Hose zu machen. Ich fühle mich zu jung für so etwas. Was kann ich tun, um meine Dranginkontinenz in den Griff zu bekommen, bevor sie sich noch mehr verschlimmert und ich inkontinent werde?«

Patricia war 55 Jahre alt, und ihre Probleme lagen auf der Hand: Dranginkontinenz, leichte Angstzustände und eine Beckenbodenfunktionsstörung. Ich empfahl ihr Folgendes:

- Sechs Nahrungsergänzungsmittel zur täglichen Einnahme: ein Multivitaminpräparat, 2000 Milligramm Omega-3-Fettsäuren, 400 Milligramm Curcumin, 4 Kapseln Essentially Whole® Hormone Balance, 400 Milligramm Magnesiumglycinat, 1 bis 2 Kautabletten Essentially Whole® Calm & Restore zur Normalisierung ihrer Stimmung und ihres Hormonspiegels und um Entzündungsprozesse zum Abklingen zu bringen.
- Den Essensplan des 21-Tage-Hormonumstellungsprogramms für einen gesünderen Darm und zur Linderung von Entzündungen.
- Physiotherapeutische Hilfe suchen oder das Pelvic Pain Relief Program von Isa Herrera (pelvicpainrelief.com) praktizieren.
- Unter professioneller Aufsicht oder Anleitung Schritt für Schritt mit Kegelübungen beginnen, um Beckenbeschwerden zu bekämpfen und ihre Beckenbodenmuskulatur zu stärken.
- Vor dem Schlafengehen die Roll-on-Ölmischung zur Linderung von Beckenbeschwerden (Seite 200) anwenden und mit einer sanften Beckenbodenmassage kombinieren.
- 30 Minuten bis eine Stunde vor dem Schlafengehen nichts mehr trinken, um nachts nicht so oft auf die Toilette zu müssen.

Zwei Monate nachdem Patricia die Kegelübungen von Isa Herrera durchgearbeitet und sich von einer Physiotherapeutin hatte behandeln lassen, berichtete sie mir per E-Mail von ihren Fortschritten: »Liebe Frau Mariza Snyder, mein ständiger Harndrang ist fast vollständig verschwunden! Außerdem habe ich das Gefühl, dass meine Entzündungen abgeklungen sind, und die Kegelübungen schaffe ich inzwischen mit Leichtigkeit. Auch mein Allgemeinzustand hat sich verbessert: Meine Verdauung funktioniert besser, ich habe inzwischen nur noch wenig bis gar keine Dranginkontinenz mehr und gerate auch viel seltener in Panik. Ich habe das Gefühl, meinen früheren gesunden Körper und mein früheres Leben zurückgewonnen zu haben. Viele der Produkte, die Sie mir empfohlen haben, werde ich weiterhin nutzen. Auch meine darmfreundliche Ernährung und die Behandlungen bei meiner Physiotherapeutin will ich fortsetzen. Besonders begeistert bin ich von dem Nahrungsergänzungsmittel Calm & Restore: Es hilft mir, mich geistig zu entspannen und Ängste abzubauen.«

Wie kommt es zu Beckenbodenfunktionsstörungen, Harninkontinenz und Harnwegsinfektionen?

Viel zu viele Frauen planen ihren Tag so, dass sie immer eine Toilette in der Nähe haben, oder tragen täglich Binden, damit ihnen kein Malheur passiert. Sie haben Angst vor peinlichen Situationen und schämen sich dafür, so oft oder so unerwartet auf die Toilette zu müssen. Doch keine Frau sollte aus Angst vor Harninkontinenz darauf verzichten, aus dem Haus zu gehen oder Dinge zu tun, die ihr Freude machen – einschließlich Sex! Sie sollten sich darüber im Klaren sein, dass Inkontinenz keine normale Begleiterscheinung des Alterungsprozesses und auch keine unvermeidliche Folge der Perimenopause oder Wechseljahre ist. Harninkontinenz und andere Blasenprobleme wie beispielsweise Harnwegsinfekte sind oft auf eine Beckenbodenfunktionsstörung zurückzuführen; häufig sind zu schwache Beckenbodenmuskeln daran schuld. Aber es gibt auch eine gute Nachricht: Wir können die Stärke dieser Muskeln beeinflussen.

Probleme mit dem Beckenboden kommen sehr häufig vor: Laut einer wissenschaftlichen Untersuchung der National Institutes of Health leiden mehr als ein Viertel aller Frauen (27 Prozent) im Alter von 40 bis 59 Jahren an einer Beckenbodenfunktionsstörung, wobei dieser Anteil bei Frauen im Alter von 60 bis 79 Jahren auf 37 Prozent und bei Frauen ab 80 Jahren auf 50 Prozent ansteigt. Das bedeutet aber nicht, dass Beckenbodenprobleme ein normaler Bestandteil des Alterungsprozesses sind, sondern dass viel zu viele Frauen nicht die Hilfe bekommen, die sie brauchen, oder nicht die Vielfalt an wirksamen Behandlungen in Anspruch nehmen, die es dafür heutzutage gibt. Also leiden Sie nicht heimlich, still und leise vor sich hin! Es gibt keinen Grund, sich zu schämen, und Sie können eine Menge gewinnen, wenn Sie dieses Problem aktiv angehen, statt es zu ignorieren oder mit einer Windel für Erwachsene zu »kaschieren«. Wir können Ihre Beschwerden deutlich verbessern oder sogar beheben und Ihnen helfen, Ihr Leben wieder in den Griff zu bekommen.

Und nun wollen wir uns die drei häufigsten Probleme im Zusammenhang mit Ihrer Blase einmal genauer anschauen: Beckenbodenfunktionsstörung, Harninkontinenz und Harnwegsinfekte.

Beckenbodenfunktionsstörung

Die Beckenbodenmuskeln bilden eine Art »Schlinge« oder »Hängematte«, die sich von den Schambeinknochen im vorderen Beckenbereich bis zum Steißbein im hinteren Teil des Beckens erstreckt. Diese Hängematte stützt die Organe und Strukturen in Ihrem Becken: Blase, Harnröhre, Gebärmutter, Scheide, Dickdarm und Mastdarm. Durch das Zusammenziehen und Entspannen dieser Muskeln steuern Sie Wasserlassen, Stuhlgang und Geschlechtsverkehr, daher sollten Ihre Beckenbodenmuskeln stark und flexibel sein. Eine Beckenbodenfunktionsstörung entsteht, wenn diese Muskeln geschwächt sind und Sie sie nicht mehr richtig unter Kontrolle haben. Folgende Anzeichen deuten auf eine Beckenbodenfunktionsstörung hin:

- Häufiges Wasserlassen
- Schmerzen beim Wasserlassen
- Unfreiwilliger Abgang von Urin oder Stuhl
- Schwierigkeiten bei der Darmentleerung, Verstopfung (Stuhlgang ist nur unter starkem Pressen möglich)
- Anhaltende Schmerzen im unteren Rücken- oder Beckenbereich, in der Scheide oder im Mastdarm
- Schmerzen beim Geschlechtsverkehr
- Beckenorganvorfall, bei dem eines der in Ihrem Becken sitzenden Organe (zum Beispiel die Blase) in Ihre Scheide rutscht. Das kann sich wie ein Ziehen oder Druck in der Scheide anfühlen, oder es ist eine Ausbuchtung am Scheideneingang oder direkt außerhalb Ihrer Scheide zu erkennen.

Wie können diese Muskeln ihren Tonus verlieren? Eine Geburt kann die Beckenbodenmuskulatur dehnen und schädigen – wenn bei Ihnen ein Damm- oder Kaiserschnitt oder eine Hysterektomie durchgeführt worden ist, haben Sie sogar ein noch höheres Risiko für die Entstehung einer Beckenbodenfunktionsstörung. Abnehmende Östrogenspiegel tragen ebenfalls dazu bei. Aber es gibt auch viele lebensstilbedingte Ursachen:

- Gewichtszunahme oder Fettleibigkeit
- Ernährung mit hohem Anteil an verarbeiteten Lebensmitteln, Zucker und Kohlenhydraten
- Bewegungsmangel
- Rauchen und häufiges Husten
- Verstopfung
- Schlechte Körperhaltung (falsche Ausrichtung von Wirbelsäule und Becken)
- Chronischer Stress

Harninkontinenz

Wenn Sie schon einmal das Gefühl hatten, ständig auf die Toilette zu müssen, und fürchteten, es nicht mehr rechtzeitig zu schaffen, oder wenn Sie beim Lachen oder im Yogakurs ungewollt Urin verloren haben, kennen Sie das Problem der Inkontinenz. Und dann ist da natürlich auch noch die Sache mit dem Sex: Schätzungen zufolge vermeidet jede vierte Frau mit Inkontinenz den Geschlechtsverkehr oder macht sich so viele Gedanken über eine mögliche »Undichtigkeit«, dass sie sich beim Sex gar nicht mehr richtig entspannen und ihn nicht genießen kann. Höchste Zeit, dieses Problem in den Griff zu bekommen!

Da es verschiedene Arten von Harninkontinenz gibt, ist es wichtig zu wissen, an welcher Form Sie leiden.

Belastungsinkontinenz: Das ist die häufigste Art der Inkontinenz. Dabei kommt es zum Urinverlust bei Aktivitäten, die die Muskulatur anstrengen, wie beispielsweise Husten, Niesen, Lachen, Heben oder Sport. Belastungsinkontinenz kann durch eine schwache Beckenbodenmuskulatur und Übergewicht entstehen. Denn zusätzliches Gewicht erhöht den Druck auf die Blase und die umliegenden Muskeln, wodurch diese geschwächt werden und Urin austreten kann. Auch eine vaginale Entbindung kann die für die Kontrolle über Ihre Blase erforderlichen Muskeln schwächen und einen Beckenorganvorfall begünstigen, der mit Inkontinenz einhergeht. Blase und Gebärmutter werden teilweise von denselben Muskeln und Bändern gestützt. Daher kann jeder chirurgische Eingriff im Bereich des Fortpflanzungssystems – zum Beispiel eine Hysterektomie – die stützende Beckenbodenmuskulatur beschädigen und zu Inkontinenz führen.

Dranginkontinenz: Wenn Sie plötzlichen Harndrang verspüren und dann aufgrund einer unwillkürlichen Muskelkontraktion einen ganzen Schwall von Urin verlieren, bevor Sie es bis zur Toilette schaffen, leiden Sie an einer Dranginkontinenz. Die häufigste Ursache dafür sind Nervenschädigungen aufgrund von Diabetes, Schlaganfall, Rückenmarksverletzungen, multipler Sklerose, Parkinson oder irgendeiner anderen Erkrankung, die die Funktion des Nervensystems beeinträchtigt.

Überaktive Blase: Wenn Sie mehr als sechs- bis achtmal am Tag (und mehr als einmal pro Nacht) auf die Toilette müssen, haben Sie womöglich eine überaktive Blase. Eine schwache Beckenmuskulatur, Nervenschäden, Übergewicht, Harnwegs- oder andere Infektionen können dazu beitragen.

Harnwegsinfekte

Sicherlich kennen Sie die typischen Symptome – Jucken, Brennen und Schmerzen beim (zu häufigen) Wasserlassen und trüber, übelriechender Urin – nur allzu gut. Wahrscheinlich hatten Sie auch schon einmal einen Harnwegsinfekt, bei dem Krankheitserreger (meist handelt es sich dabei um Bakterien) Blase, Nieren oder einen anderen Bereich des Harnsystems infizieren. Am häufigsten sind Blaseninfektionen. Rund die Hälfte aller Frauen erkranken im Lauf ihres Lebens an einem Harnwegsinfekt, wobei die Häufigkeit solcher Probleme während der Perimenopause und der Wechseljahre zunimmt und das Risiko vier bis fünf Jahre nach der letzten Periode steil ansteigt. Das ist auf körperliche Veränderungen wie beispielsweise eine schwache Beckenbodenmuskulatur, einen Beckenorganprolaps, Harninkontinenz, eine Verdünnung des Scheidengewebes und Schwierigkeiten bei der vollständigen Entleerung der Blase zurückzuführen. Auch ein niedriger Östrogenspiegel spielt bei diesen körperlichen Veränderungen eine Rolle. Doch durch eine Stärkung Ihrer Beckenbodenmuskulatur können Sie das Risiko für Harnwegsinfekte deutlich senken.

Was passiert bei einer Harnwegsinfektion in Ihrem Körper?

Blasenprobleme haben oft mehrere Ursachen, doch in der Perimenopause und den Wechseljahren spielen der sinkende Östrogenspiegel und die zu schwache Beckenbodenmuskulatur eine wichtige Rolle: Das sind die beiden Hauptursachen für Beckenbodenfunktionsstörungen, Harninkontinenz und Harnwegsinfekte.

Niedriger Östrogenspiegel

Östrogen hält die Muskeln und Bänder Ihres Beckenbodens stark, elastisch und widerstandsfähig. Wenn der Östrogenspiegel während der Perimenopause schwankt und in den Wechseljahren schließlich seinen Tiefpunkt erreicht, werden diese Muskeln weniger geschmeidig und können Ihre Beckenorgane nicht mehr so gut abstützen. Deshalb müssen Sie diese Muskeln aktiv trainieren, damit sie optimal funktionieren. Dadurch lässt sich gleichzeitig das Risiko von Beckenorganvorfällen, Harninkontinenz und Harnwegsinfekten senken.

Östrogen erhält auch die Blase gesund, in der sich viele Östrogenrezeptoren befinden. Außerdem sorgt dieses Hormon für eine gesunde Harnröhre. (Das ist der kurze Schlauch, der den Urin von der Blase aus dem Körper hinausbefördert.) Eine Abnahme des Östrogenspiegels kann sich negativ auf die Abdichtung zwischen Blase und Harnröhre auswirken, was zu »Urintröpfeln« führt, und kann die Auskleidung der Harnröhre dünner werden lassen, wodurch sich die Inkontinenz noch weiter verschlimmert.

Außerdem erhöht ein niedriger Östrogenspiegel Ihr Risiko für Harnwegsinfekte, weil er das harmonische Gleichgewicht der Bakterien in Ihrer Scheide durcheinanderbringt. Östrogen wirkt sich nämlich positiv auf die »guten« Bakterien aus: Sie können dann besser gedeihen und Säure bilden, wodurch der pH-Wert der Scheide sinkt und »schlechte« Bakterien abgetötet werden. Bei Östrogenmangel dagegen steigt der pH-Wert der Scheide an, wodurch wiederum der Säuregehalt sinkt, die »schlechten« Bakterien sich vermehren und Harnwegsinfekte verursachen können.

Zu schwache Beckenbodenmuskulatur

Wenn die Stärkung der Beckenbodenmuskulatur nicht ohnehin bereits zu Ihrem regelmäßigen Übungsprogramm gehört, sollten Sie schleunigst damit anfangen! Denn diese Muskeln regulieren den Urinfluss, und wenn sie zu schwach sind, leiden Sie wahrscheinlich unter Inkontinenz. Außerdem steigt durch diese Unfähigkeit, den Urin zu halten, auch das Risiko für Harnwegsinfekte. Übungen zum Training und zur Stärkung der Beckenbodenmuskulatur (zum Beispiel Kegelübungen) führen dazu, dass Ihre Beckenorgane besser abgestützt werden und Sie den Harn wieder besser halten können. Auch die Symptome eines Beckenorganvorfalls können sich dadurch bessern. Eine stärkere Beckenbodenmuskulatur kann sogar dazu führen, dass Sie besseren Sex haben, weil sie die Durchblutung der Scheide steigert, was sich positiv auf die sexuelle Erregung und Befeuchtung auswirkt! Auch das sexuelle Empfinden wird intensiver, wenn Sie Ihre Beckenbodenmuskeln wieder besser unter Kontrolle haben.

Was können Sie für die Gesundheit Ihres Beckenbodens und Ihrer Harnwege tun?

Es gibt viele wirksame Strategien, um Ihren Beckenboden zu stärken, eine Inkontinenz zu beheben (oder zumindest deutlich zu lindern) und dafür zu sorgen, dass Harnwegsinfekte seltener auftreten. Die unten beschriebenen ätherischen Ölmischungen, Nahrungsergänzungs- und Pflanzenheilmittel und Selbstfürsorgerituale wurden speziell zu diesem Zweck entwickelt. Nutzen Sie sie in Kombination mit dem Hormonumstellungsprotokoll in Teil III dieses Buches, um Probleme im Zusammenhang mit falscher Ernährung, Stress und anderen ungesunden Lebensgewohnheiten zu bekämpfen, die zur Entstehung einer Beckenbodenfunktionsstörung beitragen können. In den beiden Kapiteln über Stress sowie über sexuelle Unlust und Scheidentrockenheit finden Sie weitere sinnvolle Selbsthilfemaßnahmen.

Die Lebensstilempfehlungen, die ich Ihnen im Folgenden und auch in meinem Hormonumstellungsprogramm in Teil III gebe, zielen darauf ab, etwas für ein gesundes Becken zu tun, Entzündungsprozesse einzudämmen und Ihnen Ihre Vitalität zurückzugeben. Aber lassen Sie sich unbedingt von einem Arzt Ihres Vertrauens untersuchen, um andere Erkrankungen auszuschließen, die zu Ihren Beschwerden beitragen könnten!

Das ist vor allem dann wichtig, wenn Sie immer wieder unter Harnwegsinfekten leiden. Dann sollte der Arzt Sie auf Anzeichen einer Verdünnung des Gewebes entlang der äußeren Harnröhre untersuchen. Falls eine solche Verdünnung vorliegt, kann die äußerliche Anwendung von Östrogen zur Stärkung und Verdickung der Harnröhre sinnvoll sein.

Auch ätherische Öle können sich sehr positiv auf die Gesundheit Ihres Beckenbodens und Ihrer Harnwege auswirken. Einige der unten beschriebenen Rezepturen eignen sich zur dauerhaften Anwendung, während andere nur bei vorübergehenden Problemen Abhilfe schaffen.

Probieren Sie die Öle einzeln aus, um herauszufinden, welche sich am besten für Sie eignen und ob Wärme- oder Kälteempfindungen (oder eine Kombination aus beidem) Ihre Beckenbeschwerden besser lindern. Ätherische Öle aufzutragen, einzumassieren und dann entweder eine warme oder kühle Kompresse aufzulegen scheint vielen Frauen zu helfen, während andere lieber zuerst eine sehr warme und anschließend eine kalte Kompresse auflegen.

Die fünf besten ätherischen Öle für Beckenboden und Harnwege

1. Muskatellersalbei
2. Zypresse
3. Wacholderbeere
4. Lavendel
5. Majoran

Ätherische Ölmischungen

Roll-on-Mischungen

Roll-on-Mischung zur Linderung von Beckenbeschwerden

7 Tropfen Lavendelöl
7 Tropfen Weihrauchöl
7 Tropfen Muskatellersalbeiöl
Trägeröl nach Wahl
In den Unterleib einmassieren.

Roll-on-Mischung zur Unterstützung Ihrer Blase

10 Tropfen Zypressenöl
10 Tropfen Wacholderbeerenöl
Trägeröl nach Wahl
Zwei- bis dreimal täglich über die Blase rollen, solange die Probleme bestehen.

Massageölmischungen

Massagemischung gegen Beckenschmerzen

2 Tropfen Lavendelöl
1 Tropfen Muskatellersalbeiöl
1 Tropfen Majoranöl

1 TL Trägeröl

Sanft über den Unterleib streichen und anschließend eine heiße oder kühle Kompresse (oder beides) auflegen.

Massagemischung für die innere Oberschenkelmuskulatur

2 Tropfen Pfefferminz- oder Wintergrünöl
2 Tropfen Copaibaöl
2 Tropfen Lavendelöl
1 TL Trägeröl nach Wahl

In die Innenseiten der Oberschenkel einreiben. Je nach Bedarf anwenden, solange der Schmerz anhält.

Badeölmischung

Beckenbodenstärkender Badezusatz

2 Tropfen Lavendelöl
1 Tropfen Eukalyptusöl
1 Tropfen Pfefferminzöl
1 Tropfen Rosmarinöl
500 g Bittersalz

Baden Sie höchstens 20 Minuten lang und lassen Sie Ihren Körper dabei entspannen und atmen. Nach dem Bad genügend Flüssigkeit trinken!

Nahrungsergänzungsmittel und Pflanzenheilmittel für Becken und Harnwege

Zusätzlich zu den Nahrungsergänzungsmitteln, die ich in meinem Basisprogramm für einen gesunden Hormonhaushalt im Rahmen des 21-Tage-Hormonumstellungsprogramms (Seite 242) allen Frauen empfehle, können Ihnen folgende Selbstbehandlungsmaßnahmen helfen:

Nahrungsergänzungsmittel

Vitamin D

Einnahme: 4000–5000 IE/Tag

Bis zu 80 Prozent von uns leiden an Vitamin-D-Mangel, weil wir uns meistens in Innenräumen aufhalten und Sonnenschutzmittel auftragen, wenn wir uns doch einmal nach draußen wagen. Wissenschaftlichen Untersuchungen zufolge besteht ein enger Zusammenhang zwischen unserem Vitamin-D-Spiegel und der Gesundheit unseres Beckens sowie unserer allgemeinen Skelett- und Muskelfunktion. Wenn Ihr Vitamin-D-Spiegel sinkt, haben Sie ein viel höheres Risiko für eine Beckenbodenfunktionsstörung, einen Beckenorganvorfall oder Inkontinenz.

Essentially Whole® Hormone Balance

Hormone Balance ist eine Rezeptur zur Förderung eines ausgewogenen Hormonhaushalts, die ich selbst entwickelt habe. Hochwirksame Inhaltsstoffe wie Traubensilberkerze, Keuschlamm, DIM, Kalzium, Magnesium und B-Vitamine bringen nicht nur Ihren Hormonhaushalt wieder ins Gleichgewicht, sondern erhalten auch Ihre Muskeln gesund und fördern das allgemeine Wohlbefinden.

Pflanzenheilmittel

Es gibt viele Heilpflanzen mit starken antioxidativen und entzündungshemmenden Eigenschaften, die Beckenschmerzen lindern können, indem sie eine vorhandene Entzündung eindämmen, zum Beispiel:

- **Curcumin:** 200–500 mg zweimal täglich
- **Ringelblume:** 5–10 mg des Krauts in 240 ml kochendem Wasser ziehen lassen
- **Quercetin:** 1000–2200 mg/Tag
- **Römische Kamille:** 3 Teelöffel in 240 ml kochendem Wasser ziehen lassen

All diese Mittel sind sichere und wirksame Maßnahmen zur Linderung von Entzündungen, die Beckenbodenfunktionsstörungen, Schmerzen und Harninkontinenz verursachen.

Mariza Snyders Rituale und Behandlungsprotokolle für einen ausgewogenen Hormonhaushalt

Tägliche Kegelübungen

Dabei handelt es sich um Beckenbodenübungen zur Stärkung und Aufrechterhaltung einer gesunden Blasen- und Darmfunktion. Sie können diese Übungen jederzeit und überall durchführen, ohne dass irgendjemand etwas davon mitbekommt. Am liebsten mache ich meine Kegelübungen im Auto an einer roten Ampel! Aber besprechen Sie dies vorher mit einem Arzt Ihres Vertrauens, da diese Übungen nicht für alle zu empfehlen sind. (Für Frauen, deren Probleme auf übermäßig verspannte Beckenbodenmuskeln zurückzuführen sind, eignen sie sich beispielsweise nicht.) Wie man Kegelübungen richtig macht, erfahren Sie auf der (englischen) Website der Expertin für Beckenbodenschmerzen Isa Herrera oder auf vielen anderen Websites zum Thema Beckenbodentraining.

Rizinusölpackung

Das aus der Rizinuspflanze *(Ricinus communis)* gewonnene Rizinusöl wird schon seit Jahrhunderten zu Heilungszwecken vor allem im Bereich des Fortpflanzungs- und Verdauungssystems eingesetzt. Rizinusöl ist bekannt für seine Wirkung gegen Stauungen, Entzündungsprozesse und Giftstoffe. Rizinusölpackungen können die allgemeine Durchblutung fördern, gegen Endometriose-Schmerzen helfen und zur Aufweichung von Narbengewebe nach Kaiserschnitten, Operationen, Zysten, Verwachsungen und Dysplasien beitragen. Außerdem wirkt Rizinusöl sich positiv auf die Gesundheit von Gebärmutter, Eierstöcken und Eileitern aus, weil es das Lymph- und Kreislaufsystem anregt und Gift- und Abfallstoffe aus dem Beckenbereich abtransportiert.

Ich empfehle Ihnen eine Rizinusölpackung, wenn Sie unter Schmerzen oder Beschwerden im Beckenbereich leiden. Verstärken Sie die Wirkung dieser Packung durch Zugabe ätherischer Öle!

Wie können Sie mit ätherischen Ölen Harnwegsinfekten vorbeugen oder sie lindern?

Der Schlüssel zur Vorbeugung lästiger Harnwegsinfekte liegt in der richtigen Hygiene: Nach dem Wasserlassen oder Stuhlgang mit dem Toilettenpapier immer nur von vorne (Scheide) nach hinten (After) abwischen, niemals umgekehrt! Aber manchmal leidet man eben trotz aller Vorsichtsmaßnahmen unter dem für bakterielle Harnwegsinfekte so typischen höllischen Schmerz und heftigen Brennen. Die häufigsten Übeltäter sind *Escherichia coli (E. coli)* und *Klebsiella pneumoniae*, aber auch andere Bakterien und Hefepilze wie *Candida albicans* und *Candida famata* können bei der Entstehung von Harnwegsinfekten eine Rolle spielen.

Obwohl man festgestellt hat, dass viele ätherische Öle zur Beseitigung dieser Bakterien beitragen können, sind die fünf Öle, die ich zu diesem Zweck empfehle, meine absoluten Favoriten, da sie sowohl das Immunsystem als auch Harnwege und Blase stärken und in ihrer Funktion unterstützen. Während Oregano- und Teebaumöl sich eher zur Behandlung vorübergehender Probleme eignen, ist die Anwendung von Nelkenöl das ganze Jahr über sinnvoll, Grapefruitöl eignet sich gut als Zutat zu Ihrem »Infused Water«, und mit Wacholderbeerenöl können Sie in schwierigen Zeiten etwas für die Gesundheit Ihrer Harnwege tun oder das Öl jeden Tag zur Stärkung Ihrer Nierenfunktion anwenden. Probieren Sie diese Öle entweder einzeln aus oder nutzen Sie meine bewährten Roll-on-Ölmischungen, um das Mittel zu finden, das sich am besten für Sie und Ihre Bedürfnisse eignet!

Die fünf wichtigsten ätherischen Öle gegen Harnwegsinfekte

1. Gewürznelke
2. Grapefruit
3. Wacholderbeere
4. Oregano
5. Teebaum

Ätherische Ölmischungen

Roll-on-Mischungen

Roll-on-Mischung gegen Harnwegsprobleme

6 Tropfen Oreganoöl
6 Tropfen Nelkenöl
6 Tropfen Weihrauchöl
6 Tropfen Lavendelöl
Trägeröl nach Wahl

Zwei- bis dreimal täglich über die Blase rollen, solange die Probleme bestehen. Höchstens zwei bis drei Tage lang anwenden.

Roll-on-Mischung für gesunde Harnwege

10 Tropfen Wacholderbeerenöl
10 Tropfen Grapefruitöl
Trägeröl nach Wahl

Zur Unterstützung der Gesundheit von Blase und Harnwegen zwei- bis dreimal täglich über die Blase rollen.

Massageölmischung

Beruhigende Massagemischung für die Harnwege

2 Tropfen Teebaumöl
2 Tropfen Lavendelöl
1 Tropfen Nelkenöl
1 Tropfen Oreganoöl
1 TL Trägeröl nach Wahl

Massieren Sie das Öl vorsichtig in Ihren Unterbauch über der Blase oder über den Nieren (auf dem Rücken) und in die Innenseiten der Oberschenkel ein. Dann lehnen Sie sich zurück, entspannen Ihre Muskeln, atmen tief durch und lassen die Wärme auf sich wirken. Denken Sie daran, sich danach die Hände zu waschen, denn Oregano und Nelke sind wärmende Öle.

Badeölmischung

Beruhigender Badezusatz für die Harnwege

3 Tropfen Teebaumöl
3 Tropfen Wacholderbeerenöl
2 Tassen Bittersalz

Lehnen Sie sich in der Badewanne zurück, öffnen Sie die Beine und reinigen Sie vorsichtig Ihre Harnröhrenöffnung. Baden Sie höchstens 20 Minuten lang und trinken Sie danach genügend Flüssigkeit.

Nahrungsergänzungsmittel und Pflanzenheilmittel zur Behandlung von Harnwegsinfekten

Zusätzlich zu den Nahrungsergänzungsmitteln, die ich im Rahmen des 21-Tage-Hormonumstellungsprogramms (Seite 212) empfehle, sollten Sie auch ein paar dieser natürlichen Produkte zur Vorbeugung und Behandlung von Harnwegsinfekten ausprobieren, statt gleich zu Antibiotika zu greifen.

Cranberry-Extrakt-Kapseln (oder ungesüßter Cranberrysaft): Cranberrys haben Inhaltsstoffe, die dafür sorgen, dass sich keine Bakterien in Blase und Harnröhre festsetzen können. Wenn Sie oft unter Harnwegsinfekten leiden, können Sie diesem Problem durch tägliche Einnahme von Cranberrykapseln einen Riegel vorschieben. Cranberrys haben eine starke entzündungshemmende Wirkung und sind somit eine einfache, natürliche Methode zur schnellen Linderung Ihrer Beschwerden.

D-Mannose (1000 mg/Tag) ist ein Mittel zur Vorbeugung und Behandlung von Harnwegsinfekten. Dabei handelt es sich um einen natürlichen Zucker, der unter anderem in Cranberrys, Äpfeln, Orangen, grünen Bohnen und Brokkoli vorkommt. Man hat festgestellt, dass D-Mannose bei Frauen, die häufig an Harnwegsinfekten leiden, genauso wirksam ist wie Antibiotika. Außerdem kann sie die damit einhergehenden Beschwerden rasch lindern.

Vitamin C (1000 mg): Dieses starke Antioxidans kann in Ihrem Körper ein Milieu schaffen, in dem die schädlichen Bakterien nicht überleben können, sodass Ihr Körper sie leichter loswird.

Bärentraubenblättertee: Als sicheres und anerkanntes Mittel gegen Harnwegsinfekte kann dieser Tee zur Vorbeugung und Linderung Ihrer Beschwerden beitragen. Er wirkt entzündungshemmend und beseitigt schädliche Bakterien, die Harnwegsinfekte verursachen.

Mariza Snyders Rituale und Behandlungsprotokolle für einen ausgewogenen Hormonhaushalt

Gute Hygiene

Wissenschaftlichen Untersuchungen zufolge kann eine gute Harnhygiene die Häufigkeit von Harnwegsinfekten und anderen Harnwegsproblemen verringern. Halten Sie sich an folgende bewährte Praktiken, um Ihre Harnwege gesund zu erhalten:

- Trinken Sie viel Flüssigkeit, um Ihre Blase regelmäßig (alle drei bis vier Stunden) zu entleeren.
- Halten Sie den Urin nicht zurück. Gehen Sie auf die Toilette, wenn Sie den Drang danach verspüren.
- Wischen Sie sich nach der Blasenentleerung mit dem Toilettenpapier einmal von vorne nach hinten ab.
- Reinigen Sie Ihre Genitalien täglich und nach jedem Geschlechtsverkehr, indem Sie Ihre Vulva mit einem warmen Waschlappen von vorn nach hinten abwischen.

Kapitel 14

STARKE BLUTUNGEN UND MYOME

Mit ungefähr 49 Jahren bekam meine Mutter Jody plötzlich starke Blutungen, die mit unregelmäßigen Perioden einhergingen. Sie steckte mitten in der Perimenopause und litt an einer Östrogendominanz – daher die heftigen Blutungen. Irgendwann wurde es so schlimm, dass sie 25 Tampons brauchte, um ihre ununterbrochene Monatsblutung zu stillen, was wiederum einen Notfalleinsatz des Klempners erforderte, weil die Tampons ihre Rohre verstopften!

Bei näherer Untersuchung stellte sich heraus, dass meine Mutter nicht nur an Östrogendominanz und Wechseljahrsbeschwerden litt, sondern außerdem einen niedrigen Progesteron- und morgens und nachmittags auch einen zu niedrigen Cortisolspiegel hatte. Ich empfahl ihr Folgendes:

- Acht Nahrungsergänzungsmittel zur täglichen Einnahme: ein Multivitaminpräparat, 4000 Internationale Einheiten (IE) Vitamin D, 400 Milligramm Magnesiumglycinat, 200 Milligramm Keuschlamm, 50 Milligramm Eisen, 100 Milligramm DIM (Diindolymethan), methylierte B-Vitamine und 2000 Milligramm Omega-3-Fettsäuren, damit ihr Körper Östrogen besser verstoffwechseln konnte, um ihren Sexualhormonhaushalt ins Gleichgewicht zu bringen, Stress abzubauen und ihre Zellenergie zu erhöhen.
- Das 21-Tage-Hormonumstellungsprogramm zur Unterstützung gesunder hormoneller Veränderungen und zur Stärkung der Entgiftungsmechanismen von Leber und Darm.
- Zum Frühstück oder Mittagessen zusätzlich einen grünen Smoothie mit sechs bis neun Gramm Maca trinken.
- Bei Nachmittagstiefs: Jede Stunde die Roll-on-Ölmischung »Sofortige Motivation« (Seite 121) oder »Morgens voller Energie erwachen« (Seite 121) auftragen und dabei eine einminütige Atemübung machen.
- Ein 20-minütiges Selbstfürsorge-Morgenritual, bestehend aus dem Einatmen der Roll-on-Ölmischung »Sofortige Motivation« (Seite 121) und dem Führen eines Dankbarkeitstagebuchs.
- Auftragen der Roll-on-Ölmischung gegen zu starke Blutungen (Seite 217) auf den Unterbauch während der Monatsblutung.
- Vier- bis fünfmal pro Woche Tennis oder halbstündige Wanderungen in der Natur.
- Ein 20-minütiges Abendritual einschließlich einer fünfminütigen Schlafmeditation vor dem Zubettgehen, um sich vor dem Schlaf geistig zu entspannen.

Vier Wochen später, nachdem sie 21 Tage Hormonumstellungsprogramm absolviert hatte, rief meine Mutter mich an, um mir mitzuteilen, dass ihre Blutung zwar immer noch stark war, aber nicht mehr so heftig wie im letzten Monat. Sie brauchte an keinem Tag mehr als zehn Tampons, was für sie schon ein großer Fortschritt war. Und sie hatte auch noch weitere große Erfolgserlebnisse, von denen sie mir unbedingt berichten wollte. »Weißt du was, Mariza? Mein PMS ist in diesem Monat eindeutig besser. Ich habe nicht mehr das Gefühl, jemanden umbringen zu müssen. Ich habe fünf Kilo abgenommen und werde das Programm insgesamt 60 Tage lang durchführen, weil es mich beim Tennis nicht beeinträchtigt. Mit der Meditations-App, von der du mir erzählt hast, schlafe ich besser, außerdem nehme ich ein paarmal pro Woche ein Bad, das mir beim Stressabbau hilft. Und von den grünen Smoothies bin ich ganz begeistert. Sie lassen sich so leicht zusammenmixen, und du weißt ja, dass ich nicht gerne viel Zeit für die Zubereitung von Mahlzeiten investiere! Auch die Öle finde ich ganz fantastisch. Das Pfefferminzöl hat mir buchstäblich das Leben gerettet, wenn ich Heißhunger auf Schokolade hatte. Danke, mein Schatz!«

Wie kommt es zu starken Monatsblutungen?

Starke Blutungen (auch als Menorrhagie bezeichnet) sind für jede Frau eine unliebsame Überraschung. Deshalb ärgert es mich, dass niemand uns Frauen darauf vorbereitet, dass wir in der Perimenopause mit so etwas rechnen müssen – denn in den meisten Fällen ist das völlig normal, vor allem ganz am Ende der Perimenopause. Starke Monatsblutungen und unregelmäßige Perioden sind in dieser Übergangsphase aufgrund der natürlichen Schwankungen des Östrogen- und Progesteronspiegels wirklich nichts Außergewöhnliches. Durch ungünstige Lebensgewohnheiten, die den Hormonhaushalt aus dem Gleichgewicht bringen und vor allem die Entstehung einer Östrogendominanz fördern, können sie sich jedoch verschlimmern. Außerdem treten Gebärmuttermyome (gutartige Wucherungen aus Bindegewebe und glatter Muskulatur) oft erstmals während der Perimenopause auf oder beginnen sich in dieser Zeit zu vergrößern – und sind eine der häufigsten Ursachen für starke Blutungen.

Es gibt viele Missverständnisse zu diesem Thema, die ich gerne ausräumen möchte, um Ihnen klarzumachen, was in dieser Hinsicht normal ist und was nicht.

Starke Blutungen während der Perimenopause

In der Perimenopause haben rund 25 Prozent aller Frauen starke Blutungen, die gegen Ende der Perimenopause normalerweise besonders heftig ausfallen. Wiederkehrende starke Blutungen können zu einer Eisenmangelanämie führen – also zu einem Eisenmangel, bei dem nicht genügend rote Blutkörperchen vorhanden sind, um Ihre Zellen ausreichend mit Sauerstoff zu versorgen, sodass Sie sich müde, abgeschlagen, schwach und schwindelig fühlen. Folgendes sollten Sie im Auge behalten:

Was ist mit »starken Blutungen« gemeint? Normalerweise dauert eine Menstruationsblutung ungefähr vier bis fünf Tage, wobei man nur wenig (etwa zwei bis drei Esslöffel) Blut verliert. Von starken Blutungen spricht man normalerweise, wenn die Blutung länger als sieben Tage dauert und der Blutverlust doppelt so hoch ist. Die meisten Frauen messen ihren Blutfluss nicht. Wenn Sie also Ihre Binde, Ihren Tampon oder Ihre Unterwäsche während der Periode über mehrere Stunden hinweg fast stündlich wechseln müssen und dieses Problem auch während des Schlafs nicht nachlässt, handelt es sich wahrscheinlich um eine starke Blutung. Das ist aber lediglich eine sehr allgemeine Orientierungshilfe. Nur Sie selbst können beurteilen, was für Ihre Verhältnisse normal – oder unnormal – ist.

Ein abnormales Blutungsmuster könnte für eine gewisse Zeit tatsächlich zu Ihrem neuen Normalzustand werden. Ich weiß, dass das beunruhigend und frustrierend sein kann. Aber es gibt auch eine gute Nachricht: Zum Glück hört das alles wieder auf, sobald Sie keinen Eisprung mehr haben und in die Wechseljahre kommen! Bis dahin sollten Sie einfach in sich hineinhören und sich fragen, ob das, was Sie gerade durchmachen, für Ihren Körper normal ist. Obwohl neue Blutungsmuster in der Perimenopause häufig vorkommen, können ungewöhnliche Blutungen ein Anzeichen für ein Problem sein, das ärztlich untersucht und behandelt werden muss.

Schwankungen des Östrogen- und Progesteronspiegels sind nicht der einzige Grund für starke Blutungen. Hier ein paar mögliche andere Ursachen:

Myome: Dabei handelt es sich um erbsen- bis basketballgroße gutartige Tumore, die überall in oder an der Gebärmutter wachsen können. Sie können sich sehr schnell vergrößern, vor allem während der Perimenopause aufgrund einer Östrogendominanz (das heißt, wenn Östrogen- und Progesteronspiegel aus dem Gleichgewicht geraten). (Nähere Informationen dazu finden Sie im Infokasten »Im Fokus: Myome« auf Seite 210).

Schwangerschaftsbedingte Komplikationen: Eine Schwangerschaft während der Perimenopause ist auch bei unregelmäßigem Zyklus möglich. Eileiterschwangerschaft, Fehlgeburt, Placenta praevia und andere Problemschwangerschaften können unregelmäßige Blutungen verursachen.

Hormonelle Verhütungsmittel: Auch Antibabypillen, Intrauterinpessare und andere Formen der hormonellen Empfängnisverhütung können unregelmäßige Blutungsmuster verursachen.

Endometriumpolypen (oder Gebärmutterpolypen): Das sind kleine, weiche, gutartige Wucherungen der Gebärmutterschleimhaut.

Adenomyose: Bei dieser Erkrankung wachsen die Endometriumdrüsen, die die Gebärmutter auskleiden, in die Gebärmutter hinein, wodurch sich Blut in der Gebärmutterwand bildet, das nicht abfließen kann, was zu starken, schmerzhaften Regelblutungen führt.

Infektionen (einschließlich sexuell übertragbarer Krankheiten wie Chlamydien oder Gonorrhö) können in der Scheide, im Gebärmutterhals, in der Gebärmutter, aber auch in Eileitern oder Eierstöcken auftreten.

Präkanzeröse oder krebsartige Wucherungen: Seltene gynäkologische Krebsarten wie Gebärmutterkrebs und Endometriumkarzinom können starke vaginale Blutungen verursachen.

In den meisten Fällen sind starke Blutungen ein unvermeidlicher Bestandteil der hormonellen Umstellung während der Perimenopause und der Wechseljahre. Ich weiß, dass das nervt – aber wir können den Schweregrad und die negativen Auswirkungen dieser Blutungen auf unser Leben eindämmen, indem wir etwas gegen die dahintersteckende Östrogendominanz tun und uns um einen gesunden Lebensstil bemühen.

Im Fokus: Myome

Myome (auch als Leiomyome bezeichnet) sind gutartige Geschwülste oder Wucherungen in der Gebärmutter. Sie kommen sehr häufig vor, und ihre Wahrscheinlichkeit erhöht sich mit zunehmendem Alter bis zur Menopause: Fast 70 bis 80 Prozent aller Frauen leiden in ihrer fortpflanzungsfähigen Lebensphase an Gebärmuttermyomen. Nur in rund 20 Prozent aller Fälle verursachen sie Beschwerden wie beispielsweise starke Blutungen. Weitere mögliche Symptome sind:

- Schmerzen oder Druckgefühl im Beckenbereich
- Blutungen oder Schmierblutungen zwischen den regulären Monatsblutungen
- Ungewöhnlich häufiges Wasserlassen
- Schwellung oder unangenehmes Gefühl im Unterleib
- Schmerzen im unteren Rückenbereich oder in den Beinen
- Müdigkeit oder Energielosigkeit durch zu starke Blutungen
- Verstopfung
- Wiederholte Fehlgeburten

Myome brauchen Östrogen, um wachsen zu können. In der Perimenopause kommt es häufiger zu einer Östrogendominanz, sodass die Myome größer werden und dann vielleicht auch Beschwerden verursachen. Wenn der Östrogenspiegel in den Wechseljahren wieder abnimmt, schrumpfen die Myome. Trotzdem können auch in den Wechseljahren Myome entstehen und sich störend bemerkbar machen. Bei Frauen in den Wechseljahren, die an einer Östrogendominanz leiden, kann es sein, dass die Myome sich nicht zurückbilden. Während einer Hormontherapie werden die Symptome garantiert bestehen bleiben, da im Rahmen einer solchen Therapie Östrogen verabreicht wird. Je nach Ansiedlung des Myoms unterscheidet man zwischen fünf Arten:

1. **Intramural:** der häufigste Typ (in die Muskulatur der Gebärmutter eingebettet)
2. **Subserös:** an der Außenseite der Gebärmutter, können auf die umliegenden Organe drücken
3. **Gestielt:** Das sind subseröse Myome, die auf einem Stiel oder einer schlanken Basis (einem sogenannten Pedikel) aufsitzen.

4. **Submukös:** Diese Myome wachsen unter der Schleimhaut, die die Gebärmutter auskleidet (dem Endometrium). Dieser Myomtyp verursacht meistens starke Blutungen.
5. **Zervikal:** Diese Myome sitzen im Gebärmutterhals, gleichzeitig liegen aber oft auch noch Myome in anderen Bereichen der Gebärmutter vor. Das häufigste Symptom sind unregelmäßige oder zu starke Blutungen.

Häufig werden Myome bei einer Routineuntersuchung des Beckens entdeckt. Aber auch per Ultraschall, MRT, im Rahmen einer Hysteroskopie (dabei wird ein dünnes Teleskop durch den Gebärmutterhals in die Gebärmutter eingeführt) oder Laparoskopie (dabei wird ein dünnes Endoskop durch einen winzigen Einschnitt in den Bauch eingebracht) können Myome entdeckt werden.

Starke Blutungen in den Wechseljahren

Wenn Sie sich bereits in der Menopause befinden (also zwölf Monate hintereinander keine Periode hatten), sollten Sie keine vaginalen Blutungen mehr haben – es sei denn, Sie unterziehen sich einer Hormontherapie. Bei Frauen, die kontinuierlich (täglich) eine Kombination aus Östrogen und Progesteron einnehmen, kann es zu Schmierblutungen oder auch zu richtigen Blutungen kommen. Ansonsten sollten sämtliche vaginalen Blutungen in der Menopause aufhören. Wenn bei Ihnen trotz der Wechseljahre immer noch Blutungen oder Schmierblutungen auftreten, müssen Sie sich sofort an einen Arzt Ihres Vertrauens wenden, um die Ursache abzuklären. Solche Blutungen können zum Beispiel folgende Ursachen haben:

Myome: Durch Myome verursachte Symptome können auch nach der natürlichen Abnahme des Östrogenspiegels in den Wechseljahren fortbestehen. Allerdings nimmt das Risiko für die Entstehung neuer Myome in der Menopause ab, und auch die Größe bereits vorhandener Myome dürfte jetzt zurückgehen. (Nähere Informationen dazu finden Sie im Infokasten »Myome« auf Seite 210).

Altersbedingte Verdünnung (Atrophie) des Endometriumgewebes: Dadurch, dass das Gewebe, das die Gebärmutter auskleidet, mit dem Alter dünner wird, kann es ebenfalls zu Blutungen kommen.

Endometriumpolypen (oder Gebärmutterpolypen): Das sind kleine, weiche, gutartige Wucherungen der Gebärmutterschleimhaut.

Endometriumhyperplasie: Hierbei handelt es sich um eine übermäßige Wucherung der Zellen, die die Gebärmutter auskleiden (gilt als Vorstufe eines Endometriumkarzinoms).

Krebs: Blutungen nach der Menopause sind ein häufiges Symptom eines Endometriumkarzinoms. Sie können aber auch durch Gebärmutterhals- oder Vulvakrebs verursacht werden.

Das Wichtigste in solchen Situationen: Bleiben Sie ruhig, aber ignorieren Sie die Blutungen auch nicht einfach! Sprechen Sie mit einem Arzt Ihres Vertrauens darüber, um gemeinsam über sinnvolle nächste Schritte entscheiden zu können.

Was passiert dabei in Ihrem Körper?

Starke Blutungen während der Perimenopause hängen mit den natürlichen Östrogen- und Progesteronschwankungen in dieser Lebensphase zusammen. Aber auch andere aus dem Gleichgewicht geratene Hormone und deren Ursachen können das Problem verschlimmern, indem sie zur Entstehung einer Östrogendominanz beitragen. Wenn Sie diese zusätzlichen belastenden Faktoren (beispielsweise Stress, Darm- und Leberprobleme) in den Griff bekommen, können Blutungen und Myome sich zurückbilden.

Wie bereits erwähnt, kann es aber auch andere Gründe für starke Blutungen geben. Wenden Sie sich an einen Arzt Ihres Vertrauens, um schwangerschaftsbedingte Probleme, Polypen, Infektionen oder andere Ursachen auszuschließen.

Starke Hormonschwankungen

Sie haben es sicherlich schon öfters gehört – die Auswirkungen der unberechenbaren hormonellen Achterbahnfahrt während der Perimenopause sind tatsächlich nicht zu unterschätzen. Mit Ende 30 bis Anfang 40 befinden sich unsere Eierstöcke »auf dem absteigenden Ast«, und das einstmals vorhersehbare, regelmäßige Ansteigen und Abfallen des Östrogen- und Progesteronspiegels im Zusammenhang mit unserem Menstruationszyklus wird unberechenbar. Die Östrogenproduktion steigt und fällt jetzt auf unvorhersehbare Weise in einem letzten verzweifelten Versuch des Körpers, eine Schwangerschaft zu ermöglichen. Weniger Eisprünge bedeuten weniger Progesteron. Und wenn diese beiden Partner – Östrogen und Progesteron – nicht mehr gut interagieren, kann es zu einer ganzen Reihe von unerwünschten Symptomen wie beispielsweise starken Monatsblutungen kommen – das ist völlig normal.

Östrogendominanz

Wenn der Progesteronspiegel während der Perimenopause abnimmt, ist zu wenig Progesteron vorhanden, um dem Östrogen – vor allem dem besonders aggressiven Östrogentyp Östradiol (E2) – entgegenzuwirken. Dieses Ungleichgewicht bezeichnet man als Östrogendominanz. Die Folge sind unregelmäßige Blutungen, die oft auch besonders stark ausfallen.

Sinkende Progesteronspiegel sind jedoch nicht der einzige Grund für eine Östrogendominanz. Ihre Leber ist für den Abbau von verbrauchtem Östrogen zuständig und trägt dazu bei, dieses Hormon auf gefahrlose Weise aus dem Körper zu beseitigen. Eine zu träge Leber, deren Entgiftungskapazität nicht mehr ausreicht, ist jedoch nicht in der Lage, das Östrogen richtig zu verstoffwechseln. Statt abgebaut und ausgeschieden zu werden, gelangt das Östrogen also wieder in den Körper, was zu hohen Östrogenspiegeln und einer Östrogendominanz beiträgt. (Nähere Informationen über den Östrogenabbau durch die Leber finden Sie unter der Überschrift »Träge Leber« in diesem Kapitel.)

Aber wir dürfen auch den Darm nicht vergessen. Bestimmte Bakterien, die in unserem Darmmikrobiom leben (das sogenannte Östrobolom), tragen zum weiteren Abbau des Östrogens bei, nachdem es von der Leber verarbeitet worden ist. Wenn sich in diesem Östrobolom zu viele »schlechte« Bakterien vermehren, können sie die ganze Arbeit, die die Leber zur Deaktivierung des Östrogens geleistet hat, zunichtemachen und das Hormon reaktivieren, sodass es wieder in den Blutkreislauf gelangt. Deshalb ist ein gesundes Darmmikrobiom für die Regulierung Ihres Östrogenspiegels so wichtig.

Und nicht zuletzt leisten auch Xenoöstrogene – jene künstlich hergestellten Chemikalien, die zu den endokrinen Disruptoren gehören und eine östrogenähnliche Wirkung auf Ihren Körper haben – einen wichtigen Beitrag zur Entstehung einer Östrogendominanz.

Stress

Ja, auch Stress kann zu stärkeren Menstruationsblutungen führen! Chronischer Stress ist eine der Hauptursachen für eine Östrogendominanz und die damit einhergehenden Symptome wie beispielsweise starke Blutungen. Wenn Ihre Stressreaktion häufig und über längere Zeiträume hinweg aktiviert wird, produziert Ihr Körper vorrangig das »Stresshormon« Cortisol, wodurch die Progesteronproduktion beeinträchtigt wird. Denn sowohl Cortisol als auch Progesteron werden aus Pregnenolon hergestellt. Wenn Ihr Körper in erster Linie Cortisol produziert, gerät die Progesteronproduktion also zwangsläufig ins Hintertreffen, sodass am Ende zu wenig Progesteron zum Ausgleich Ihres Östrogens vorhanden ist.

Genetische Veranlagung

Auch die Gene spielen für unsere Fähigkeit zur Verstoffwechselung von Östrogen eine wichtige Rolle. Manche Frauen haben vielleicht eine genetische Veranlagung oder einen Einzelnukleotid-Polymorphismus (SNP; »Snip« ausgesprochen), der die Wahrscheinlichkeit für eine Östrogendominanz und damit einhergehende Beschwerden – zum Beispiel starke Blutungen – erhöht. Aber denken Sie daran: Gene sind kein Schicksal! Nur weil Sie eine entsprechende genetische Veranlagung haben, heißt das noch lange nicht, dass Sie unbedingt an einer Östrogendominanz leiden müssen. Und nur weil Ihr DNA-Test eine solche Veranlagung anzeigt, heißt das nicht, dass Sie sofort etwas dagegen tun müssen. Inzwischen weiß man nämlich, dass der Lebensstil eine wichtige Rolle dafür spielt, wie Gene ein- und ausgeschaltet werden – Sie haben also großen Einfluss auf die Expression Ihrer Gene.

Die beiden Gene, die Ihre Fähigkeit zum Abbau von Östrogen beeinflussen (und auf die man sich testen lassen kann), heißen:

COMT: Das COMT-Gen kodiert für ein Enzym namens COMT, das am Abbau von Östrogen und von Neurotransmittern wie Dopamin, Adrenalin und Noradrenalin beteiligt ist. Ein SNP auf diesem Gen kann die Aktivität dieses Enzyms verlangsamen, sodass der Abbau von überschüssigem Östrogen länger dauert, was zur Entstehung einer Östrogendominanz beiträgt.

MTHFR: Ein SNP auf dem MTHFR-Gen erschwert dem Körper einen für die Östrogenentgiftung sehr wichtigen Prozess: die Methylierung. Dieser Prozess ist für viele wichtige biochemische Reaktionen im Körper, die die Aktivität des Herz-Kreislauf-, Fortpflanzungs-, neurologischen und Entgiftungssystems regulieren, unerlässlich. Wenn das MTHFR-Gen mutiert ist, funktioniert der Methylierungsprozess nicht richtig. Infolge dieser fehlenden Methylierung gelangen Östrogene wieder in den Blutkreislauf, statt ausgeschieden zu werden, wodurch der Östrogenspiegel ansteigt und eine Östrogendominanz entsteht.

Träge Leber

Wenn Sie starke Monatsblutungen haben, ist es höchste Zeit, etwas für Ihre Leber zu tun und sie in ihrer Fähigkeit zur Entgiftung von Östrogen zu unterstützen. Die Leber arbeitet in zwei verschiedenen Phasen daran, Östrogene auf gefahrlose Weise aus Ihrem Körper zu entfernen, und bei diesem Prozess kann leider einiges schiefgehen.

In Phase 1 dieses Prozesses (Oxidation) gelangt Östrogen in die Leber und wird in kleinere Bestandteile (sogenannte Östrogenmetabolite) zerlegt. Es gibt drei Haupttypen dieser Stoffwechselendprodukte, die unterschiedliche Auswirkungen auf unseren Körper haben: 2-OH, 4-OH und 16-OH. 2-OH gilt als »gut«, denn es beugt Symptomen einer Östrogendominanz und östrogenbedingten Krebserkrankungen vor und hat sogar eine antioxidative Wirkung. 4-OH und 16-OH dagegen gelten als die »schlechten« Östrogenmetabolite: 4-OH kann das Risiko für östrogenbedingte Krebserkrankungen erhöhen, und 16-OH führt zu vermehrtem Zellwachstum, was Probleme wie Spannungsgefühl in den Brüsten, Myome und eine verdickte Gebärmutterschleimhaut verursacht, durch die eine Frau wiederum zu starken Regelblutungen mit Blutklümpchen neigt.

Wir wollen also die Entstehung von 2-OH-Metaboliten in Phase 1 fördern. Was kann diesen Umwandlungsprozess hemmen? Da gibt es verschiedene Faktoren: Mangel an bestimmten Nährstoffen, Belastung durch Giftstoffe, Alkoholkonsum, eine zu geringe Eiweißaufnahme und Medikamente wie Paracetamol.

Die in Phase 1 produzierten Metabolite sind toxischer als das ursprünglich in die Leber gelangte Östrogen. Daher ist es wichtig, so effizient wie möglich durch Phase 1 hindurch und in Phase 2 hineinzukommen. Schließlich sollen diese schädlichen Stoffwechselendprodukte nicht in Ihrem Körper bleiben!

In Phase 2, die auch als Konjugation bezeichnet wird, neutralisiert die Leber die Metabolite 2-OH und 4-OH. Der gesündeste Weg zur Neutralisation von 2-OH und 4-OH ist ein Prozess namens Methylierung; im Anschluss daran können diese Metabolite über Galle, Urin oder Stuhl ausgeschieden werden. Phase 2 kann schiefgehen, wenn es uns an Nährstoffen fehlt, die für die Verbindung (Konjugation) mit den Östrogenmetaboliten benötigt werden.

Damit beide Phasen wie geplant ablaufen, brauchen wir also eine gesunde Leber und bestimmte wichtige Nährstoffe. Bei einem Mangel an diesen Nährstoffen gelangen schädliche Stoffwechselendprodukte und zu viel Östrogen in unseren Blutkreislauf.

Darmprobleme

Wenn Sie gelesen haben, dass eine zu träge Leber eine der Hauptursachen für Östrogendominanz und starke Blutungen ist, wissen Sie inzwischen, dass Östrogen in Phase 1 des Entgiftungsprozesses in der Leber abgebaut und in Phase 2 neutralisiert wird. Aber es gibt auch noch eine Phase 3! Denn nun muss das Östrogen aus dem Körper ausgeschieden werden – und hier kommt der Darm ins Spiel. Neutralisierte Östrogenmetabolite können in die Nieren gelangen und den Körper dann entweder über die Blase und den Urin oder mit der Galle durch den Dünn- und Dickdarm verlassen, um mit dem Stuhl ausgeschieden zu werden.

Wenn dieses Östrogen im Darm ankommt, ist es gewissermaßen in einem Paket verpackt und bereit für die Ausscheidung. Doch bevor es unseren Körper verlässt, muss es das Darmmikrobiom und jene spezielle Gruppe von Bakterien passieren, die für die Östrogenausscheidung zuständig sind: das Östrobolom. Wenn diese Bakterien aus dem Gleichgewicht geraten, kann es passieren, dass sie das neutralisierte Östrogen reaktivieren und in den Blutkreislauf zurückkehren lassen, wodurch im Grunde alle Entgiftungsbemühungen der Leber zunichtegemacht werden. Und schon stecken Sie mitten in einer Östrogendominanz! Die Aufrechterhaltung eines gesunden Darmmikrobioms durch gesunde Ernährung (bei der unter anderem auch Probiotika und fermentierte Lebensmittel eine wichtige Rolle spielen) verhindert die Reabsorption des neutralisierten Östrogens in Ihren Körper.

Also sollten Sie unbedingt etwas für einen gesunden Darm und regelmäßigen Stuhlgang tun. Verstopfung verschlimmert die Östrogendominanz, da sie die endgültige Ausscheidung von Östrogen aus dem Körper behindert. Eine ausreichende Flüssigkeitszufuhr und viele gesunde Ballaststoffe tragen zu einem regelmäßigen Stuhlgang bei.

Schilddrüsenerkrankungen

Die Schilddrüsenunterfunktion (Hypothyreose) ist eine häufige Ursache für Menstruationsstörungen wie beispielsweise zu starke Regelblutungen. Ohne genügend Schilddrüsenhormone wird möglicherweise auch nicht genug Progesteron oder nicht genug von dem östrogenbindenden Protein SHBG gebildet – beides trägt zur Entstehung einer Östrogendominanz bei. Außerdem beeinträchtigt eine Schilddrüsenunterfunktion die Entgiftungskapazität von Leber und Darm, was die Östrogenbelastung zusätzlich erhöht.

Eine Schilddrüsenüberfunktion (Hyperthyreose) dagegen führt normalerweise zu seltenen oder ganz ausbleibenden, kürzeren und schwächeren Regelblutungen.

Was können Sie gegen starke Blutungen und Myome tun?

Es gibt viele natürliche Heilmittel, die gegen eine Östrogendominanz und zu starke Blutungen helfen und die mit Myomen einhergehenden Beschwerden lindern. Ätherische Öle können zwar keine starken Blutungen oder Myome beseitigen, aber sie können die Ausschüttung von Hormonen verstärken, die sich positiv auf diese Probleme auswirken, und auf diese Weise die damit einhergehenden Beschwerden lindern. Alle Öle in meiner Top-5-Liste unten helfen Ihrem Körper, wieder zu einem ausgewogenen Hormonhaushalt zurückzufinden. Ich empfehle Ihnen, sie alle einzeln auszuprobieren, um herauszufinden, welche für Sie am besten geeignet sind. Und experimentieren Sie ruhig auch ein bisschen, um festzustellen, welche Ölmischungen die Bedürfnisse Ihres Körpers am besten erfüllen!

Nutzen Sie diese Rezepturen in Kombination mit meinem Hormonumstellungsprogramm in Teil III dieses Buches, um wieder zu einem harmonischeren Gleichgewicht zwischen Östrogen und Progesteron zurückzufinden und etwas für die Entgiftung von Östrogen in Leber und Darm zu tun. Lesen Sie auch die Kapitel über Stress und Verdauungsstörungen, um nähere Informationen über die Bekämpfung dieser Probleme zu erhalten, die ebenfalls hinter Myomen und starken Monatsblutungen stecken können.

Wenn Sie bereits natürliche Methoden zur Behandlung dieser Probleme ausprobiert haben und trotzdem noch weitere Hilfe benötigen, lesen Sie meine Tipps für Selbstbehandlungsmaßnahmen gegen starke Blutungen und Myome am Ende dieses Kapitels. Arbeiten Sie stets mit einem Arzt Ihres Vertrauens zusammen, um den für Sie und Ihre individuelle Situation besten Weg zu finden und um ernstere medizinische Ursachen für starke Blutungen auszuschließen.

Die fünf besten ätherischen Öle bei starken Blutungen und Myomen

1. Muskatellersalbei
2. Lavendel
3. Copaiba
4. Weihrauch
5. Schafgarbe/Granatapfelkern

Ätherische Ölmischungen

Diffusermischungen

Diffusermischung für einen ausgewogenen Hormonhaushalt

2 Tropfen Muskatellersalbeiöl

2 Tropfen Lavendelöl

1 Tropfen Ylang-Ylang-Öl

Diffusermischung zum Abschalten und Entspannen

4 Tropfen Bergamottöl
2 Tropfen Weihrauchöl

Energie spendende und ausgleichende Diffusermischung

3 Tropfen Muskatellersalbeiöl
3 Tropfen Bergamottöl

Roll-on-Ölmischungen

Roll-on-Mischung zur Erleichterung der Menstruation

8 Tropfen Muskatellersalbeiöl
6 Tropfen Lavendelöl
4 Tropfen Geranienöl
4 Tropfen Copaibaöl
Trägeröl nach Wahl
Vor und während der Menstruation auf Unterleib und Pulspunkte auftragen.

Roll-on-Mischung zur Linderung von Beckenbodenbeschwerden

8 Tropfen Muskatellersalbeiöl
6 Tropfen Lavendelöl
5 Tropfen Weihrauchöl
5 Tropfen Copaibaöl
5 Tropfen Pfefferminzöl
Trägeröl nach Wahl
Auf den Bauch auftragen und sanft einmassieren, um Schmerzen und Krämpfe zu lindern.

Roll-on-Mischung »Ich liebe meine Leber«

5 Tropfen Geranienöl
5 Tropfen Weihrauchöl
3 Tropfen Ingweröl
3 Tropfen Grapefruitöl
2 Tropfen Rosmarinöl
Trägeröl nach Wahl
Zur Unterstützung der natürlichen Entgiftung und einer gesunden endokrinen Funktion über die Leber rollen.

Roll-on-Mischung gegen zu starke Blutungen

8 Tropfen Muskatellersalbeiöl
6 Tropfen Lavendelöl
4 Tropfen Nelkenöl
4 Tropfen Schafgarben-/Granatapfelkernöl
Trägeröl nach Wahl

Auf den Unterleib auftragen und langsam einmassieren, um die mit zu starken Blutungen einhergehenden Beschwerden zu lindern.

Nahrungsergänzungsmittel und Pflanzenheilmittel bei zu starken Blutungen und Myomen

Die Bekämpfung einer Östrogendominanz ist der beste Weg, um starke Blutungen einzudämmen und etwas für die Rückbildung von Myomen zu tun. Die im Folgenden beschriebenen Nahrungsergänzungs- und Pflanzenheilmittel gehören zu meinen Favoriten, wenn es darum geht, den Östrogen- und Progesteronspiegel wieder ins Gleichgewicht zu bringen und Darm und Leber bei der gesunden Entgiftung von Östrogen zu helfen. Außerdem bringen sie Schmerzen und Entzündungsprozesse zum Abklingen. Diese natürlichen Heilmittel können Sie zusätzlich zu den Nahrungsergänzungsmitteln nutzen, die ich im Rahmen des 21-Tage-Hormonumstellungsprogramms (Seite 242) empfehle.

Nahrungsergänzungsmittel

Essentially Whole® Hormone Balance

Hormone Balance ist eine Rezeptur zur Förderung eines ausgewogenen Hormonhaushalts, die ich selbst entwickelt habe. Hochwirksame Inhaltsstoffe (unter anderem Traubensilberkerze, Keuschlamm, DIM, Kalzium, Magnesium und B-Vitamine) erhalten Ihre Gebärmutter gesund und regulieren Ihre Menstruation. Außerdem helfen diese Wirkstoffe gegen eine Östrogendominanz, indem sie Ihren Körper beim Abbau und bei der Ausscheidung überschüssiger Östrogene unterstützen.

Eisen

Einnahme: 30–100 mg/Tag

Wenn Sie über einen längeren Zeitraum zu starke Monatsblutungen haben, leiden Sie inzwischen höchstwahrscheinlich unter Eisenmangel, und dann wird Ihr Gewebe nicht mehr mit dem nötigen Sauerstoff versorgt. Zu den typischen Symptomen eines Eisenmangels gehören Müdigkeit, Abgeschlagenheit, Kopfschmerzen, Kurzatmigkeit, Blässe und manchmal sogar Angstzustände.

Vitamin C

Einnahme: 1000–3000 mg/Tag

Vitamin C hat eine natürliche entzündungshemmende Wirkung und trägt auf diese Weise zur Linderung starker Blutungen und der damit einhergehenden Schmerzen bei. Außerdem wird es für die Eisenaufnahme im Körper gebraucht. Daher sollten Sie Vitamin C immer zeitgleich mit Ihrem Eisenpräparat einnehmen.

Diindolymethan (DIM)

Einnahme: 100 mg/Tag

DIM, eine Substanz, die in Kreuzblütlern vorkommt, steigert die körpereigene Produktion gesunder Östrogene und fährt gleichzeitig die Produktion von »schlechtem« Östrogen herunter. Nahrungsergänzungsmittel mit DIM können PMS-Beschwerden lindern und starke Blutungen eindämmen, da sie Phytonährstoffe und Antioxidanzien enthalten. Aber informieren Sie sich genau über den Hersteller Ihres DIM-Nahrungsergänzungsmittels, bevor Sie mit der Einnahme beginnen, um sicherzugehen, dass es auch wirklich qualitativ hochwertige Inhaltsstoffe enthält! Ich empfehle Essentially Whole® DIM Complete, weil ich weiß, dass dieses Mittel nur aus den reinsten Inhaltsstoffen besteht.

Pflanzenheilmittel

Mönchspfeffer (*Vitex agnus-castus*)

Einnahme: 150–250 mg/Tag

Mönchspfeffer (auch als Keuschbaum oder Keuschlamm bezeichnet) ist ein anerkanntes pflanzliches Mittel zur Behandlung von Menstruationsbeschwerden und PMS. Es kann den Progesteronspiegel in Ihrem Körper erhöhen, um die mit einer Östrogendominanz einhergehenden Beschwerden zu bekämpfen und Ihre Blutung zu regulieren.

Ingwer

Einnahme: 2 Kapseln getrockneter Ingwer (1 g/Kapsel) zweimal täglich

Wissenschaftlichen Untersuchungen zufolge ist die Einnahme von Ingwer bei schmerzhaften Krämpfen ebenso wirksam wie rezeptfreie oder sogar verschreibungspflichtige Schmerzmittel. Außerdem hilft Ingwer gegen einen aufgetriebenen Leib und zu starke Monatsblutungen. Sie können davon ausgehen, dass sich diese positive Wirkung innerhalb von drei Zyklen nach Beginn der Einnahme einstellt.

Resveratrol

Einnahme: 150–450 mg/Tag

Resveratrol ist ein hochwirksames Polyphenol, das sich wissenschaftlichen Untersuchungen zufolge sehr positiv auf die Gesundheit Ihrer Gebärmutter auswirkt. Vor allem kann es aufgrund seiner starken antioxidativen und regulierenden Eigenschaften das Wachstum von Myomen eindämmen oder sogar von vornherein verhindern, indem es die Zellen Ihrer Gebärmutter gesund erhält.

Dong Quai

Einnahme: 500 mg bis zu sechsmal täglich

Dong Quai ist ein altes chinesisches Pflanzenheilmittel, das wie ein Phytoöstrogen wirkt. Das heißt, es kann das Hormon Östrogen in Ihrem Körper ersetzen, wenn Sie selbst nicht mehr genug davon produzieren, und auf diese Weise wieder ein optimales hormonelles Gleichgewicht schaffen. Außerdem weiß man, dass Dong Quai die Menstruation reguliert und zu starke Blutungen eindämmt, indem es die Gebärmuttermuskulatur entspannt.

Curcumin

Einnahme: 200–500 mg, zweimal täglich

Das in dem gelben indischen Gewürz Kurkuma enthaltene Curcumin entfaltet verschiedene entzündungshemmende Wirkungen und hilft daher auch gegen die mit einer Östrogendominanz einhergehenden Beschwerden. Es lindert Schmerzen während der Menstruation und zu starke Blutungen.

Mariza Snyders Rituale und Behandlungsprotokolle für einen ausgewogenen Hormonhaushalt

Rizinusölpackungsritual

Das aus der Rizinuspflanze *(Ricinus communis)* gewonnene Rizinusöl wird schon seit Jahrhunderten zu Heilungszwecken vor allem im Bereich der Geschlechtsorgane eingesetzt. Rizinusöl wirkt sich positiv auf die Gesundheit von Eierstöcken, Gebärmutter und Eileitern aus und regt das Lymph- und Kreislaufsystem an, sodass Abfallstoffe und Giftstoffe leichter aus der Beckenregion ausgeschieden werden können. Vielen Frauen verschaffen Rizinusölpackungen bei Endometriose-Schmerzen, Menstruationskrämpfen und anderen Problemen der Beckengegend Linderung. Obwohl Rizinusölpackungen Ihre Monatsblutungen verstärken können, empfehle ich Ihnen, es damit zu versuchen; denn vielleicht ist so eine Packung genau das, was Sie brauchen, um starke Blutungen mit dicken Blutklümpchen einzudämmen. Legen Sie die Rizinusölpackung einmal pro Woche auf und tragen Sie vorher die Roll-on-Mischung zur Linderung von Beckenbeschwerden (Seite 200) auf. Legen Sie eine Wärmflasche auf die Rizinusölpackung und lassen Sie sie zwei bis drei Stunden oder die ganze Nacht lang einwirken.

Weitere Behandlungsmöglichkeiten für zu starke Blutungen

Versuchen Sie, gemeinsam mit Ihrem Arzt hinter die Ursache Ihres Problems zu kommen! Nur so ist eine individuelle Behandlung möglich. Wenn Sie bereits natürliche Therapieverfahren ausprobiert haben und trotzdem noch weitere Hilfe benötigen, können Sie es mit folgenden Behandlungsmethoden versuchen.

NSAR

Nichtsteroidale Antirheumatika (NSAR) wie Ibuprofen, Aspirin und Naproxen können den Blutverlust eindämmen und schmerzhafte Krämpfe lindern. Allerdings ist bei der Einnahme von NSAR Vorsicht geboten, da sie Magen und Darm reizen können und die Leber belasten.

Bioidentische Progesteroncreme (Stärke: 2 %)

Da Ihr Progesteronspiegel jetzt ziemlich niedrig ist, empfehle ich Ihnen die Anwendung einer natürlichen Progesteroncreme, um einer Östrogendominanz entgegenzuwirken und damit einhergehende Beschwerden wie starke Blutungen, fibrozystische Brüste und sexuelle Unlust zu bekämpfen. Die Creme wird vom Körper gut aufgenommen und ist somit besser bioverfügbar als Progesterontabletten, die erst von der Leber abgebaut werden müssen. Normalerweise empfehle ich, zweimal täglich 20 Milligramm (¼ Teelöffel) in Bauch und Hände, die Innenseiten der Arme und die Oberschenkel einzureiben. Tun Sie das jeweils drei Wochen lang und legen Sie dann (während Ihrer Periode) eine einwöchige Pause ein. Bei unregelmäßigen Monatsblutungen versuchen Sie trotzdem, die Anwendungspause auf den Zeitpunkt Ihrer Periode zu legen.

Antibabypille

Östrogenarme Antibabypillen können zur Linderung starker, unregelmäßiger Perioden beitragen. Allerdings empfehle ich, diese nur über den kürzestmöglichen Zeitraum und in der niedrigsten wirksamen Dosis einzunehmen.

Leider wird Frauen in der Perimenopause zur Linderung ihrer Beschwerden nur allzu oft die Einnahme der Pille empfohlen. Dabei gilt es jedoch, ein paar wichtige Vorsichtsmaßnahmen zu beachten: Von der Einnahme der Antibabypille ist abzuraten, wenn Sie über 40 Jahre alt sind, Übergewicht haben, Zigaretten rauchen oder unter Migräne, Bluthochdruck oder Diabetes leiden. Wie alle hormonellen Verhütungsmittel birgt auch die Pille ernsthafte Risiken, zum Beispiel erhöht sie das Risiko für Blutgerinnsel, Herz-Kreislauf-Erkrankungen und venöse Thromboembolien (Blutgerinnsel, die in einer Vene entstehen).

Ein weiteres Problem ist die Tatsache, dass Sie dann ja gar nicht wissen, ob Sie schon in den Wechseljahren sind oder noch nicht, da die synthetischen Hormone der Antibabypille die natürlichen hormonellen Veränderungen Ihres Körpers verdecken und sogar ähnliche Nebenwirkungen verursachen wie Wechseljahrsbeschwerden. Sie müssen die Pille also absetzen, um herauszufinden, ob Sie Ihre letzte Regelblutung schon hatten und in die Wechseljahre gekommen sind, daher empfehle ich eine möglichst kurze Einnahmedauer. Die Risiken der Antibabypille steigen, wenn Sie sie während der Wechseljahre einnehmen. Denn dann greifen Sie mit synthetischen Hormonen in die in Ihrem Körper ablaufenden natürlichen Veränderungen ein.

Fazit: Wenn Sie zurzeit die Pille einnehmen, sollten Sie mit einem Arzt Ihres Vertrauens darüber sprechen, sie abzusetzen. Woher wollen Sie sonst wissen, was für Ihren Körper normal ist? Die Pille ist ein Verhütungsmittel und keine langfristige Lösung zur Regulierung eines durcheinandergeratenen Hormonhaushalts.

Ausschabung

Bei dieser chirurgischen Behandlung starker Blutungen wird die Gebärmutterschleimhaut ausgeschabt und überschüssiges Gewebe entfernt. Normalerweise erfolgt eine Ausschabung nach einer Fehlgeburt, aber manche Ärzte empfehlen sie auch zur Behandlung starker Blutungen oder führen sie vor einer Endometriumablation durch.

Endometriumablation

Bei diesem Verfahren wird die Gebärmutterschleimhaut (das Endometrium) abgetragen beziehungsweise verödet, um Monatsblutungen einzudämmen oder ganz zum Stillstand zu bringen. Die Endometriumablation bringt Myome zwar nicht zum Schrumpfen, kann aber die durch sie verursachten starken Blutungen abschwächen. Sie sollte nur dann durchgeführt werden, wenn Sie nicht schwanger werden möchten, da durch die Entfernung der Gebärmutterschleimhaut der Platz für die Einnistung einer befruchteten Eizelle wegfällt. Bei Schwangerschaften, die nach einer Endometriumablation eintreten, besteht ein erhöhtes Risiko für Fehlgeburten und andere schwere Komplikationen. Je nach Verfahren gibt es verschiedene Arten der Endometriumablation:

- **Hydrothermal:** Dabei wird Flüssigkeit in die Gebärmutter gepumpt und erhitzt, um die Gebärmutterschleimhaut zu zerstören.
- **Ballontherapie:** Ein eigens hierfür entwickelter Ballon wird durch einen Schlauch in die Gebärmutter eingeführt und mit erhitzter Flüssigkeit gefüllt. Wenn sich der Ballon ausdehnt, wird die Gebärmutterschleimhaut zerstört.
- **Hochenergetische Radiowellen:** Bei diesem Verfahren wird die Gebärmutterschleimhaut mit Radiowellen erhitzt und zerstört.

- **Kryoablation:** Bei dieser Methode wird die Gebärmutterschleimhaut mithilfe eines Instruments mit einer kalten Spitze zerstört.
- **Mikrowellenablation:** Bei diesem Verfahren werden Mikrowellen durch die Gebärmutter geleitet, um die Gebärmutterschleimhaut zu zerstören.

Bei einer partiellen Endometriumablation (PEA) wird nicht die ganze Gebärmutterschleimhaut, sondern nur der vordere oder hintere Bereich davon abgetragen oder zerstört. Wenn Ihnen dies von einem Arzt Ihres Vertrauens empfohlen wird, rate ich zum NovaSure-Verfahren: Das ist die sicherste Methode, bei der Radiofrequenzenergie durch ein Netz geleitet wird.

Weitere Behandlungsmöglichkeiten für Myome

Myome sprechen auf alle unten beschriebenen Behandlungsmethoden an. Aber denken Sie daran, dass diese gutartigen Wucherungen nicht unbedingt behandelt werden müssen, es sei denn, sie beeinträchtigen Ihren Alltag oder verursachen eine Anämie! In vielen Fällen haben Myome keine nachteiligen Folgen für die Gesundheit und verursachen auch keine Beschwerden, man kann also auch einfach damit leben. Daher raten Ärzte bei Myomen, die sich nicht unangenehm bemerkbar machen, oft dazu, sie einfach zu beobachten. Falls Sie kurz vor der Menopause stehen, warten Sie lieber erst einmal ab, was passiert, wenn Ihr Östrogenspiegel sinkt. Denn dann werden sich Ihre Myome wahrscheinlich von selbst zurückbilden.

Antibabypille

Die Pille wird Ihre Myome nicht zum Schrumpfen bringen, kann aber zur Linderung der damit einhergehenden Beschwerden (beispielsweise Schmerzen und starken Blutungen) beitragen. Nähere Informationen dazu finden Sie im Abschnitt »Antibabypille« oben unter »Weitere Behandlungsmöglichkeiten für zu starke Blutungen«.

Depo-Provera

Das ist der Markenname für ein hormonelles Verhütungsmittel namens Medroxyprogesteronacetat. Diese langwirksame Injektion von Progestin (der synthetischen Form von Progesteron) kann Myome zum Schrumpfen bringen und Blutungen eindämmen. Sie eignet sich als schnelle Nothilfe bei sehr starken Monatsblutungen und Anämie.

Gonadotropin-Releasing-Hormon-(GnRH)-Agonisten

GnRH-Agonisten blockieren die Östrogenproduktion, wodurch Myome schrumpfen und ihr Wachstum gestoppt wird. Diese Arzneimittel versetzen Sie vorübergehend in einen menopauseähnlichen Zustand mit allen dafür typischen Symptomen: Hitzewallungen, Scheidentrockenheit und Schlafstörungen. Daher werden GnRH-Agonisten normalerweise höchstens ein halbes Jahr lang eingesetzt. Außerdem führt die Langzeitanwendung zu Knochenschwund. Aus all diesen Gründen eignen sich GnRH-Agonisten am besten als kurzfristige Lösung, als Überbrückungsmaßnahme bis zu den Wechseljahren oder zur Verkleinerung von Myomen vor einer Operation.

Laparoskopische Radiofrequenzablation (Acessa®)

Das ist eine minimalinvasive, gebärmutterschonende Lösung für Frauen mit Myomen. Dabei werden Radiowellen eingesetzt, die alle Myome zerstören, ohne das umliegende Gewebe zu schädigen.

Endometriumablation

Dieses Verfahren eignet sich bei starken Blutungen aufgrund submuköser Myome. Dabei wird die Gebärmutterschleimhaut (das sogenannte Endometrium) zerstört, um die Monatsblutungen abzuschwächen. Eine Endometriumablation kann auf verschiedene Weise (zum Beispiel durch Hitze oder Kälte) erfolgen. Nähere Informationen dazu finden Sie im Abschnitt »Endometriumablation« oben unter »Weitere Behandlungsmöglichkeiten für zu starke Blutungen«.

Uterusmyomembolisation (UAE)

Bei diesem minimalinvasiven Verfahren wird die Blutzufuhr zu den Myomen blockiert, wodurch sie schrumpfen und die Monatsblutungen schwächer werden.

Myomektomie

Bei diesem chirurgischen Eingriff werden die Myome entfernt, die Gebärmutter bleibt jedoch erhalten. Je nach Größe und Lokalisation des Myoms stehen verschiedene Techniken zur Verfügung. Ist das Myom beispielsweise klein und befindet sich innerhalb der Gebärmutter, so kann der Eingriff mit einem Hysteroskop (einem dünnen Schlauch mit Lichtquelle) durchgeführt werden. Viele oder sehr große Myome in der Gebärmutterwand werden dagegen meist durch einen Schnitt im Unterbauch entfernt (abdominale Myomektomie). Bei der laparoskopischen Operation wird ein kleinerer Schnitt gemacht.

Hysterektomie

Eine Hysterektomie ist ein chirurgischer Eingriff zur Entfernung der Gebärmutter mitsamt aller Myome. In den USA werden alljährlich rund 600 000 Hysterektomien durchgeführt –

die höchste Hysterektomierate in den Industrieländern –, und fast immer handelt es sich dabei um selektive, also nicht notfallmäßige Eingriffe. Die meisten dieser Operationen (schätzungsweise 90 Prozent) waren nicht notwendig; die Frauen hätten also auch auf andere, gebärmuttererhaltende Weise behandelt werden können. Es gibt drei verschiedene Arten der Hysterektomie:

- **Vollständig:** Bei diesem Eingriff, der normalerweise bei ausgedehnten Ansammlungen von Myomen durchgeführt wird, wird die ganze Gebärmutter mitsamt Gebärmutterhals entfernt.
- **Teilweise/subtotal:** Bei dieser Operation wird nur der obere Teil der Gebärmutter entfernt.
- **Radikal:** Bei dieser umfassendsten Form der Hysterektomie werden Gebärmutter, oberer Teil der Scheide, Gebärmutterhals und die Parametrien (das Gewebe rund um Gebärmutter und Scheide) entfernt. Normalerweise dient sie zur Behandlung bestimmter gynäkologischer Krebsarten, bei Myomen kommt sie nur selten zum Einsatz.

Eine Hysterektomie ist ein größerer chirurgischer Eingriff und eine dauerhafte Lösung zur Behandlung großer oder ausgedehnter Myome und starker Blutungen, nachdem man es bereits mit allen anderen, weniger invasiven Methoden versucht hat. Nach der Entfernung der Gebärmutter bekommen Sie Ihre Periode nicht mehr und können auch nicht mehr schwanger werden. Wenn zusätzlich auch noch beide Eierstöcke entfernt werden, kann es sein, dass Sie sofort in die Wechseljahre (sogenannte chirurgische Menopause) kommen. Neben den kurzfristigen Risiken, die mit einem solchen Eingriff einhergehen (beispielsweise Infektionen und Entstehung von Blutgerinnseln), zeigen wissenschaftliche Untersuchungen, dass er auch zu langfristigen gesundheitlichen Problemen führen kann. Daher sollten Sie die Risiken unbedingt mit einem Arzt Ihres Vertrauens besprechen.

Ist eine Hysterektomie die richtige Behandlungsmethode für Ihre Myome?

Die Hysterektomie ist einer der häufigsten gynäkologischen Eingriffe. Dennoch wissen viele Frauen nicht genau, wie eine solche Operation abläuft, welche Auswirkungen sie auf ihren Körper hat und welche Alternativen es zur Behandlung von Myomen gibt. Laut einer von der Society of Interventional Radiology in Auftrag gegebenen Umfrage aus dem Jahr 2017 hielten 20 Prozent aller befragten Frauen eine Hysterektomie für die einzige Behandlungsmethode für Uterusmyome, und 19 Prozent glaubten, dass Myome bösartige Tumoren sind, bei denen die Gebärmutter entfernt werden muss. Aber das stimmt nicht! Es gibt viele weniger radikale Behandlungsmöglichkeiten (und Myome haben nichts mit Krebs zu tun). Eine Hysterektomie sollte bei der Behandlung von starken Blutungen und Myomen der letzte Ausweg sein. Bevor Sie sich für eine Hysterektomie entscheiden, sollten Sie:

- alle natürlichen Behandlungsmöglichkeiten ausprobiert haben,
- sich über andere nichtchirurgische und chirurgische Behandlungsmethoden informiert haben,
- sich über die Risiken und Nebenwirkungen des Verfahrens informiert und mit einem Arzt Ihres Vertrauens darüber gesprochen haben,
- zu dem Schluss gekommen sein, dass die Beschwerden Ihre Lebensqualität so stark beeinträchtigen, dass Sie bereit sind, die mit diesem Eingriff einhergehenden Risiken und Nebenwirkungen in Kauf zu nehmen,
- sicher sein, dass Sie keine Kinder (mehr) haben möchten,
- sich darüber im Klaren sein, dass Sie nach der Operation möglicherweise unter Wechseljahrsbeschwerden leiden werden,
- mit Ihrem Arzt sowie mit Ihrem Partner über die sexuellen Nebenwirkungen und Risiken dieses Eingriffs gesprochen haben und
- sich über mögliche langfristige Gesundheitsrisiken wie beispielsweise Bluthochdruck, Fettleibigkeit und Herz-Kreislauf-Erkrankungen im Klaren sein.

TEIL III

DAS 21-TAGE-HORMON-UMSTELLUNGSPROGRAMM

Kapitel 15

WILLKOMMEN BEIM 21-TAGE-HORMONUMSTELLUNGS-PROGRAMM – GLEICH GEHT'S LOS!

Jetzt ist es an der Zeit, Ihre Lebensmitte neu zu definieren und mit Anmut und Freude in die Zukunft zu starten. Willkommen bei meinem 21-Tage-Hormonumstellungsprogramm!

Wenn Sie in der ersten Hälfte Ihres Lebens vollauf damit beschäftigt waren, für alle Menschen in Ihrem Umfeld alles zu tun, was Sie konnten, haben Sie damit zwar bestimmt viel Gutes bewirkt – aber wahrscheinlich sind Ihre Gesundheit und Ihr Seelenleben darüber ins Hintertreffen geraten. Ich kann das gut verstehen, denn in diese Falle tappen alle Frauen! Auch ich habe auf diesem steinigen Weg etliche Blessuren davongetragen und schließlich gelernt, dass Burn-out keine Ehre, sondern Raubbau an der eigenen Gesundheit ist. Wenn wir uns aufreiben, kommen wir nicht schneller an unsere Ziele, und Burn-out verhilft uns auch nicht zu glücklichen, liebevollen Beziehungen. Denn in einem solchen Zustand ist es praktisch unmöglich, sich um die Menschen und Projekte zu kümmern, die einem am Herzen liegen. Und selbst wenn es uns auf diese Weise tatsächlich gelingt, unsere Träume oder Ziele zu verwirklichen, werden wir am Ende doch keine rechte Freude daran haben.

Doch in unserer heutigen Welt, in der es so viele natürliche Heilmethoden gibt, können Sie neu definieren, wie Ihre Lebensmitte aussehen soll. Sie können entscheiden, wie Sie sich in dieser Lebensphase fühlen, wie Sie aussehen und was Sie für die Welt sein möchten – und zwar jetzt gleich.

Die drei A: Akzeptieren, Antizipieren und Anpassen

Sie haben es verdient, dass man Sie während dieser wichtigen Übergangsphase ehrt und respektiert und Ihnen Wertschätzung entgegenbringt! Ich empfehle Ihnen, sich dabei an das Mantra zu halten, das sich schon bei so vielen meiner Patientinnen bewährt hat: akzeptieren, antizipieren und anpassen.

Akzeptieren: Finden Sie sich mit der Tatsache ab, dass Ihr Körper sich jetzt verändern wird. Sie haben bereits einen großen Teil dieses Buches gelesen und dabei viel Neues erfahren. Damit steht die Wissenschaft automatisch auf Ihrer Seite, denn Sie wissen nun, was in Ihrem

Körper gerade passiert und mit welchen hormonellen Veränderungen Sie rechnen müssen. Aber Sie wissen auch, dass es außer diesen Veränderungen noch andere Faktoren oder Ursachen gibt, die sich auf Ihren Gesundheitszustand auswirken – und diese Faktoren hängen mit Ihrem Lebensstil zusammen: Das heißt, Sie haben großen Einfluss darauf. Die richtige Ernährung wird Ihren Körper auf diese Umstellung in Ihrem Leben vorbereiten; ätherische Öle werden Ihnen helfen, diese schwierige Übergangsphase zu überbrücken und dauerhaft gesund zu bleiben; und genau auf Ihre Bedürfnisse abgestimmte, hochwertige Nahrungsergänzungsmittel werden Ihre Zellen von innen heraus in ihrer Funktion unterstützen.

Antizipieren: Stellen Sie sich auf die bevorstehenden Veränderungen ein, indem Sie sich die Liebe und Selbstfürsorge zuteilwerden lassen, die Sie verdienen. Ehren Sie Ihren Körper und staunen Sie über die hervorragende Arbeit, die er in Ihrem bisherigen Leben geleistet hat. Die Tatsache, dass Sie dieses Buch zur Hand genommen haben, zeigt mir, dass Sie bereits für die bevorstehende Lebensphase vorausplanen und sich über die wichtigen Lebensstiländerungen informieren möchten, die Ihr Organismus an diesem entscheidenden Wendepunkt in Ihrem Leben braucht. Machen Sie sich bewusst, dass Ihr Körper jetzt für einen wunderbaren Heilungsprozess reif ist!

Anpassen: Nun, da Sie ein besseres Verständnis für die Funktionsweise Ihres Körpers gewonnen haben und wissen, auf welche wichtigen Anzeichen und Symptome Sie achten sollten, können Sie Ihren Lebensstil an Ihre neuen Bedürfnisse anpassen. Das 21-Tage-Hormonumstellungsprogramm ist genau auf Ihre individuellen Bedürfnisse abgestimmt: Der Plan lässt sich auf flexible Weise variieren, je nachdem, auf welche Lebensbereiche Sie dabei Ihr Hauptaugenmerk legen möchten. Er wird also bei jeder Frau ein bisschen anders aussehen. Wählen Sie die Rituale, Lebensgewohnheiten, Behandlungsmethoden und köstlichen Mahlzeiten aus, die sich für Ihren Körper am besten eignen, und haben Sie Freude daran! Durch diese individuelle Vorgehensweise schaffen Sie die besten Voraussetzungen für einen dauerhaften Erfolg. Bereiten Sie sich darauf vor, mit Anmut und Leichtigkeit in die Zukunft zu starten in dem Wissen, dass Sie wichtige Arbeit geleistet und die Weichen für mehr Energie und Lebensfreude gestellt haben.

Schaffen Sie Anker für Ihren Erfolg!

Der Erfolg dieses Programms hängt von Ihnen und Ihren Entscheidungen ab. Nachdem ich Tausende von Frauen zu ihrem ganz persönlichen Erfolg geführt habe, ist mir klar geworden, dass lebensverändernde Resultate auf drei verschiedenen Faktoren beruhen: persönlicher Support, Engagement und Vision. Das sind die drei Scharniere, die Sie brauchen, um die Tür zu einem erfolgreichen weiteren Leben zu öffnen.

Persönlicher Support

Rufen Sie Ihre beste Freundin an und erzählen Sie ihr von Ihrem Vorhaben. Bitten Sie sie um Hilfe – oder noch besser: Überzeugen Sie sie davon, Sie auf diesem Weg zu begleiten. Mit einem vertrauten Menschen an Ihrer Seite geht alles viel leichter! Versuchen Sie vorauszusehen, was Ihnen bei diesem Programm Ihrer Meinung nach besonders schwerfallen könnte, und bitten Sie Ihre Freundin dann gezielt um Support. Wenn Sie es sich nicht zutrauen, regelmäßig Sport zu treiben, laden Sie sie dazu ein, gemeinsam mit Ihnen zu trainieren. Wenn Ihnen der Essensplan Angst einjagt, bitten Sie sie, die Mahlzeiten zusammen mit Ihnen zuzubereiten. Egal wie klein oder wie groß die Herausforderung ist, die Sie zu bestehen haben – Ihre beste Freundin oder ein Familienmitglied Ihres Vertrauens kann Ihnen zum Erfolg verhelfen. Gemeinsam ist man stärker!

Engagement

Bei diesem Programm gibt es keinen langsamen Einstieg – Sie müssen sich fest vornehmen, es durchzuziehen, und dann am besten sofort loslegen! Legen Sie einen Starttermin fest, treffen Sie Ihre Vorbereitungen und tun Sie dann den ersten Schritt in Ihr neues Leben. Dieses Programm ist absichtlich so flexibel gehalten, dass jede Frau ihre Zukunft selbst in die Hand nehmen kann. Aber eines kann Ihnen niemand abnehmen: Sie müssen es *tun*. Sie müssen sich selbst genug lieben, um den ersten Schritt zu wagen. Und das wird Ihnen sehr viel leichter fallen, wenn Sie persönlichen Support und eine Vision haben, von der Sie sich leiten lassen.

Vision

Die Frauen, die bei diesem Programm am erfolgreichsten sind, haben eine klare Vorstellung davon, wie sie in Zukunft sein oder welche Erfolge sie erreichen möchten. Meine Mutter zum Beispiel wusste, dass sie unbedingt wieder mehr Energie haben wollte. Sie sehnte sich nach dem Gefühl, ihre Gesundheit selbst in der Hand zu haben, und wollte nach der Arbeit gern mit ihren Freundinnen Tennis spielen gehen. Vor allem aber wollte sie sich in ihrem eigenen Körper wohlfühlen. Wahrscheinlich entspricht diese Vision ziemlich genau Ihrem eigenen Empfinden, aber jeder Mensch ist anders. Deshalb sollten Sie sich nun genau überlegen, wie Sie sich in Zukunft gern fühlen möchten. Lassen Sie uns einen Blick in Ihre Zukunft werfen und eine genaue Vorstellung von der Frau ins Auge fassen, die Sie sein wollen. Machen Sie die unten beschriebene Visualisierungsübung und stellen Sie sich die Frau vor, die Sie in 22 Tagen – am Ende dieses Programms – begrüßen wird.

Entwickeln Sie eine Erfolgsvision!

Mit einer eindeutigen Vorstellung davon, wie Sie sich am Ende dieses 21-Tage-Hormonumstellungsprogramms fühlen möchten, schaffen Sie einen Anker, der Ihnen Halt gibt, wenn es einmal schwierig wird und Sie am liebsten das Handtuch werfen würden. Konzentrieren Sie sich bei der Entwicklung dieser Vision auf das, was Sie in Ihrem Leben gern erreichen möchten und wonach Sie sich sehnen. Beschreiben Sie so anschaulich und genau wie möglich, welche Gesundheitsziele und Erfolge Ihnen vorschweben. Greifen Sie in Ihren Träumen ruhig nach den Sternen und formulieren Sie Ihre Ziele so konkret wie möglich! Diese detaillierte Vision der Frau, die Sie werden möchten, ist viel mehr als nur ein Anker – sie ist die Startrampe, die Sie zu Ihrem zukünftigen gesunden, jugendlichen Ich führen wird. Solchen Visionen wohnt eine enorme Kraft inne!

Wichtig ist, dass Sie Ihre Vision in Ihrem Tagebuch oder auf einem Blatt Papier in Worte fassen und sie sich jeden Morgen ein paar Minuten lang vor Augen halten, bevor Sie Ihren Tag beginnen.

Schritt 1: Nehmen Sie Ihr Tagebuch oder ein Blatt Papier zur Hand.

Schritt 2: Schreiben Sie: »Heute ist Tag 22, und ich habe das 21-Tage-Hormonumstellungsprogramm inzwischen abgeschlossen. Es hat alles wunderbar funktioniert! Ich bin sehr froh und dankbar dafür, dass ich mich jetzt so … fühle.« Vervollständigen Sie diesen Satz und formulieren Sie auch noch weitere Sätze mit der Vision, die Sie für sich selbst haben. Denken Sie daran, alles möglichst genau und detailliert zu beschreiben.

Schritt 3: Danach entfesseln Sie Ihr ganzes Visionspotenzial mit einem verstärkenden Statement, das Ihnen Tür und Tor für unendliche Erfolge öffnet: *All das oder noch etwas Besseres!*

Schritt 4: Unterschreiben Sie diese Erklärung mit Ihrem Namen, um sich selbst in die Pflicht zu nehmen, und lesen Sie sie während der Durchführung des Programms jeden Tag durch.

Hat Ihnen diese Übung gefallen? Oder haben Sie es als Herausforderung empfunden, eine Vision für sich selbst zu formulieren? Oder beides? Als ich diese Übung zum ersten Mal machte, fiel sie mir schwer, weil ich immer noch in einschränkenden Glaubenssätzen über meinen persönlichen Wert gefangen war: Ich hatte das Gefühl, dass ich es nicht verdiente, eine Vision für mich selbst ins Auge zu fassen. Ich hielt es für unangemessen, mich zu fragen: »Was würde mich glücklich machen?« Aber ich habe es trotzdem getan, und dadurch hat sich mein ganzes Leben verändert. Deshalb ist es eine besondere Freude für mich, Ihnen dieses wunderschöne Visionsgeschenk zu machen!

Ihr Erfolg beruht auf soliden wissenschaftlichen Erkenntnissen

Bei der Entwicklung dieses Programms habe ich mich nicht nur auf wissenschaftliche Erkenntnisse, sondern auch auf natürliche Behandlungsmaßnahmen gestützt, um Ihren Körper zu stärken und zu heilen und Ihrem Darm, Ihrer Leber und Ihrem Stresserleben einen Neustart zu ermöglichen. Mein Behandlungsprogramm setzt gezielt bei diesen drei Bereichen (und damit bei den Ursachen Ihrer Beschwerden) an, bringt Ihren Hormonhaushalt ins Gleichgewicht und gibt Ihnen Ihre Energie und Lebensfreude zurück.

Die Dreifachstrategie für Ihren ausgewogenen Hormonhaushalt: Neustart für Darm, Leber und Stressniveau

Der Schlüssel zum Erfolg dieses Programms liegt darin, liebevoll mit Ihrem Darm und Ihrer Leber umzugehen und Ihr Stressniveau wieder auf ein vernünftiges Maß zu reduzieren. Diese drei Maßnahmen tragen dazu bei, Ihren Stoffwechsel ins Gleichgewicht zu bringen, Ihre Schilddrüsen- und Nebennierenfunktion zu stärken und Ihre Stimmung zu stabilisieren. Die Heilkraft dieser Dreifachstrategie, die Ihren Hormonhaushalt wieder in Ordnung bringt, ist ein wichtiger Bestandteil sämtlicher Rezepturen, Heilmittel, ätherischen Ölmischungen und Selbstfürsorgemaßnahmen in diesem Buch. Und nun will ich Ihnen erklären, wie diese einzelnen Behandlungsmaßnahmen zu einem Neustart und zur Wiederherstellung Ihres Gleichgewichts beitragen, damit Ihr Körper sich selbst heilen kann.

Strategie 1: Neustart für Ihren Darm: ein gesundes Mikrobiom aufbauen

Die Gesundheit Ihres Darms hängt von einem ausgewogenen Mikrobiom ab. Daher ist sind die Förderung einer gesunden Darmflora und die Bekämpfung von Entzündungsprozessen wichtige Bestandteile dieses sorgfältig ausgearbeiteten Behandlungsplans. Indem Sie sich auf Ihre Verdauung konzentrieren, können Sie gleichzeitig auch Ihren Hormonhaushalt und Ihr Energieniveau optimieren – auch wenn Sie denken: »Ich habe doch gar kein Darmproblem – es sind nur meine Hormone!« Glauben Sie mir: Ihre Verdauungsfunktion spielt eine viel wichtigere Rolle, als Sie denken.

Strategie 2: Neustart für Ihre Leber: eine gesunde Leberfunktion wiederherstellen

Die Leber ist für die Verstoffwechselung, Regulierung und Entgiftung von Hormonen im Körper zuständig und erfüllt über 500 lebenswichtige Funktionen für Ihren Organismus: Sie filtert mehr als einen Liter Blut pro Minute, wandelt Vitaminvorstufen in aktive Formen um und speichert sie zur späteren Verwendung, reguliert Ihren Blutzucker, gibt Ihnen Sättigungssignale und vieles andere mehr. Eine überlastete Leber führt zu Östrogendominanz und einer hohen Giftstoffbelastung. Daher braucht Ihre Leber immer viel Liebe!

In meinem Hormonumstellungsprogramm werden Sie leberfreundliche Lebensmittel kennenlernen, die sich positiv auf die Entgiftungsarbeit der Leber und die Ausscheidung von Gift- und Abfallstoffen aus dem Darm auswirken. Diese Lebensmittel stehen alle auf der Liste der »Ja-Lebensmittel« und spielen in Ihrem Essensplan und Ihren Rezepten eine wichtige Rolle. Einige meiner persönlichen Favoriten sind: Avocado, Blattgemüse, frische Kräuter, Knoblauch, Brokkoli und Blumenkohl.

Strategie 3: Neustart für Ihr Stressniveau: ungesunde Stressmuster abbauen

Chronischer Stress ist die häufigste Ursache für Hormonstörungen, Erschöpfung, Gehirnnebel, ja sogar hartnäckiges Bauchfett. Meiner Ansicht nach ist Stress eine der Hauptursachen für die Beschwerden, unter denen so viele Frauen in der Perimenopause und den Wechseljahren leiden.

Um uns möglichst wohlzufühlen und unserem Körper eine kleine Auszeit zu gönnen, müssen wir unseren täglichen Stress reduzieren und unser Stressreaktionssystem – die HPA-Achse – zur Ruhe kommen lassen. Dieses Ziel erreichen wir durch:

- Selbstfürsorgerituale, unterstützt von der heilenden Kraft ätherischer Öle
- Hochwertige Nahrungsergänzungsmittel, die Ihren Körper wieder ins Gleichgewicht bringen
- Den 21-Tage-Essensplan, bei dem Sie eine hormonfreundliche Ernährungsweise erlernen

Verändern Sie Ihren Lebensstil: Schaffen Sie sich neue Rituale

Das 21-Tage-Hormonumstellungsprogramm will Ihnen dabei helfen, Ihr ganzes Leben zu verbessern – innerlich und äußerlich. Es geht um positive Entscheidungen, die Sie treffen können, um Ihrem Leben eine Wendung zu geben. Dazu werden wir bei den bereits beschriebenen drei wichtigen Punkten – Darm, Leber und Stress – ansetzen. Um mit diesem Programm möglichst erfolgreich zu sein, dürfen Sie die Grundlagen, von denen die Funktion Ihres ganzen Organismus abhängt, nicht außer Acht lassen. Nachdem ich Tausenden von Frauen (unter anderem auch meiner Mutter) geholfen habe, wieder ihre frühere Energie und Vitalität zurückzugewinnen und sich trotz Peri/Menopause pudelwohl zu fühlen, ist mir klar geworden, dass die Frauen, die mit diesem Programm den größten Erfolg haben, sich ernsthaft darum bemühen, ihr Fundament zu stärken. Und der beste Ausgangspunkt dafür – die elementare Unterstützung, die Ihr Körper braucht, um jeden Tag aufs Neue gut zu funktionieren – sind Lebensstiländerungen mithilfe neuer Rituale. Die dazu erforderlichen Maßnahmen werde ich Ihnen nun erläutern.

Maßnahme 1: Ernähren Sie sich hormonbewusst

Der einfachste Bestandteil dieses Programms ist eine hormonfreundliche Ernährung. Denn dazu brauchen Sie sich nur an die Rezepte in dem Essensplan zu halten, den ich für Sie erstellt habe. Trotzdem handelt es sich dabei um ein individuelles Programm, denn Sie können je nach persönlichen Vorlieben bestimmte Zutaten durch andere ersetzen. Probieren Sie ruhig ein paar neue Geschmacksrichtungen aus! Ich habe sämtliche Rezepte in diesem Buch persönlich getestet und finde sie allesamt hervorragend – aber Sie können natürlich auch eigene Rezepte entwickeln, solange Sie sich an die Ja/Nein-Listen halten.

Lebensmittel wirken sich auf sämtliche Zellen Ihres Körpers aus. Mit Ihren Ernährungsentscheidungen können Sie Entzündungsprozesse entweder verschlimmern oder zum Abklingen bringen. Bestimmte Lebensmittel tragen zur Entstehung von Entzündungen, Insulinresistenz, Blutzuckerschwankungen und anderen Problemen bei, die wiederum zu Gewichtszunahme, Östrogendominanz und unangenehmen peri/menopausalen Beschwerden führen. Die Wahl der richtigen Lebensmittel ist also Ihre Eintrittskarte zur Rückkehr in das gesündere Leben, das Sie so sehr vermissen!

Während dieses 21-Tage-Programms sollten Sie von Anfang an möglichst viele Erfolgserlebnisse haben. Deshalb zeige ich Ihnen in den kommenden Kapiteln noch gezieltere Methoden, wie Sie Ihren Darm, Ihre Leber, Ihre Schilddrüse, Ihre Nebennieren und Ihren Blutzuckerspiegel wieder ins Gleichgewicht bringen können. Außerdem werde ich Ihnen ein paar hochwertige Nahrungsergänzungsmittel empfehlen, mit deren Hilfe Sie meinen Plan an Ihre individuellen Bedürfnisse anpassen können.

Maßnahme 2: Bewegen Sie sich regelmäßig

Wir alle haben ein Bedürfnis nach Bewegung. Auch wenn die körperliche Aktivität, für die Sie sich letzten Endes entscheiden, von Ihren persönlichen Vorlieben abhängt, muss tägliche Bewegung ein fester Bestandteil Ihres Heilungsprozesses sein. Sie müssen Ihren Körper dehnen und bewegen, um etwas für Herz und Gefäße, für Ihre Muskeln, Ihren Stoffwechsel und die Vitalität Ihrer Zellen zu tun.

Vielleicht ist Ihnen aufgefallen, dass ich das Wort »Sport« bisher nicht erwähnt habe. Das liegt daran, dass dieser Begriff mit zu vielen negativen Assoziationen behaftet ist, die körperliche Aktivität zu einer lästigen Pflicht statt zu einem Vergnügen machen. Nur Sie selbst wissen, welche Art von Bewegung Ihr Körper braucht und worauf er am besten anspricht!

Dies ist die Einstellung zum Thema Bewegung, die Sie entwickeln sollten. Sie entscheiden selbst, was Ihnen Freude bereitet und auf welche Weise Sie etwas für Ihren Körper tun können. Ich empfehle in diesem Buch immer wieder, in achtsamer Haltung draußen in der Natur spazieren zu gehen, weil man damit gleich eine ganze Reihe wichtiger Bedürfnisse befriedigen kann: Stressabbau, Vitamin D (durch Einwirkung von Sonnenlicht), Bewegung und Achtsamkeit. Das ist schon ein ganz guter Anfang, wenn Sie bisher eher einer sitzenden Lebensweise gefrönt haben. Falls Sie bereits ein Trainingsprogramm praktizieren, das Ihnen Spaß macht: Bleiben Sie dabei! Egal wo Sie zu Beginn dieses 21-Tage-Programms stehen – jetzt ist ein guter Zeitpunkt, um Ihren Lebensstil neu zu bewerten und herauszufinden, welches Bewegungsprogramm der Verwirklichung Ihrer Vision am dienlichsten ist.

Doch bevor Sie mit einem neuen Bewegungsprogramm beginnen, sollten Sie schon allein aus Sicherheitsgründen unbedingt mit Ihrem Arzt sprechen. Wenn Sie an einer Herz-Kreislauf-Erkrankung, Diabetes oder irgendeinem anderen ernsten gesundheitlichen Problem leiden oder schon seit mindestens einem Jahr nicht mehr körperlich aktiv waren, kann eine plötzliche Steigerung der Trainingsintensität Ihr Risiko für Komplikationen erhöhen. Dann sollten Sie vielleicht lieber mit einer sehr viel niedrigeren Trainingsintensität beginnen und diese dann langsam steigern.

Falls Sie nicht wissen, wie Sie den Einstieg in Ihr neues, körperlich aktiveres Leben finden sollen, können Sie sich Ihr persönliches Trainingsprogramm anhand folgender Empfehlungen zusammenstellen:

- **Montag:** Krafttraining, hochintensives Intervalltraining (HIIT) oder ein beliebiges Kardiotraining (das Ihr Herz schneller schlagen lässt)
- **Dienstag:** Yoga/Dehnübungen und ein 10-minütiger Spaziergang in der Natur
- **Mittwoch:** 30 Minuten spazieren gehen/wandern/schwimmen und Yoga
- **Donnerstag:** Krafttraining, HIIT oder ein beliebiges Kardiotraining
- **Freitag:** Yoga/Dehnübungen und ein 10-minütiger Spaziergang in der Natur
- **Samstag:** 30 Minuten Rad fahren/wandern/schwimmen und Yoga
- **Sonntag:** Ruhetag (Spaziergang in der Natur oder Yoga/Dehnübungen)

Egal was Sie tun – Ihr Ziel besteht darin, sich zu bewegen. Ob Sie nun eine Tanzparty in der Küche veranstalten, eine Bergwanderung machen oder einen Halbmarathon laufen (nur zu, du schaffst das, Mama!) – eigentlich kommt es nur darauf an, Ihr Fundament mit einer Aktivität zu stärken, die Ihnen Freude macht.

Maßnahme 3: Nutzen Sie ätherische Öle zur Selbstfürsorge

Nun will ich Ihnen erklären, wie Sie immer wieder Augenblicke der Selbstfürsorge in Ihren Tagesablauf einbauen können, um nicht aus dem inneren Gleichgewicht zu geraten. Dafür gibt es vier wichtige Strategien: ein Morgenritual, ein Mittagsritual, ein Abendritual und Ihr tägliches Selbstfürsorgeritual.

Morgenritual: Hier geht es um einen guten Start in den Tag! Im Grunde hängt es von uns selbst ab, wie der Tag verlaufen wird, und mit einem Morgenritual können wir großen Einfluss darauf nehmen. Ohne bewusstes Morgenritual hängt das Tempo, mit dem Sie den Tag beginnen, einfach nur von Ihrem Kaffeekonsum und Ihrem Blutzuckerspiegel ab. Also stimmen Sie Ihren Körper und Ihren Geist gleich morgens auf Erfolg ein – mit Ritualen, die Ihnen den ganzen Tag über Kraft geben, vor allem, wenn Sie viel zu tun haben. Mein Lieblingsmorgenritual habe ich bereits in Kapitel 4 auf Seite 82 beschrieben, um Ihnen ein Beispiel dafür zu geben, wie man sich geistig und körperlich aufbauen kann, indem man sich um eine Haltung der Selbstliebe und Dankbarkeit bemüht und gleich morgens eine feste Absicht für den kommenden Tag ins Auge fasst. Wählen Sie einfach ein paar der unten beschriebenen Übungen aus, die Sie auf den ersten Blick ansprechen. Fragen Sie sich: »Was bringt meine Seele morgens zum Singen?«

Morgenritual »Konzentration« mit Diffusermischung »In die Gänge kommen«

3 Tropfen Wildorangenöl
3 Tropfen Pfefferminzöl

Gleich nach dem Aufwachen verneble ich meine Lieblingsölmischung »In die Gänge kommen« im Diffuser. Auf diese Weise meistere ich den Morgen mit Leichtigkeit.

Mittagsritual: Mit einem Mittagsritual bekommen Sie Ihren Stress besser in den Griff. Lesen Sie sich die Ausführungen zu meinen Mittagsritualen zum Stressabbau auf Seite 85 durch, bei denen ätherische Öle, Flüssigkeitsaufnahme und Achtsamkeitsmeditationen oder -gebete eine wichtige Rolle spielen. Die auf bestimmte Beschwerden abgestimmten Rituale in Teil II bieten Ihnen weitere gute Möglichkeiten, um in der Tagesmitte Ihr inneres Gleichgewicht zurückzugewinnen. Überlegen Sie sich, welche Beschwerden Sie am meisten belasten, und wählen Sie dann die Rituale aus den entsprechenden Kapiteln aus, um diese Symptome besser in den Griff zu bekommen.

Abendritual: Das abendliche Abschalten vom Tag ist genauso wichtig wie ein gutes Morgenritual. Lesen Sie sich die Beschreibungen der Abendrituale auf Seite 98 durch; dort werden Sie bestimmt etwas finden, das Ihnen zusagt. Lesen Sie auch das Kapitel zum Thema Schlaf, um herauszufinden, was man für einen erholsamen Schlaf tun kann. Und dann probieren Sie ein paar Übungen aus, die Ihnen helfen, Stress abzubauen und den Abend entspannt anzugehen. Ich bevorzuge um diese Tageszeit ätherische Öle, die Entspannung und Schlaf fördern, wie Lavendel und Römische Kamille. Und wenn Sie bisher noch kein Bittersalzbad ausprobiert haben, ist es höchste Zeit, sich diesen Luxus zu gönnen! Verwenden Sie die Ölmischungen in Kapitel 5 als Badezusätze für ein stresslinderndes Bad.

Selbstfürsorgetagebuch: Sie können Ihr Gehirn tatsächlich auf positives Denken umprogrammieren, wenn Sie sich jeden Tag ein bisschen Zeit nehmen, um sich bewusst in einer positiven Lebenseinstellung zu üben. Dazu müssen Sie negative, stressige Gedanken ausschalten und sich in eine innere Haltung der Dankbarkeit, Zuversicht und Freude versetzen. Kaufen Sie sich einfach ein leeres Notizbuch, das Ihnen gefällt, und benutzen Sie für Ihre Tagebucheinträge Ihren Lieblingsstift. Versehen Sie jeden Eintrag mit Datum, um Ihre positiven Veränderungen auch später noch nachverfolgen zu können, und schreiben Sie auf, wofür Sie dankbar sind und wovon Sie an diesem Tag gern mehr erleben würden. Dann listen Sie Ihre drei wichtigsten Selbstfürsorgerituale für diesen Tag auf. Sie können diese Rituale über mehrere Tage oder auch Wochen wiederholen, aber ich empfehle Ihnen, zunächst einmal für jeden Tag drei Rituale auszuwählen – eins für den Morgen, eins für den Mittag und eins für den Abend –, bis Sie sich ein gewisses Selbstfürsorgerepertoire aufgebaut haben. Als Nächstes konzentrieren Sie sich auf gesunde Nahrungsmittel: Wählen Sie drei verschiedene Lebensmittel aus, die Ihrem Körper besonders guttun. Dann schreiben Sie eine Affirmation auf, in der Sie schildern, wie Sie sich den ganzen Tag über fühlen möchten. Und schließlich überlegen Sie sich, auf welche Ziele Sie Ihre Energie an diesem Tag richten möchten. Dieser Aktionsplan wird Ihnen helfen, wenn Stress, unangenehme Beschwerden oder unvorhersehbare Umstände Sie aus dem Konzept bringen. Zum Schluss unterschreiben Sie den Plan. Das ist Ihr Vorsatz für diesen Tag, die Verpflichtung, die Sie sich selbst gegenüber eingehen – ein Bekenntnis zu Ihrem positiven Einfluss auf die Welt. Hier ein Beispiel aus meinem Tagebuch:

Heute, am 1. Juni, bin ich dankbar für

1. den Sonnenschein, der durch meine Fenster hereinscheint
2. das Einatmen des Dufts von Lavendelöl vor dem Schlafengehen
3. meine aufbauende Mittagsplaylist
4. mein Mineralwasser mit Limette und Minze
5. meine beste Freundin, die ich immer sofort per Kurzwahltaste erreiche – Candace!

Heute möchte ich mehr lachen, statt mich zu ärgern, wenn nicht alles so läuft, wie ich will.

Meine drei Selbstfürsorgerituale für heute

1. Tiefenatmung mit der Roll-on-Mischung »Superfrau«
2. Zu jeder vollen Stunde etwas trinken (»Infused Water«)
3. Vor dem Zubettgehen 15 Minuten lesen

Ich nehme mir vor, meinem Körper heute mit folgenden gesunden Lebensmitteln etwas Gutes zu tun

1. Grüner Smoothie mit Blaubeeren

2. Avocado in meinem Salat zum Abendessen
3. Grüner Matchatee mit Mandelmilch

Meine Affirmation für diesen Tag

Ich habe einen positiven Einfluss auf die Welt.

Das Wichtigste, worauf ich mich heute konzentrieren möchte

Zu jeder vollen Stunde eine einminütige Pause zu machen und tief durchzuatmen.
Heute werde ich meiner Inspiration folgen, mein Leben genießen und mit Selbstfürsorgeritualen und gesunden Lebensmitteln etwas für meinen Körper tun.

Maßnahme 4: Reduzieren Sie die Belastung durch Giftstoffe

Ob Sie sich dessen bewusst sind oder nicht: Es sind bereits Umweltgifte in Ihren Körper eingedrungen, die Ihren Hormonhaushalt durcheinanderbringen. Wissenschaftliche Untersuchungen haben gezeigt, dass Ihre Zellen umso weniger Zeit haben, etwas für Ihren allgemeinen Gesundheitszustand zu tun, je mehr sie damit beschäftigt sind, sich gegen die Auswirkungen schädlicher Chemikalien auf Ihren Körper zu wehren und sie zu entgiften. Daher müssen Sie diese Giftstoffbelastung nach Möglichkeit eindämmen und Ihren Entgiftungsorganen gleichzeitig bei der Beseitigung der bereits in Ihrem Körper vorhandenen Toxine helfen. Hier ein paar Tipps dazu:

- Misten Sie verarbeitete Lebensmittel sowie Plastikbehälter, die voller Chemikalien stecken, aus Ihrer Küche aus (verwenden Sie Behältnisse aus Glas oder Edelstahl).
- Steigen Sie auf natürliche Putzmittel um.
- Ersetzen Sie Ihre Körperpflegeprodukte durch natürliche Alternativen, die Ihren Hormonhaushalt nicht durcheinanderbringen.
- Rüsten Sie Ihre Hausapotheke mit der Heilkraft ätherischer Öle auf.
- Lüften Sie Ihr Haus oder Ihre Wohnung täglich möglichst 30 bis 50 Minuten. Wissenschaftliche Untersuchungen zeigen nämlich, dass die Luft in Ihrem Zuhause stärker mit Giftstoffen belastet ist als die der Umwelt!
- Vernebeln Sie reinigende ätherische Öle wie Eukalyptus-, Grapefruit-, Zitronen- und Teebaumöl in Ihrem Diffuser.
- Ziehen Sie die Schuhe aus, bevor Sie Ihr Haus oder Ihre Wohnung betreten, um zu verhindern, dass Schadstoffe von draußen in Ihre Böden eindringen.
- Denken Sie daran, regelmäßig Staub zu wischen und zu saugen.
- Besorgen Sie sich Sauerstoff spendende Zimmerpflanzen (meine Favoriten sind Scheidenblatt und Aloe vera).
- Entgiften Sie Ihren Körper von innen durch regelmäßige Flüssigkeitszufuhr, Trockenbürstenmassagen, Bittersalzbäder und ätherische Öle.

Maßnahme 5: Befreien Sie sich von toxischer Energie

Toxische Energie ist für Ihren Körper genauso schädlich wie physische Giftstoffe, und in dieser Phase Ihres Lebens ist es vielleicht an der Zeit, auf unnötige Kompromisse zu verzichten. Es ist völlig in Ordnung, Nein zu sagen, und Sie sollten Ihre Bereitschaft, dieses wichtige Wort mit vier Buchstaben zu benutzen, nun einmal kritisch überprüfen. Auf Seite 139 finden Sie die Anleitung für das Ritual »Bringt mir das etwas?« Destruktive Menschen, die Ihnen Ihre Energie rauben, können eine enorme Belastung für Sie sein, und wenn Sie sich vor Begegnungen mit bestimmten Menschen in Ihrem Leben fürchten, ist es nun höchste Zeit, diesen Leuten den Rücken zu kehren. Ziehen Sie Grenzen, tun Sie etwas für Ihre seelische Gesundheit und umgeben Sie sich mit einem sicheren Raum. Schützen Sie sich vor Energievampiren!

Unverarbeitete Traumata belasten Ihren Körper zusätzlich und können Beschwerden aller Art verschlimmern. Falls Sie es noch nicht getan haben, sollten Sie jetzt eine Zeitleiste für Ihr Leben und Ihren Gesundheitszustand (Seite 40) erstellen, um festzustellen, ob es Zusammenhänge zwischen Traumata und gesundheitlichen Problemen gibt. Ich empfehle Ihnen, sich dabei von einem Arzt oder Therapeuten Ihres Vertrauens helfen zu lassen, der in psychologischer Beratung geschult ist und Ihnen einen Weg durch die heftigen Emotionen zeigen kann, die vielleicht einen Sturm in Ihrem Inneren verursachen. Es gibt auch Beratungs-Apps, mit deren Hilfe Sie Ihre Probleme mit geschultem Fachpersonal besprechen können. Egal für welche Methode Sie sich entscheiden – Sie sollten Ihr Trauma auf jeden Fall verarbeiten und nicht weiter in Ihrem Inneren vor sich hin köcheln lassen. Die Aufarbeitung von Traumata aus der Vergangenheit könnte durchaus das Puzzleteil sein, das Ihnen auf dem Weg zur Gesundheit noch fehlt!

Roll-on-Mischung zum Energieschutz und zur Beseitigung toxischer Energie

10 Tropfen Lavendelöl
10 Tropfen Bergamottöl
8 Tropfen Weihrauchöl
4 Tropfen Zitronengrasöl
Trägeröl nach Wahl

Auf die Pulspunkte auftragen, den Duft tief einatmen und dann die negative Energie ausatmen. Diese Ölmischung sollten Sie stets parat haben, wenn toxische Energie Sie zu überwältigen droht.

Finale Schritte zum Erfolg

Bevor Sie sich auf diesen wunderbaren Wandlungsprozess einlassen, sollten Sie noch einmal die Übung »Entwickeln Sie eine Erfolgsvision!« (Seite 231) machen. Welche Bereiche Ihres Lebens müssen Sie stärken, um diese Vision zu verwirklichen? Sind Sie bereit, diese Veränderungen gemeinsam mit mir anzugehen? Wen könnten Sie sich bei der Verwirklichung dieser Vision als

Begleitperson an Ihrer Seite vorstellen? Und von wem sollten Sie sich auf dieser Reise lieber verabschieden?

Tausende von Frauen haben ihre Vision schon erfolgreich umgesetzt und dabei die Linderung ihrer Beschwerden gefunden, nach der sie sich gesehnt hatten. Ich bin überzeugt davon, dass auch Sie das schaffen können. Ich kann es kaum erwarten, zu sehen, wie Ihre Vision nach diesen 21 Tagen konkrete Formen annehmen wird, und zu erleben, wie Sie einer besseren Zukunft entgegengehen!

Kapitel 16

AUF DIE PLÄTZE, FERTIG, LOS! VORBEREITUNG AUF DAS 21-TAGE-HORMONUMSTELLUNGS-PROGRAMM

Nun, da Sie eine klare Vorstellung von Ihren Zielen haben, ist es höchste Zeit, sich auf mein Programm vorzubereiten. Es ist leicht durchführbar und flexibel; aber ich möchte nicht, dass Sie wertvolle Chancen verschenken, indem Sie sich nicht richtig auf die nächsten drei Wochen vorbereiten! Mit einer guten Vorbereitung wird es Ihnen nämlich sehr viel leichter fallen, etwas für Ihren Hormonhaushalt, Ihre Stimmung und Ihr allgemeines Wohlbefinden zu tun und Ihre Vision zu verwirklichen.

Falls Sie meinen Hormon-Selbsttest für Frauen in der Perimenopause und den Wechseljahren bisher noch nicht absolviert haben, sollten Sie das tun (*Aromatherapie für die Hormonbalance* von Mariza Snyder). Denn dadurch wird Ihnen klar, in welchen gesundheitlichen Bereichen Sie womöglich noch mehr Hilfe brauchen. Vielleicht sollten Sie beispielsweise Ihrer Schilddrüse oder Ihren Nebennieren besondere Beachtung schenken, oder Ihr Insulinspiegel ist aus dem Gleichgewicht geraten. Oder vielleicht sollten Stressabbau und eine Verbesserung Ihrer Stimmung für Sie oberste Priorität haben.

Anhand der Ergebnisse dieses Hormon-Selbsttests können Sie sich über Ihre individuellen Bedürfnisse klar werden und das Hormonumstellungsprogramm maßgeschneidert darauf abstimmen. Ich werde Ihnen genau erklären, was Sie tun können, um bestimmte für Sie wichtige Bereiche Ihrer Gesundheit zu verbessern. Nur Sie allein entscheiden, was Ihr Körper während dieses Programms braucht!

Doch bevor Sie mit dem Programm beginnen, sollten Sie zunächst einmal eine gewisse Vorbereitungsarbeit leisten, die insgesamt zehn Lebensbereiche umfasst.

Vorbereitung in 10 Schritten

Schritt 1: Nahrungsergänzungsmittel

Sie werden raschere Ergebnisse erzielen, wenn Sie die richtigen Nahrungsergänzungsmittel einnehmen, um Nährstoffmängel zu beheben. Vergewissern Sie sich, ob Sie Ihre Nahrungsergänzungsmittel im Haus haben, *bevor* Sie mit dem Programm beginnen, denn sie sind eine wichtige Voraussetzung für Ihren Erfolg!

Vielleicht haben Sie aufgrund meiner symptomspezifischen Empfehlungen in Teil II bereits mit der Einnahme von Nahrungsergänzungsmitteln begonnen. Falls ja, machen Sie einfach damit weiter und integrieren Sie diese Präparate in die unten beschriebenen Behandlungsprogramme.

Ich empfehle allen Frauen das »Tägliche Basisprogramm für einen gesunden Hormonhaushalt«, das sorgfältig formuliert und auf die Bedürfnisse des weiblichen Körpers in dieser Übergangsphase abgestimmt ist. Je nach Ihren individuellen Bedürfnissen, die sich aus den Ergebnissen des Hormon-Selbsttests für Frauen in der Perimenopause und den Wechseljahren ergeben, können Sie jederzeit auch noch weitere Nahrungsergänzungsmittel einnehmen.

Wenn Sie sich nicht sicher sind, welche zusätzlichen Behandlungsprogramme Sie benötigen, fügen Sie Ihrem »Basisprogramm für einen gesunden Hormonhaushalt« zunächst die Zusatzprogramme »Gesunder Darm« und »Gesunde Leber« hinzu. Je nachdem, welche Veränderungen Sie beobachten, nachdem Sie etwas für diese wichtigen Bereiche getan haben, können Sie später immer noch weitere Behandlungsprogramme hinzufügen.

Sie müssen zwar nicht unbedingt Laboruntersuchungen durchführen lassen, bevor Sie mit der Einnahme dieser Nahrungsergänzungsmittel beginnen, aber ich empfehle Ihnen trotzdem, dieses Thema mit einem Arzt oder Heilpraktiker Ihres Vertrauens zu besprechen – vor allem, wenn Sie Beschwerden haben. Aber vertrauen Sie dabei auch auf sich selbst! Nutzen Sie das Wissen, das Sie inzwischen gewonnen haben, um Ihrer Zukunftsvision von Ihrem Körper und Ihrer Gesundheit näher zu kommen. Zusätzlich zu den Essentially-Whole®-Nahrungsergänzungsmitteln, die ich selbst entwickelt habe, gibt es auch andere Marken, die meinen Qualitätsanforderungen entsprechen und die ich daher in den Behandlungsprogrammen empfehle. Auch wenn nur Sie selbst entscheiden können, was für Sie am besten ist, sind dies die Marken meines Vertrauens, die ich selbst nutze und meiner Community empfehle – und natürlich auch Ihnen!

Von Mariza Snyder empfohlene Marken

- Essentially Whole®
- Bulletproof®
- Designs for Health®

- Gaia Herbs®
- Klaire Labs®
- Microbiome Labs®
- Metagenics®
- Nordic Naturals®
- Ortho Molecular Products®
- Pure Encapsulations®
- Seeking Health®
- Thorne® Research

Mariza Snyders tägliches Basisprogramm für einen gesunden Hormonhaushalt (für alle Frauen)

- **Multivitaminpräparate**: Designs for Health® Twice Daily MultiTM oder Seeking Health® Optimal Multivitamin Methyl One (1–2 Kapseln zweimal täglich)
Diese Kombinationspräparate enthalten optimale Mengen verschiedener Nährstoffe, die über die Ernährung allein nur schwer zugeführt werden können.
- **Omega-3-Fischöl:** Nordic Naturals® Ultimate Omega® oder Designs for Health® OmegAvailTM Ultra (1 Kapsel zweimal täglich zum Essen)
Omega-3-Fettsäuren wirken entzündungshemmend und beugen der Entstehung von Zellschäden vor, sodass Ihr Körper wieder ins Gleichgewicht kommt.
- **Probiotika:** Klaire Labs® Ther-Biotic® Complete, Microbiome Labs MegaSporeBioticTM oder Designs for Health® Probiotic Supreme DFTM (1 Kapsel zweimal täglich zum Essen)
Probiotika sind für die Aufrechterhaltung eines gesunden Darmmikrobioms unverzichtbar, und dieses ist wiederum eine wichtige Voraussetzung für einen ausgewogenen Hormonhaushalt und ein starkes Immunsystem.
- **Magnesiumbisglycinat:** Essentially Whole® Magnesium Restore oder Metagenics® Mag Glycinate (300–600 mg pro Tag vor dem Schlafengehen)
Magnesium ist ein sehr wichtiger Mineralstoff, die meisten Menschen leiden unter Magnesiummangel. Eine ausreichende Versorgung damit hilft Ihrem Körper, wieder ins Gleichgewicht zu kommen. Essentially Whole® Magnesium Restore enthält unter anderem Magnesiumoxid, eine Form von Magnesium, die nachweislich gegen Hitzewallungen hilft.
- **Aktivierte B-Vitamine:** Essentially Whole® Activated B Complete oder Thorne® Research Basic B Complex (1 Kapsel pro Tag)
Die Vitamine des B-Komplexes sind für eine gesunde Funktion von Gehirn und Körper und ein ausgewogenes Gleichgewicht sämtlicher Körpersysteme unentbehrlich. Wählen Sie unbedingt eine aktivierte oder methylierte Form, damit Ihr Körper die Vitamine sofort verwerten kann.

Zusatzprogramm »Gesunder Darm«

- **Nährstoffe und Pflanzenheilmittel zur Reparatur Ihres Darms**: Essentially Whole® Gut Restore oder GI ReviveTM von Designs for Health® (3 Kapseln zum Frühstück, 4 Kapseln zum Abendessen, 60 Tage lang)
  Diese Kombinationspräparate enthalten viele Aminosäuren und Pflanzenheilmittel zur Verbesserung der Darmgesundheit und Wiederherstellung der Integrität der Darmschleimhaut, zur Bekämpfung eines undichten Darms und zur Eindämmung von Entzündungsprozessen.
- **Verdauungsenzyme**: Designs for Health® DigestzymesTM oder Pure Encapsulations® Digestive Enzymes Ultra (1 Kapsel zweimal täglich zum Essen)
  Ihr Körper produziert von Natur aus Enzyme, um Kohlenhydrate, Fette und Proteine aufzuspalten. Aber manchmal kann er einen zusätzlichen kleinen Enzymschub gebrauchen, um sicherzustellen, dass auch wirklich genügend Enzyme für eine reibungslose Verdauung vorhanden sind, um die aufgenommenen Nährstoffe so gut wie möglich zu verwerten. Gleichzeitig wirken sich diese Enzyme auch positiv auf ein gesundes Mikrobiom aus.
- **Grasgefüttertes Kollagen**: Bulletproof® Collagen Protein oder Vital Proteins® Collagen Peptides (2 Esslöffel zweimal täglich z. B. in grünen Smoothies)
  Kollagen stellt die Integrität der Darmschleimhaut wieder her und repariert einen undichten Darm.
- **L-Glutamin**: Thorne® Research L-Glutamine Powder oder Designs for Health® L-Glutamine Powder (1 Teelöffel oder 1 Messlöffel pro Tag)
  L-Glutamin ist eine Aminosäure, die die Gesundheit Ihrer Darmzellen verbessert und Ihre Darmwände weniger durchlässig macht, um Symptomen eines undichten Darms vorzubeugen oder diese zu beheben.

Weitere Empfehlungen für einen gesünderen Darm finden Sie in Kapitel 10 (»Verdauungsprobleme«).

Zusatzprogramm »Gesunde Leber«

- **14-tägige Leberentgiftung (Phase 1 und 2)**: Essentially Whole® 14-Day Detox Kit (mit Entgiftungdrink-Päckchen und Nahrungsergänzungsmitteln zur Leberentgiftung) oder Designs for Health® VegeCleanse PlusTM 14-Day Detox Program (Dosierung nach Packungsangabe)
  Diese Entgiftungs-Kombinationspräparate enthalten Vitamine, Mineralstoffe, Antioxidanzien und andere Nährstoffe sowie leberstärkende Mittel, die zur Unterstützung und zu einem ausgewogenen Ablauf der Entgiftungsphasen 1 und 2 und zur Förderung einer gesunden Funktion und Entgiftungstätigkeit der Leber benötigt werden.
- **Umfassende Unterstützung für Hormone und Leber**: Essentially Whole® Hormone Balance oder Designs for Health® FemGuard+BalanceTM (2 Kapseln zweimal täglich)
  Eine ideale Mischung aus Pflanzenheilmitteln, Mineral- und anderen Nährstoffen, um

Ihrem Körper die Unterstützung zu geben, die er für einen ausgewogenen Hormonhaushalt braucht.

- **Vitamin C**: Essentially Whole® Vitamin C Boost, Liposomal Vitamin C von Designs for Health® oder Seeking Health® Vitamin C Powder (1 Messlöffel oder 1 Kapsel zweimal täglich)
  Vitamin C ist ein hochwirksames Antioxidans und stärkt das Immunsystem.
- **Unterstützung für Entgiftungsphase 2 in der Leber**: Essentially Whole® Liver Detox Support oder Designs for Health® Detox AntioxTM (3 Kapseln zweimal täglich)
  Diese Kombinationspräparate enthalten Wirkstoffe, die Ihre Leber in ihrer Fähigkeit unterstützen, in der Entgiftungsphase 2 Giftstoffe aus dem Körper zu beseitigen.

Zusatzprogramm »Ausgewogener Blutzucker- und Insulinspiegel«

- **Myo-Inositol oder D-Chiro-Inositol**: Inositol (Pulver) von Pure Encapsulations® oder Myo & D-Chiro-Inositol von Wholesome Story® (Inositolpulver: 2 Messlöffel (4,2 g) ein- bis zweimal täglich; Myo & D-Chiro-Inositol: 2–4 Kapseln pro Tag)
  Zur Unterstützung eines ausgewogenen Blutzuckerspiegels.
- **Für einen gesunden Stoffwechsel**: Essentially Whole® Metabolic Restore oder Thorne® Research MediBolic® (Essentially Whole®: 1 Kapsel dreimal täglich zum Essen; Thorne® Research MediBolic®: 2 Messlöffel, in 360–420 ml Wasser oder Getränk eingerührt)
  Diese Präparate enthalten alles, was Sie für einen gesunden Stoffwechsel brauchen.
- **Berberin**: Thorne® Research Berberine oder Klaire Labs® Berberine (1 Kapsel zweimal täglich)
  Berberin ist eine natürliche, aus Pflanzen gewonnene chemische Substanz, die nachweislich einer Insulinresistenz entgegenwirkt.
- **Chrompicolinat**: Thorne® Research Chromium oder Designs for Health® Chromium Synergy (1 Kapsel pro Tag)
  Der Mineralstoff Chrom sorgt dafür, dass das Insulin in Ihrem Körper besser wirken kann, und wirkt sich positiv auf Ihren Blutzuckerspiegel aus.
- **Vitamin D**: Essentially Whole® Vitamin D Complete (mit Vitamin K1 und K2), Vitamin D SynergyTM (mit Vitamin K1) von Designs for Health® oder Klaire Labs® Vitamin D Plus K (1 Kapsel pro Tag zum Essen)
  Bitte beachten: Sie sollten Ihren Vitamin-D-Spiegel vorher bestimmen lassen, um das Präparat richtig dosieren zu können. Eine ausreichende Versorgung mit Vitamin D kann gegen Insulinresistenz helfen und Ihre Zellen in ihrer Funktion unterstützen, damit Sie möglichst viel Energie aus Ihrer Nahrung gewinnen.

Zusatzprogramm »Gesunde Schilddrüse«

- **Vitamin D**: Essentially Whole® Vitamin D Complete (mit Vitamin K1 und K2), Vitamin D SynergyTM von Designs for Health® oder Klaire Labs® Vitamin D Plus K (1 Kapsel pro Tag zum Essen)

Bitte beachten: Sie sollten Ihren Vitamin-D-Spiegel vorher bestimmen lassen, um das Präparat richtig dosieren zu können. Viele Menschen leiden unter Vitamin-D-Mangel. Wissenschaftlichen Untersuchungen zufolge hängt das Ausmaß einer Hypothyreose unmittelbar mit einem Vitamin-D-Mangel zusammen.

- **Nährstoffe zur Unterstützung der Schilddrüsenfunktion**: Essentially Whole® Thyroid Support oder Pure Encapsulations® Thyroid Support Complex (2 Kapseln pro Tag zum Essen)
  Diese Kombinationspräparate enthalten viele Nährstoffe, die Ihre Schilddrüse braucht, um gesund zu bleiben. Sie tragen zur Aufrechterhaltung eines gesunden Cortisolspiegels, zur richtigen Verarbeitung von Blutzucker und Insulin und zur Umwandlung von Schilddrüsenhormonen bei.
- **Zink**: Thorne® Research Zinc Picolinate oder Klaire Labs® Zinc Plus (1 Kapsel pro Tag zum Essen)
  Zink ist an mehreren Schritten der Produktion und Regulierung und des Stoffwechsels von Schilddrüsenhormonen beteiligt.
- **Nährstoffe für gesunde Nebennieren**: Essentially Whole® Adrenal Love oder Ortho Molecular Products® Adapten-All (2 Kapseln täglich zum Essen)
  Ein Kombipräparat zur allgemeinen Unterstützung der Nebennierenfunktion.
- **Selen**: Klaire Labs® Seleno MetTM oder Thorne® Research Selenomethionine (1 Kapsel pro Tag zum Essen)
  Ihre Schilddrüse braucht Selen für die Verstoffwechselung ihrer eigenen Hormone. Ein Nahrungsergänzungsmittel mit Selen trägt zur Normalisierung der Schilddrüsenfunktion bei und beugt Schilddrüsenerkrankungen oder deren Fortschreiten vor.
- **Eisen**: Designs for Health® Ferrochel® Iron Chelate oder Thorne® Research Ferrasorb® (1 Kapsel pro Tag zum Essen)
  Ihr Körper braucht Eisen, um das inaktive Schilddrüsenhormon T4 in aktives T3 umzuwandeln.

Weitere Empfehlungen zur Unterstützung einer gesunden Schilddrüsenfunktion finden Sie in Kapitel 9 (»Schilddrüsenerkrankungen«).

Zusatzprogramm »Gesunde Nebennieren und Stressbewältigung«

- **Nährstoffe zur Unterstützung einer gesunden Nebennierenfunktion**: Essentially Whole® Adrenal Love oder Ortho Molecular Products® Adapten-All (2 Kapseln pro Tag zum Essen)
  Diese Kombinationspräparate enthalten Vitamine, Aminosäuren und adaptogene Pflanzenheilmittel, um Ihre Nebennieren optimal in ihrer Funktion zu unterstützen, damit sie nicht überlastet werden – und Sie die Auswirkungen von übermäßigem Stress nicht spüren.
- **Tulsi**: Gaia Herbs® Holy Basil Leaf (1 Kapsel pro Tag oder als Tee trinken)
  Tulsi wird schon seit Langem zum Stressabbau eingesetzt. Die Einnahme von Tulsi oder das

Trinken von Tulsitee lindert physischen und psychischen Stress, verbessert den Schlaf, normalisiert den Blutzuckerspiegel und sorgt dafür, dass Sie sich weniger müde und erschöpft fühlen.

- **Phosphatidylserin**: Klaire Labs® Phosphatidylserin oder Pure Encapsulations® PS Plus (1 Kapsel pro Tag zum Essen)
  Phosphatidylserin ist ein Bestandteil der Zellmembranen und gleichzeitig ein wichtiger Nährstoff für Ihr Gehirn. Es trägt zur Senkung des Cortisolspiegels bei und fördert eine gesunde Stressreaktion.

Weitere Empfehlungen zum Stressabbau und für eine gesunde Nebennierenfunktion finden Sie in Kapitel 4 (»Stress, der heimtückische Killer«).

Zusatzprogramm »Ausgeglichene Stimmung«

- **Vitamin C**: Essentially Whole® Vitamin C Boost, Liposomal Vitamin C von Designs for Health® oder Seeking Health® Vitamin C Powder (1 Messlöffel oder 1 Kapsel zweimal täglich)
  Vitamin C wirkt ausgleichend auf die Stimmung und baut Ängste ab, indem es durch oxidativen Stress verursachte Zellschäden bekämpft und an der Beseitigung von Giftstoffen aus dem Körper mitwirkt.
- **Gamma-Aminobuttersäure (GABA):** Essentially Whole® Calm & Restore oder Thorne® Research PharmaGABA-100 (1–2 Kapseln pro Tag)
  GABA (Gamma-Aminobuttersäure), einer der wichtigsten beruhigend wirkenden Neurotransmitter, ist an unzähligen Prozessen in Ihrem Körper beteiligt: unter anderem an der Bewältigung von Stress und Angstzuständen, der Stabilisierung Ihrer Stimmung, der Förderung eines erholsamen Schlafs und der Stärkung des Konzentrationsvermögens. Außerdem hilft GABA gegen Müdigkeit und Abgeschlagenheit.
- **5-Hydroxytryptophan (5-HTP)**: Thorne® Research 5-Hydroxytryptophan oder Bulletproof® 5-HTP (1–2 Kapseln täglich oder 100–200 mg/Tag)
  5-HTP – die Vorstufe des stimmungsaufhellenden Neurotransmitters Serotonin – erhöht Ihren Serotoninspiegel auf natürliche Weise.

Weitere Empfehlungen zur Verbesserung Ihrer Stimmung finden Sie in Kapitel 8 (»Stimmungsschwankungen, Ängste und Depressionen«).

Schritt 2: Gesündere Ernährung

Das Ziel dieser Maßnahme besteht darin, Ihre Küche so umzugestalten, dass Sie dieses 21-Tage-Programm erfolgreich bewältigen können. Beseitigen Sie ungesunde Verlockungen und füllen Sie Ihre Küche stattdessen mit Lebensmitteln voller wertvoller Inhaltsstoffe, die sich positiv auf Ihren Hormonhaushalt auswirken! Es ist höchste Zeit, Ihren Heilungsprozess durch Superfoods und gesunde Fette, Eiweiße und Ballaststoffe voranzutreiben. Am besten wäre es, wenn alle Menschen, die in Ihrem Haushalt leben, an dem Programm teilnehmen oder Sie zumindest dabei unterstützen würden, indem sie Ihnen helfen, verlockende, aber ungesunde Lebensmittel aus Ihrem Blickfeld zu halten. Hier meine Empfehlungen für eine Umgestaltung Ihrer Küche in zwei Schritten:

1. **Ja/Nein-Entrümpelung.** Entsorgen Sie anhand der Ja/Nein-Lebensmittellisten in Kapitel 17 die Nein-Lebensmittel aus Ihrer Küche. Denn diese Lebensmittel sabotieren Ihren Fortschritt, indem sie Entzündungsprozesse fördern, Ihren Blutzuckerspiegel destabilisieren und Hormonchaos verursachen. Falls Sie Ihre Küche mit Personen teilen, richten Sie in Ihrem Kühl- oder Gefrierschrank oder Ihrer Speisekammer einfach verschiedene Bereiche oder Regale ein, die klar voneinander abgegrenzt sind, damit Sie nicht in Versuchung geraten.
2. **Füllen Sie Ihre Vorratskammer regelmäßig auf!** Sobald Sie in Ihrer Küche Platz für gesunde, hormonfreundliche Lebensmittel geschaffen haben, sollten Sie einen Blick auf den Essensplan und die Ja-Lebensmittelliste in Kapitel 17 werfen und dann eine Einkaufsliste erstellen. Freuen Sie sich darauf, denn es gibt so viele leckere Lebensmittel, die im Rahmen dieses Programms »erlaubt« sind! Setzen Sie auch Grundnahrungsmittel wie beispielsweise Meersalz, gesunde Öle und Fette, Nüsse und Gewürze auf Ihre Einkaufsliste.

Schritt 3: Ernährungstagebuch

Mithilfe eines Ernährungstagebuchs können Sie die Mahlzeiten für Ihr Programm besser planen und dokumentieren, wie Ihr Körper darauf reagiert. Wenn Sie auf Ihren Körper hören, werden Sie feststellen, welche Lebensmittel Sie vertragen und welche bei Ihnen Entzündungsschübe auslösen. Versuchen Sie, Ihre Verdauungstätigkeit, Ihre Stimmung und etwaige Emotionen, die im Zusammenhang mit den einzelnen Mahlzeiten auftreten, genau zu beschreiben. Sie können sich auch notieren, welche Nahrungsmittel bei Ihnen unerwünschte Symptome auslösen.

Schritt 4: Mahlzeitenplanung

Der Essensplan des 21-Tage-Hormonumstellungsprogramms enthält leicht zuzubereitende Rezepte für das Frühstück, Mittag- und Abendessen. Zusätzlich zu den Rezepten finden Sie einen Tag-für-Tag-Essensplan mit Vorschlägen für sämtliche Mahlzeiten des 21-Tage-Programms. Diese Vorschläge sind jedoch nicht bindend: Wenn Ihnen ein Rezept nicht zusagt, können Sie es durch ein anderes aus dem Essensplan ersetzen oder eine Zutat gegen eine andere gesunde Alternative aus der Liste der Ja-Lebensmittel austauschen.

Das Wichtigste ist die rechtzeitige Planung, damit Sie alle notwendigen Zutaten im Haus haben und nicht erst hungrig und missmutig von Laden zu Laden wandern müssen, denn damit stellen Sie die Weichen für falsche Ernährungsentscheidungen. Also vermeiden Sie solche Situationen und versuchen Sie, sich Ihre gesunde Ernährung durch kluge Strategien zu erleichtern! Kochen Sie immer gleich so viel, dass Sie am nächsten Tag noch Reste für das Mittag- oder Abendessen übrig haben. Bereiten Sie von Ihrem morgendlichen Smoothie oder Shake gleich eine doppelte Portion zu und trinken Sie die Extraportion zum Mittagessen. Oder trinken Sie einen Shake oder Smoothie zum Abendessen, dann brauchen Sie überhaupt nicht zu kochen!

Schritt 5: Unterstützung durch ätherische Öle

Wählen und bestellen Sie die ätherischen Öle, die Sie während des Programms verwenden möchten, samt Diffuser und anderem Zubehör (zum Beispiel Roll-on-Glasfläschchen). Kaufen Sie nur hochwertige Öle, um sofort durchschlagende Erfolge zu erzielen! Wenn Sie die Öle bereits vorrätig haben, ist es einfacher, sie gleich an Tag 1 Ihres Programms zu verwenden.

Schritt 6: Persönlicher Support

Suchen Sie sich einen Partner oder eine Partnerin für Ihre Bewegungseinheiten oder zur allgemeinen Unterstützung oder laden Sie Ihre beste Freundin dazu ein, das Programm gemeinsam mit Ihnen zu absolvieren! Mein Mann Alex hat den Essensplan und die Work-outs zum Beispiel mit mir zusammen durchgezogen und zusätzlich auch noch sein eigenes Gesundheitsprogramm absolviert. Solange Sie jemanden haben, der Sie bei Ihrem Heilungsprozess unterstützt, sind Sie auf dem richtigen Weg. Denn gemeinsam mit Freunden ist sehr viel einfacher, sich um einen gesünderen Lebensstil zu bemühen.

Schritt 7: Tägliches Selbstfürsorgetagebuch

Falls Sie sich noch keines zugelegt haben, empfehle ich Ihnen, sich jetzt ein Notizbuch zu besorgen und eine Musterseite einzurichten, so wie ich es auf Seite 237 beschrieben habe. Legen Sie Ihr Tagebuch an ein stilles Plätzchen in der Nähe Ihres Diffusers – dort, wo Sie Ihr Morgenritual praktizieren möchten. Je mehr angenehme Atmosphäre und Ruhe Sie in Ihr Selbstfürsorgeprogramm hineinbringen können, umso besser!

Schritt 8: Flüssigkeitsaufnahme

Eine ausreichende Flüssigkeitszufuhr stabilisiert Ihre Hungersignalhormone, beugt übermäßigem Essen und zu häufigem Zwischendurchsnacken vor und unterstützt Ihren Körper in seiner Entgiftungstätigkeit. Kaufen Sie sich eine Wasserflasche aus Edelstahl oder Glas, die Sie den ganzen Tag über mit sich führen können – oder besser gleich zwei, damit Sie immer eine saubere haben. Sobald Sie mit dem 21-Tage-Programm beginnen, nehmen Sie sich fest vor, genügend zu trinken, und notieren Sie Ihre Flüssigkeitsaufnahmeziele täglich.

Schritt 9: Drei feste Mahlzeiten

Ihr Körper gewöhnt sich an regelmäßige Essenszeiten. Das trägt zur Eindämmung von Heißhungerattacken bei. Meine gute Freundin und Expertin auf dem Gebiet des emotionalen Essens, Tricia Nelson, bezeichnet dieses Prinzip als »Drei-Mahlzeiten-Magie«. Vielleicht fällt Ihnen das leichter, wenn Sie die Essenszeiten in Ihren Terminkalender eintragen oder in Ihr Smartphone eingeben? Dann tun Sie es! Nehmen Sie sich Zeit zum Essen und Genießen und gewöhnen Sie Ihren Körper langsam, aber sicher an drei feste Mahlzeiten pro Tag.

Schritt 10: Realitätscheck: Bestimmung der Ist-Werte

Bevor Sie mit diesem Programm beginnen, sollten Sie mit einem Arzt Ihres Vertrauens darüber sprechen. Auch wenn das für den Erfolg des Programms nicht unbedingt erforderlich ist, halte ich es trotzdem für sinnvoll, mit einem Arzt über Ihre Beschwerden und etwaige gesundheitliche Bedenken zu diskutieren. Bei dieser Gelegenheit sollten Sie auch ein paar wichtige Laborwerte bestimmen lassen (siehe unten »Warum Laborwerte so wichtig sind«), um herauszufinden, in welchen Bereichen Ihr Körper besonders viel Hilfe braucht, und Ihre Fortschritte besser verfolgen zu können. Außerdem sollten sie Ihr Taille-Hüft-Verhältnis (THV) und Ihren Body-Mass-Index (BMI) kennen. Oprah Winfrey hat einmal gesagt: »Know your numbers«, also ungefähr: »Kennen Sie Ihre Werte«, und diesen Satz habe ich mir gemerkt! Auf diese Weise kann man seinen Erfolg besser messen.

In dieser Phase Ihres Lebens ist es sehr wichtig, dass Ihr Arzt Verständnis für Ihre hormonellen Probleme und Wechseljahrsbeschwerden hat und Ihnen bei deren Bewältigung hilft, ohne sie als unwichtig abzutun. Wenn Sie das Gefühl haben, nicht ernst genommen oder ignoriert zu werden, sollten Sie lieber eine Zweitmeinung einholen.

Warum Laborwerte so wichtig sind

Laboruntersuchungen sind eine wichtige diagnostische Maßnahme zur Feststellung hormoneller Ungleichgewichte und anderer möglicher Ursachen von Beschwerden. Die auf diese Weise ermittelten Werte können Hinweise geben, wenn Ihre Hormonspiegel schwanken und im Lauf der Zeit sogar abnehmen. Ich empfehle Ihnen während der Perimenopause und der Wechseljahre folgende Laboruntersuchungen, die Ihr Arzt für integrative oder funktionelle Medizin veranlassen sollte:

- Vollständiges Blutbild
- Schilddrüse: TSH, freies T3, freies T4, reverses T3 (rT3), TPOAb, Anti-TG-Antikörper
- DUTCH-Test (an Tag 19 bis 21 Ihres Zyklus testen, falls Sie Ihre Monatsblutung noch haben; Analyse von 35 verschiedenen Hormonen: Östrogen, Progesteron, Testosteron, DHEA-S und Cortisol sowie deren Metaboliten)
- DUTCH-Marker für oxidativen Stress: 8-Hydroxy-2-Desoxyguanosin (8-OHdG), Melatonin (6-OHMS) und sechs verschiedene Tests auf organische Säuren (OATs): Marker für Vitamin B12 (Methylmalonsäure), Vitamin B6 (Xanthurensäure), Kynureninsäure, Glutathion (Pyroglutaminsäure), Dopamin (Homovanillinsäure), Noradrenalin/Adrenalin (Vanillinmandelsäure).
- FSH und LH (an Tag 2 bis 4 Ihres Zyklus testen, falls Sie Ihre Monatsblutung noch haben)
- Nüchterninsulin und -blutzucker, Glukosetoleranz, HDL und HbA1c
- IGF-1 (Wachstumshormon)
- 25-Hydroxy-Vitamin D, Vitamin B12, Folsäure
- C-reaktives Protein (hs-CRP)

Achten Sie bei der Beurteilung der Testergebnisse auf die »Normbereiche«. Besprechen Sie diese mit einem Arzt Ihres Vertrauens und denken Sie daran: Nur weil Ihr Wert in den »Normbereich« fällt, bedeutet das noch lange nicht, dass er auch *für Sie* normal ist! Jede Zahl am oberen oder unteren Ende des Normbereichs sollte hinterfragt werden.

Machen Sie einen Lebensstil daraus!

Das Herzstück dieses 21-Tage-Programms besteht darin, dass es in Ihrem täglichen Leben von nun an wenigstens ein paar Augenblicke gibt, in denen Sie Ihr eigenes Wohlbefinden wieder zur obersten Priorität erheben. Sie sollen gesunde Lebensmittel, Selbstfürsorgerituale, körperliche Aktivität, ätherische Öle und Nahrungsergänzungsmittel in Ihr Alltagsleben integrieren, die genau auf Ihre individuellen Beschwerden zugeschnitten sind, um dadurch Ihre Energie und Freude in der Lebensmitte zurückzugewinnen. Bitte vertrauen Sie bei diesem Prozess auf sich selbst und seien Sie sicher, dass Ihnen das gelingen wird! Halten Sie während der ganzen 21 Tage an Ihrer Erfolgsvision fest und nutzen Sie sie als Anker. Sie schaffen das! Sobald Sie mit meinem Programm die ersten nachhaltigen Erfolge erzielen, werden Sie nie wieder anders leben wollen.

Kapitel 17

LOS GEHT'S! DER ESSENSPLAN DES 21-TAGE-HORMONUMSTELLUNGS-PROGRAMMS

Um mit Ihrem Hormonumstellungsprogramm Erfolg zu haben, müssen Sie sich konsequent von den Lebensmitteln verabschieden, die Ihrem Körper bisher geschadet haben. Ihr ganzes bisheriges Leben lang haben Sie (größtenteils) unbewusste Ernährungsentscheidungen getroffen, und diese Entscheidungen haben Sie womöglich in Ihre jetzige Situation gebracht. Im Rahmen des Essensplans meines 21-Tage-Hormonumstellungsprogramms werden Sie Lebensmittelgruppen, die Ihren Hormonhaushalt durcheinanderbringen und zu Gewichtszunahme, Gehirnnebel und Energielosigkeit beitragen, vorübergehend von Ihrem Speisezettel streichen. Auf diese Weise machen Sie dem Rätselraten ein Ende und nutzen ernährungswissenschaftliche Erkenntnisse, damit Ihr Körper endlich wieder optimal funktioniert.

Warum sollten Sie bestimmte Lebensmittel von Ihrem Speisezettel streichen?

Zucker und Zuckerersatzstoffe, glutenhaltige Getreide und andere Getreidesorten, Eier, Koffein, Milchprodukte, Nachtschattengewächse (optional), verarbeitete Lebensmittel und rotes Fleisch werden im Rahmen dieses Programms für 21 Tage aus Ihrer Ernährung gestrichen. Warum? Weil diese Lebensmittel eine entzündungsfördernde Wirkung haben und sogar die Ursache für einige Ihrer schlimmsten Beschwerden sein könnten. Ich weiß, dass der Blick auf diese lange Liste Sie erschrecken wird – aber bitte geben Sie trotzdem nicht gleich auf! Dahinter steckt ein sorgfältig durchdachter Plan: Die Liste enthält nämlich die häufigsten Verursacher von Hormonstörungen und Wechseljahrsbeschwerden, die wiederum Insulinresistenz, Östrogendominanz, Schilddrüsenfunktionsstörungen und viele andere Probleme hervorrufen können. Keine Sorge: Mit meinen Rezepten habe ich Ihnen die mühevolle Arbeit, diese Lebensmittel von Ihrem Speiseplan zu streichen, bereits abgenommen – Sie brauchen sich nur noch daran zu halten!

Werfen wir nun einen kurzen Blick auf die Risiken, die Sie Ihrem Körper mit dem Konsum dieser Substanzen und Produkte bisher zugemutet haben:

Zucker und Zuckerersatzstoffe verursachen Insulinspitzen, die zu einer vermehrten Fetteinlagerung (vor allem im Bauchbereich) führen und sich auch negativ auf den Cortisolspiegel auswirken, was wiederum das empfindliche Östrogen/Progesteron-Gleichgewicht stört.

Gluten verursacht Entzündungsreaktionen in Darm, Gehirn und Schilddrüse.

Getreide und Mais verschlimmern Entzündungsprozesse im Darm, was zu Verdauungsproblemen, einem undichten Darm oder Reizdarmbeschwerden beiträgt und die Menge wichtiger biochemischer Substanzen (beispielsweise Serotonin), die in Ihrem Darm gebildet werden, verringert.

Koffein treibt die Produktion von Stresshormonen in den Nebennieren, die Ihren Körper tagtäglich in den Überlebensmodus versetzen, in die Höhe. Wenn Sie Ihr ganzes bisheriges Erwachsenendasein damit zugebracht haben, Ihren Tag danach zu planen, wann Sie Ihren nächsten Espresso bekommen, werden wir jetzt neue Muster etablieren, die Ihren Heilungsprozess nicht sabotieren.

Milchprodukte können Entzündungsprozesse im Körper hervorrufen oder bereits bestehende Probleme verschlimmern, vor allem, wenn Sie Laktose oder Kasein nicht gut verdauen können.

Auch Unverträglichkeiten gegenüber **Nachtschattengewächsen** führen bei manchen Menschen zu Entzündungsprozessen, die Verdauungsprobleme, Akne und Gelenkschmerzen verursachen. Wenn Sie wissen, dass Sie empfindlich auf Nachtschattengewächse reagieren, empfehle ich Ihnen, ganz darauf zu verzichten. Falls Sie lediglich den Verdacht haben, an einer Unverträglichkeit gegenüber Nachtschattengewächsen zu leiden, können Sie sie zumindest für die nächsten 21 Tage streichen und in der Wiedereinführungsphase wieder in Ihren Speiseplan aufnehmen.

Verarbeitete Lebensmittel und verarbeitete Fleischprodukte wie Wurst stecken voller Substanzen mit Hormonwirkung, die Sie auf gar keinen Fall zu sich nehmen sollten. Denn diese Stoffe können in Ihrem Körper eine Östrogendominanz erzeugen, die an Ihren Beschwerden schuld ist.

Rotes Fleisch ist wahrscheinlich das Lebensmittel, auf das viele Menschen am wenigsten verzichten wollen. Aber wehren Sie sich nicht gleich gegen meinen Vorschlag! Denn der regelmäßige Verzehr von rotem Fleisch erhöht Ihren Östrogenspiegel. In der Perimenopause oder den Wechseljahren haben Sie wahrscheinlich ohnehin schon zu viel Östrogen im Körper. Wer rotes Fleisch isst, nimmt außerdem weniger Ballaststoffe zu sich, die für die Ausscheidung der schlechten Östrogene aus dem Körper notwendig sind. Das belastet die Leber zusätzlich, fördert die Ausbreitung von schlechten Darmbakterien und wirkt sich negativ auf die Gesundheit Ihres Verdauungssystems aus.

Bewusste Ernährung

Dieses 21-Tage-Hormonumstellungsprogramm soll Ihnen nicht das Gefühl vermitteln, auf alles verzichten zu müssen. Es soll Ihnen vielmehr die Möglichkeit geben, sämtliche Bereiche Ihres Lebens einer kritischen Prüfung zu unterziehen und bewusste Entscheidungen zu treffen, um Ihre Beschwerden zu lindern und Ihren Körper wieder auf den richtigen Weg zu bringen. Die Ernährung ist nur ein Teil dieses Puzzles. Doch wenn Sie bestmögliche Ergebnisse erzielen möchten, sollten Sie sich unbedingt die folgenden Empfehlungen beherzigen.

1. Halten Sie sich an die Ja/Nein-Lebensmittellisten. Diese sind unverzichtbar, wenn Sie langfristige Erfolge erzielen möchten. Wenn Sie auch nur ein einziges Mal der Versuchung erliegen, Kaffee, Zucker, Gluten, Milchprodukte oder andere Lebensmittel von der Nein-Liste zu sich zu nehmen, kann Sie das schon weit zurückwerfen. Also vertrauen Sie diese drei Wochen lang auf meine Empfehlungen, und dann werden wir sehen, wie Sie diese Lebensmittel wieder in Ihre Ernährung einführen können, wenn Sie das möchten.
2. Achten Sie darauf, kleinere Portionen zu essen, indem Sie einen kleineren Teller verwenden. Gesundes Essen auf kleinen Tellern schult Ihre Augen, um Sättigung zu erkennen, bevor Sie sie spüren. Kleinere Teller geben Ihnen das Gefühl, mehr zu bekommen, als wenn Sie einen großen Teller benutzen und dann natürlich das Gefühl haben, mehr Essen aufladen zu müssen. Achten Sie darauf, dass jede Mahlzeit ballaststoffreiches Gemüse, gesundes Fett und Eiweiß enthält. Dieses Trio hält Sie zwischen den drei Mahlzeiten länger satt.
3. Bauen Sie Smoothies oder Shakes in Ihren Tagesablauf ein. Wenn Sie hochwertiges Eiweißpulver, Ballaststoffe und Superfoods als Zutaten verwenden, so ist das der beste und effizienteste Weg, Ihrem Körper alles zu geben, was er braucht, um gesund zu bleiben.

Ja/Nein-Lebensmittellisten für das 21-Tage-Hormonumstellungsprogramm

Ja-Nahrungsmittel

Hülsenfrüchte

- Adzukibohnen
- Kichererbsen
- Kidneybohnen
- Limabohnen
- Mungbohnen
- Pintobohnen und rosa Bohnen
- Schwarze Bohnen
- Tempeh aus biologischem Anbau, gentechnikfrei
- Weiße Bohnen

Eiweißlieferanten

- Alle Weißfische
- Anchovis
- Fermentierter Tempeh (bio)
- Fermentierter Tofu (bio)
- Ganzes Hähnchen, Hähnchenbrust und Hähnchenkeule (bio)
- Kohlenfisch
- Putenbrust, -keule, -hack (bio)
- Thunfisch
- Wilde Jakobsmuscheln
- Wildgarnelen
- Wildlachs

Obst

- Äpfel
- Avocados
- Beeren
- Granatäpfel
- Grapefruits
- Kirschen
- Limetten
- Oliven
- Orangen
- Zitronen

Stärkehaltige Gemüsesorten

- Butternusskürbis
- Karotten
- Kochbananen
- Kürbis
- Pastinaken
- Sommerkürbis
- Süßkartoffeln
- Winterkürbis
- Yamswurzel

Nicht stärkehaltige Gemüsesorten

- Artischocken
- Auberginen
- Blattsalate (alle Arten)
- Blumenkohl
- Brokkoli
- Brokkolisprossen
- Brunnenkresse
- Endivien
- Erbsen
- Fenchel
- Frühlingszwiebeln
- Grüne Bohnen
- Grünkohl/junger Grünkohl
- Gurken
- Ingwerwurzel
- Jalapeños
- Keime und Sprossen
- Knoblauch
- Lauch
- Löwenzahnblätter
- Mangold
- Pak Choi
- Paprika
- Pflücksalate
- Radieschen
- Rosenkohl
- Rote Bete
- Rucola
- Schalotten
- Sellerie
- Serrano-Chilis
- Spargel
- Spinat
- Stängelkohl (Rapini)

- Tatsoi
- Tomaten
- Weiß- oder Rotkohl
- Zucchini
- Zuckererbsen
- Zwiebeln

Meeresgemüse

- Arame
- Dulse
- Hijiki
- Kombu
- Nori

Nüsse und Kerne

- Cashewnüsse
- Kürbiskerne
- Mandeln
- Paranüsse
- Pinienkerne
- Pistazien
- Sonnenblumenkerne
- Walnüsse

Kräutertees

- Grüntee
- Ingwer
- Kamille
- Löwenzahnwurzel
- Matcha
- Minze
- Pfefferminze
- Rooibos
- Tulsi (heiliges/indisches Basilikum)
- Zitronenmelisse

Kräuter und Gewürze

- Basilikum (getrocknet/frisch)
- Chilipulver
- Currypulver
- Dill (getrocknet/frisch)
- Ingwer (gemahlen/frisch)
- Kardamompulver
- Korianderkraut (getrocknet/frisch)
- Korianderpulver
- Kreuzkümmelpulver und Kreuzkümmelsamen
- Kurkuma
- Lorbeerblätter
- Muskatpulver
- Oregano (getrocknet/frisch)
- Paprikapulver
- Petersilie (getrocknet/frisch)
- Rosmarin (getrocknet/frisch)
- Salbei (getrocknet/frisch)
- Schwarze Pfefferkörner
- Thymian (getrocknet/frisch)
- Zimtpulver und Zimtstangen

Öle und Essige

- Avocadoöl
- Bio-Apfelessig
- Bio-Kokosessig
- Bio-Rotweinessig
- Extra natives Olivenöl
- Natives Kokosöl

Sonstiges

- Brauner Senf/Dijonsenf
- Brühe: Knochen, Huhn, Gemüse
- Hochwertiges Meersalz
- Kakaonibs
- Kokos Aminos
- Kokosmilch
- Macapulver
- Sauerkraut/fermentiertes Gemüse/Kimchi
- Tahini
- Ungesüßte Mandelmilch

Nein-Lebensmittel

Getreide

- Buchweizen (mit Gluten kreuzkontaminiert)
- Dinkel
- Hafer (mit Gluten kreuzkontaminiert)
- Hirse (mit Gluten kreuzkontaminiert)
- Kamut
- Linsen (mit Gluten kreuzkontaminiert)
- Quinoa
- Reis
- Roggen
- Sorghum (mit Gluten kreuzkontaminiert)
- Weizen

Milchprodukte

- Butter/Ghee
- Doppelrahmkäse
- Hüttenkäse
- Joghurt
- Käse
- Kondensmilch
- Milch
- Sahne
- Sauerrahm
- Speiseeis
- Whey

Fleisch und Ei

- Eier
- Rotes Fleisch
- Schmalz
- Schweinefleisch
- Talg
- Verarbeitetes Fleisch (Wurst usw.)

Sojaprodukte

- Sojalecithin
- Sojamilch
- Sojaöl
- Sojaproteinisolat
- Sojaproteinpulver
- Tamari und Sojasauce
- Tempeh (sofern nicht fermentiert und aus biologischem Anbau)
- Texturiertes Soja (Sojafleisch)
- Tofu (sofern nicht fermentiert und aus biologischem Anbau)

Maisprodukte

- (Tiefkühl-)Maiskolben
- Backpulver
- Hominy (Maisbrei)
- Maisgrütze
- Maiskörner
- Maismehl
- Maissirup mit hohem Fruktosegehalt
- Maisstärke
- Maistortillas
- Maltodextrin
- Pflanzengummi
- Pflanzliche Stärke
- Pflanzliches Eiweiß
- Polenta
- Sorbitol
- Speisestärke
- Traubenzucker
- Xanthan

Nüsse

- Erdnüsse

Nachtschattengewächse (nur wenn Sie sie nicht vertragen)

- Auberginen
- Cayennepfeffer
- Chilipulver
- Chilis
- Chilisauce
- Chipotle-Chilipulver
- Currypulver
- Goji-Beeren
- Kartoffeln
- Mexikanische Gewürzmischung
- Paprika
- Peperoni
- Tomaten
- Tomatillos

Zucker

- Agavennektar
- Ahornsirup
- Honig
- Rohrzucker
- Vollrohrzucker (»Sucanat«)
- Zuckerersatzstoffe

Sonstiges

- Alkohol
- Buttterersatzstoffe
- Koffein
- Margarine
- Raffinierte Pflanzenöle
- Schokolade

Essensplan für das 21-Tage-Hormonumstellungsprogramm

Gerichte zu kochen und zu essen, die sich positiv auf Ihren Hormonhaushalt auswirken, sollte keine zusätzliche Belastung für Sie darstellen. Nutzen Sie meinen 21-Tage-Essensplan einfach als grobe Orientierungshilfe und finden Sie heraus, welche Empfehlungen am besten zu Ihrem Lebensstil und Ihrem Körper passen. Viel Spaß dabei!

Flexibles Programm

- Dieser Essensplan ist nicht in Stein gemeißelt. Solange Sie sich an die in der Ja-Liste aufgeführten Zutaten und Rezepte halten, können Sie Ihre Mahlzeiten damit sehr flexibel gestalten!
- Falls Ihnen eines der Rezepte nicht zusagt, können Sie es jederzeit durch ein anderes Rezept aus den 21 Tagesplänen ersetzen.
- Reste können Sie für das Mittag- oder Abendessen am nächsten Tag verwenden.
- Falls Sie irgendeine Zutat nicht mehr im Haus haben, ersetzen Sie sie einfach durch eine andere Zutat aus Ihrer Ja-Lebensmittelliste.
- Trinken Sie am besten gleich morgens einen Smoothie oder Shake! Diese Getränke haben eine entzündungshemmende Wirkung. Außerdem versorgen sie Ihren Körper mit Eiweiß, Ballaststoffen und Superfoods. Wenn Sie unterwegs sind, können Sie Ihren Smoothie oder Shake stattdessen auch zum Mittag- oder Abendessen trinken.

Essensplan für 21 Tage

	Tag 1	Tag 2	Tag 3	Tag 4	Tag 5
Frühstück	Zitronen-Ingwer-Tee für einen starken Darm (Seite 264) Erdbeer-Schoko-Glücksshake (Seite 270)	Zitronen-Ingwer-Tee für einen starken Darm oder Tulsitee (Seite 264, 266) Mariza Snyders Schokokuchen-Shake (Seite 272)	Goldene Milch, Kräuter- oder Tulsitee Hühnerbrühe für einen gesunden Hormonhaushalt (optional) (Seite 288) Mariza Snyders Smoothie für einen gesunden Hormonhaushalt (Seite 269)	Zitronen-Ingwer-Tee für einen starken Darm (Seite 264) Erdbeer-Schoko-Glücksshake (Seite 270)	Tulsitee oder Grüntee Hühnerbrühe für einen gesunden Hormonhaushalt (optional) (Seite 288) Blaubeer-Matcha-Smoothie (Seite 273)
Mittagessen	Selbst zusammengestellter Salat (wählen Sie eines der Salatrezepte aus oder treffen Sie eine Auswahl aus den auf Seite 276 beschriebenen Zutaten) 1 kleiner Apfel oder 70 g Beeren	Mexikanischer Salat oder Reste von den Lachsfilets mit gemischtem grünem Salat (Seite 282) ½ in Scheiben geschnittener Apfel und 1 EL ungesüßte Mandelbutter 2 EL Sauerkraut oder fermentiertes Gemüse (optional)	Curryhähnchen auf gemischtem grünem Salat (Seite 280) 150 g in Scheiben geschnittene Erdbeeren 2 EL Sauerkraut oder fermentiertes Gemüse (optional)	Reste vom Curryhähnchen auf gemischtem grünem Salat (Seite 280) oder selbst zusammengestellter Salat (wählen Sie eines der Salatrezepte aus oder treffen Sie eine Auswahl aus den auf Seite 276 beschriebenen Zutaten) ½ in Scheiben geschnittener Apfel und 1 EL ungesüßte Mandelbutter	Gesunder italienischer Thunfischsalat (Seite 282) 70 g gemischte Beeren 2 EL Sauerkraut oder fermentiertes Gemüse (optional)
Abendessen	Lachsfilets mit Zitrone und Knoblauch (Seite 282) Gedünsteter Blattspinat mit Zitrone	Selbst zusammengestellte Bowl (wählen Sie eines der Bowl-Rezepte aus oder treffen Sie eine Auswahl aus den auf Seite 274 beschriebenen Zutaten) Gemischter grüner Salat mit Vinaigrette oder selbst zusammengestellter Salat (Seite 276)	Putenhackfleischbällchen mit Spaghettikürbis und Kirschtomaten-Basilikum-Sauce (Seite 284) Gemischter grüner Salat mit Vinaigrette oder selbst zusammengestellter Salat (Seite 276)	Sautierte Garnelen mit Zitrone und Petersilie mit Spaghettikürbis und cremig-pikantem Pesto (Seite 283 und Seite 285)	Hähnchen-Fajitas mit Blumenkohlreis (Seite 286) Gemischter grüner Salat mit Vinaigrette oder selbst zusammengestellter Salat (Seite 276) Mariza Snyders Guacamole (Seite 295)

Tag 6	Tag 7	Tag 8	Zag 9	Tag 10
Zitronen-Ingwer-Tee für einen starken Darm oder Tulsi-Tee (Seite 264, 266) Mariza Snyders Schokokuchen-Shake (Seite 272)	Grüntee oder Kräutertee Ultimativer entzündungshemmender grüner Smoothie (Seite 271)	Goldene Milch, Kräuter- oder Tulsi-Tee Hühnerbrühe für einen gesunden Hormonhaushalt (optional) (Seite 288) Mariza Snyders Smoothie für einen gesunden Hormonhaushalt (Seite 269)	Zitronen-Ingwer-Tee für einen starken Darm (Seite 264) Erdbeer-Schoko-Glücksshake (Seite 270)	Zitronen-Ingwer-Tee für einen starken Darm oder Tulsi-Tee (Seite 264, 266) Mariza Snyders Schokokuchen-Shake (Seite 272)
Reste vom gesunden italienischen Thunfischsalat (Seite 282) oder selbst zusammengestellter Salat (wählen Sie eines der Salatrezepte aus oder treffen Sie eine Auswahl aus den auf Seite 276 beschriebenen Zutaten)	Reste von der cremigen Hühner-Gemüse-Suppe (Seite 289) Selbst zusammengestellter Salat (wählen Sie eines der Salatrezepte aus oder treffen Sie eine Auswahl aus den auf Seite 276 beschriebenen Zutaten)	Selbst zusammengestellte Bowl (wählen Sie eines der Bowl-Rezepte aus oder treffen Sie eine Auswahl aus den auf Seite 274 beschriebenen Zutaten) 2 EL Sauerkraut oder fermentiertes Gemüse (optional)	Reste vom schnellen Putenfleisch-Burger (Seite 287) oder selbst zusammengestellter Salat (wählen Sie eines der Salatrezepte aus oder treffen Sie eine Auswahl aus den auf Seite 276 beschriebenen Zutaten)	Mexikanischer Salat mit einer Eiweißquelle Ihrer Wahl (Seite 279) 70 g gemischte Beeren 2 EL Sauerkraut oder fermentiertes Gemüse (optional)
Cremige Hühner-Gemüse-Suppe (Seite 289) Selbst zusammengestellter Salat (wählen Sie eines der Salatrezepte aus oder treffen Sie eine Auswahl aus den auf Seite 276 beschriebenen Zutaten)	Gegrillter Heilbutt mit Erdbeer-Avocado-Salsa (Seite 281) Blumenkohlreis (Seite 295) Gemischter grüner Salat mit Vinaigrette oder selbst zusammengestellter Salat (Seite 276)	Schnelle Putenfleisch-Burger (Seite 287) Süßkartoffelpommes (Seite 297)	Lachsfilets mit Zitrone und Knoblauch (Seite 282) Rosenkohl mit Knoblauch und Pinienkernen	Cremige Süßkartoffel-Karotten-Suppe (Seite 291) Gemischter grüner Salat mit Vinaigrette und einer Eiweißquelle Ihrer Wahl

	Tag 11	Tag 12	Tag 13	Tag 14	Tag 15
Frühstück	Goldene Milch, Kräuter- oder Tulsitee Hühnerbrühe für einen gesunden Hormonhaushalt (optional) (Seite 288) Mariza Snyders Smoothie für einen gesunden Hormonhaushalt (Seite 269)	Grüntee oder Kräutertee Ultimativer entzündungshemmender grüner Smoothie (Seite 271)	Goldene Milch, Kräuter- oder Tulsitee Erdbeer-Schoko-Glücksshake (Seite 270)	Zitronen-Ingwer-Tee für einen starken Darm oder Tulsitee (Seite 264, 266) Mariza Snyders Schokokuchen-Shake (Seite 272)	Tulsi- oder Grüntee Hühnerbrühe für einen gesunden Hormonhaushalt (optional) (Seite 288) Blaubeer-Matcha Smoothie (Seite 273)
Mittagessen	Reste von der cremigen Süßkartoffel-Karotten-Suppe (Seite 291) oder selbst zusammengestellter Salat (wählen Sie eines der Salatrezepte aus oder treffen Sie eine Auswahl aus den auf Seite 276 beschriebenen Zutaten)	Reste von den Putenhackfleischbällchen mit Spaghettikürbis und Kirschtomaten-Basilikum-Sauce (Seite 284) oder selbst zusammengestellter Salat (wählen Sie eines der Salatrezepte aus oder treffen Sie eine Auswahl aus den auf Seite 276 beschriebenen Zutaten)	Reste vom Curryhähnchen auf gemischtem grünem Salat (Seite 280) oder selbst zusammengestellte Bowl (wählen Sie eines der Bowl-Rezepte aus oder treffen Sie eine Auswahl aus den auf Seite 274 beschriebenen Zutaten)	Selbst zusammengestellte Bowl (wählen Sie eines der Bowl-Rezepte aus oder treffen Sie eine Auswahl aus den auf Seite 274 beschriebenen Zutaten) mit Resten vom Blumenkohlreis (Seite 295) 70 g gemischte Beeren 2 EL Sauerkraut oder fermentiertes Gemüse (optional)	Reste von der weißen Bohnensuppe mit Mangold (Seite 289) oder selbst zusammengestellte Bowl (wählen Sie eines der Bowl-Rezepte aus oder treffen Sie eine Auswahl aus den auf Seite 274 beschriebenen Zutaten)
Abendessen	Putenhackfleischbällchen mit Spaghettikürbis und Kirschtomaten-Basilikum-Sauce (Seite 284) Gemischter grüner Salat mit Vinaigrette oder selbst zusammengestellter Salat (Seite 276)	Curryhähnchen auf gemischtem grünem Salat (Seite 280) Süßkartoffelpommes (Seite 297)	Sautierte Garnelen mit Zitrone und Petersilie (Seite 282) Blumenkohlreis (Seite 295) Gedünstetes Knoblauchgemüse (Seite 296)	Weiße Bohnensuppe mit Mangold (Seite 289) Selbst zusammengestellter Salat (wählen Sie eines der Salatrezepte aus oder treffen Sie eine Auswahl aus den auf Seite 276 beschriebenen Zutaten)	Schneller Putenfleisch-Burger (Seite 287) Süßkartoffelpommes (Seite 297) Mariza Snyders Guacamole (Seite 295)

Tag 16	Tag 17	Tag 18	Tag 19	Tag 20	Tag 21
Zitronen-Ingwer-Tee für einen starken Darm oder Kräutertee (Seite 264) Erdbeer-Schoko-Glücksshake (Seite 270)	Grüntee oder Kräutertee Hühnerbrühe für einen gesunden Hormonhaushalt (optional) (Seite 288) Ultimativer entzündungshemmender grüner Smoothie (Seite 271)	Goldene Milch, Kräuter- oder Tulsi-Tee Mariza Snyders Smoothie für einen gesunden Hormonhaushalt (Seite 269)	Zitronen-Ingwer-Tee für einen starken Darm oder Tulsi-Tee (Seite 264, 266) Mariza Snyders Schokokuchen-Shake (Seite 272)	Goldene Milch, Kräuter- oder Tulsi-Tee Hühnerbrühe für einen gesunden Hormonhaushalt (optional) (Seite 288) Mariza Snyders Smoothie für einen gesunden Hormonhaushalt (Seite 269)	Grüntee oder Kräutertee Ultimativer entzündungshemmender grüner Smoothie (Seite 271)
Gesunder italienischer Thunfischsalat (Seite 282) 70 g gemischte Beeren 2 EL Sauerkraut oder fermentiertes Gemüse (optional)	Reste vom gesunden italienischen Thunfischsalat (Seite 282) oder selbst zusammengestellter Salat (wählen Sie eines der Salatrezepte aus oder treffen Sie eine Auswahl aus den auf Seite 276 beschriebenen Zutaten)	Curryhähnchen auf gemischtem grünem Salat (Seite 280) 70 g gemischte Beeren	Reste vom Curryhähnchen auf gemischtem grünem Salat (Seite 280) oder selbst zusammengestellter Salat (wählen Sie eines der Salatrezepte aus oder treffen Sie eine Auswahl aus den auf Seite 276 beschriebenen Zutaten)	Reste von den Hähnchen-Fajitas (Seite 286) mit selbst zusammengestelltem Salat (wählen Sie eines der Salatrezepte aus oder treffen Sie eine Auswahl aus den auf Seite 276 beschriebenen Zutaten)	Mexikanischer Salat mit einer Eiweißquelle Ihrer Wahl (Seite 279)
Selbst zusammengestellte Bowl (wählen Sie eines der Bowl-Rezepte aus oder treffen Sie eine Auswahl aus den auf Seite 274 beschriebenen Zutaten) Gemischter grüner Salat	Cremige Hühner-Gemüse-Suppe (Seite 282) Selbst zusammengestellter Salat (wählen Sie eines der Salatrezepte aus oder treffen Sie eine Auswahl aus den auf Seite 276 beschriebenen Zutaten)	Gegrillter Heilbutt mit Erdbeer-Avocado-Salsa (Seite 281) Blumenkohlreis (Seite 295)	Hähnchen-Fajitas mit Blumenkohlreis (Seite 286) Mariza Snyders Guacamole (Seite 295)	Lachsfilets mit Zitrone und Knoblauch (Seite 282) Gedünstetes Knoblauchgemüse (Seite 296) Spaghettikürbis mit cremig-pikantem Pesto (Seite 285)	Putenhackfleischbällchen mit Spaghettikürbis und Kirschtomaten-Basilikum-Sauce (Seite 284)

Rezepte für das 21-Tage-Hormonumstellungsprogramm

Anhand dieser Rezepte können Sie sich zum Frühstück mit leicht zuzubereitenden Smoothies und zum Mittag- und Abendessen mit einfachen, nährstoffreichen Gerichten versorgen. Viele dieser Rezepte wurden von mir selbst und meiner guten Freundin und therapeutischen Köchin Anna V. Zulaica entwickelt. Anna hat als Co-Autorin an den Büchern *The Dash Diet Cookbook, The Matcha Miracle* und *The Low-GI Slow Cooker* mitgewirkt. Die Rezepte wurden von mir und vielen Frauen, die das 21-Tage-Hormonumstellungsprogramm erfolgreich absolviert haben, getestet. Sie tragen wirklich zu Ihrem Heilungsprozess bei und bieten Ihnen eine gute Orientierungshilfe für die Zubereitung gesunder, vollwertiger Gerichte ohne komplizierte Zutaten oder Kochtechniken. Für einen dauerhaft ausgewogenen Hormonhaushalt sollten Sie sich unbedingt angewöhnen, zu Hause zu kochen! Die Prinzipien, die Sie durch das Nachkochen dieser Rezepte erlernen, werden Ihnen zu dauerhaften Erfolgen im Umgang mit Ihren gesundheitlichen Problemen verhelfen.

Getränke und Tees

Ich persönlich liebe köstliche, gesunde Tonika, Milchkaffees, Tees und »Infused Waters«, die ich den ganzen Tag über immer wieder trinke. Hier finden Sie Rezepte, mit denen Sie Ihrem Wasser ein fruchtig-würziges Aroma verleihen und dabei gleichzeitig Ihr Immunsystem stärken und Ihre Geschmacksknospen verwöhnen können. Außerdem gibt es Rezepte für Tonika und Tees, die sich positiv auf Leber, Darm und Nebennieren auswirken. Ich beginne meinen Tag am liebsten mit einem Zitronen-Ingwer-Tee zur Stärkung des Darms. Außerdem verrate ich Ihnen hier meine Lieblingsrezepte für Matcha und Goldene Milch als kraftvollen Start in den Morgen oder Nachmittag.

Zitronen-Ingwer-Tee für einen starken Darm

Der beste Tee für einen guten Start in den Morgen. Zitrone und Ingwer regen die Verdauung an und stärken das Immunsystem.

1 Portion

500 ml gefiltertes Wasser
1 TL frisch geriebener Bio-Ingwer
Saft von ½ Zitrone

1. Das Wasser in einem Teekessel oder Topf auf dem Herd zum Kochen bringen. Frischen Ingwer und Zitronensaft in ein Tee-Ei geben und in den Teetopf hängen.
2. Das Tee-Ei mit kochendem Wasser übergießen, 5 Minuten ziehen lassen und genießen.

Zitronen-Limetten-Ingwer-Wasser für ein starkes Immunsystem

Stärken Sie Ihre körpereigene Abwehr und Ihr Verdauungssystem mit diesem einfach zuzubereitenden »Infused Water« mit Zitrone, Limette und Ingwer.

4 Portionen

2 Zitronen, in Scheiben geschnitten
1 Limette, in Scheiben geschnitten
7 cm frische Ingwerwurzel, geschält und in Scheiben geschnitten
1 ½ l gefiltertes stilles Wasser
Eiswürfel

1. Die Zitronen-, Limetten- und Ingwerscheiben auf den Boden eines 2-Liter-Krugs schichten. Nach Geschmack mit Eis bedecken und mit Wasser auffüllen.
2. Vor dem Servieren mindestens 30 Minuten (oder noch besser 2–3 Stunden) ziehen lassen. Für eine stärkere entgiftende Wirkung pressen Sie noch eine ganze Zitrone ins Wasser.

Erdbeer-Zitronen-Basilikum-Schorle

Die perfekte Art, gesundes Mineralwasser zuzubereiten! Ich verwende dieses Rezept für Picknicks und Partys.

4 Portionen

300 g Erdbeeren, entstielt und geviertelt
1 Zitrone, in Scheiben geschnitten
2–4 Basilikumzweige mit Stielen
½ l stilles Wasser
1 l Mineralwasser mit Kohlensäure
Eiswürfel

1. Obst und Basilikum in einen 2-Liter-Krug geben und mit Eis und Wasser auffüllen.
2. Die Mischung mindestens 30 Minuten ziehen lassen und kurz vor dem Servieren mit dem Mineralwasser auffüllen.

Mögen Sie Ihr Wasser eher medium? Kein Problem: Geben Sie einfach entsprechend mehr stilles Wasser dazu! Wichtig ist nur, dass Wasser und Zutaten insgesamt einen 2-Liter-Krug füllen.

Tonikum für eine gesunde Leber

Dieses entzündungshemmende Lebertonikum hat es in sich. Löwenzahnblätter, Ingwer, Zitrone, Petersilie, Minze und Zimt wirken entzündungshemmend und versorgen die Leber mit wichtigen Antioxidanzien und Nährstoffen.

2 Portionen

1 l gefiltertes Wasser
½ Tasse Löwenzahnblätter oder gemischte grüne Kräuter
5 cm frische Ingwerwurzel, geschält und in Scheiben geschnitten
Saft von 1 Zitrone
3–4 Stängel frische Petersilie
8–10 frische Minzblätter
⅛ TL Zimt

1. Wasser, Löwenzahnblätter, Ingwer, Zitronensaft, Petersilie, Minze und Zimt in den Mixer geben und ungefähr eine Minute lang glatt pürieren.
2. Die Mischung auf zwei kleine Gläser verteilen und genießen.

Tulsitee für gesunde Nebennieren

Tulsi (heiliges oder auch indisches Basilikum) ist ein adaptogenes Pflanzenheilmittel, von dem man weiß, dass es die Nebennieren in ihrer Funktion unterstützt und Stress lindert. Dieser Tee ist ein hervorragender Ersatz für koffeinhaltige Tees.

2 Portionen

500 ml gefiltertes Wasser
2 EL getrockneter Bio-Tulsitee oder 2 Tulsi-Teebeutel
2 TL Zitronensaft

1. Die Tulsiblätter in ein Teesieb geben, das gefilterte Wasser aufkochen lassen und über die Teeblätter gießen. Zitronensaft hinzufügen und umrühren.
2. Den Tee in eine Tasse gießen und heiß oder warm genießen.

Goldene Milch mit Vanille und Kurkuma

Verwöhnen Sie Ihre Leber und Ihre Zellen mit dieser köstlichen, cremigen Goldenen Milch und der wohltuenden Wirkung von Kurkuma! Das in Kurkuma enthaltene Curcumin liefert jede Menge Antioxidanzien, stärkt das Immunsystem und verbessert die Gehirnfunktion.

1 Portion

250 ml Bio-Kokosmilch
250 ml ungesüßte Bio-Mandelmilch mit Vanillegeschmack
1 EL Kokosöl oder MCT-Öl
¼ TL Zimt
1 Tropfen ätherisches Kurkumaöl (oder 1 ½ TL Kurkumapulver)
¼ TL gemahlener Ingwer
1 Prise schwarzer Pfeffer
3–5 Tropfen Stevia (optional)

1. Kokosmilch und Vanille-Mandelmilch 3–4 Minuten lang auf niedriger Stufe erhitzen.
2. Mit dem Schneebesen Kokosöl, Zimt, Kurkumaöl, Ingwer, schwarzen Pfeffer und Stevia einrühren und die Latte bei mittlerer Hitze unter häufigem Verquirlen ungefähr vier Minuten lang erwärmen, bis sie heiß ist, aber nicht kocht.
3. Heiß servieren, weil die in dem Getränk enthaltenen Antioxidanzien dann besser wirken können und die Schilddrusenfunktion unterstützt wird.

Geeiste Matcha-Latte

Matcha enthält jede Menge Antioxidanzien, hat eine belebende Wirkung und sorgt für einen gesunden Stoffwechsel. Außerdem enthält er L-Theanin, das Gedächtnis und Konzentration verbessert.

2 Portionen (zu je 250 ml)

1 TL Matcha-Grünteepulver
400 ml ungesüßte Mandelmilch mit Vanillegeschmack oder ungesüßte Kokosmilch
1 Prise Zimt (optional)
2–3 Tropfen Stevia (optional)
Eiswürfel

1. Alle Zutaten in einen Mixer geben und ungefähr 30 Sekunden lang auf höchster Stufe mixen, bis sie sich vollständig vermischt haben und die Latte etwas schaumig ist.
2. Eine Prise Zimt hinzugeben und auf Wunsch mit Stevia abschmecken.
3. Auf Eis servieren und genießen.

Frühstückssmoothies und -shakes

Eiweißshakes und grüne Smoothies lassen sich innerhalb von fünf Minuten zubereiten und sind die einfachste und leckerste Methode, Ihren Gesundheitszustand zu verbessern, damit Sie sich topfit fühlen und auch so aussehen – und zwar blitzschnell! Außerdem sind sie leicht verdaulich, liefern jede Menge Energie, stärken das Konzentrationsvermögen und eignen sich auch sehr gut als Getränk nach dem Training, um Fettverbrennung und Muskelaufbau anzukurbeln.

Ob Sie es nun als Smoothie oder Shake bezeichnen – das Erfolgsrezept für ein gesundes Mahlzeitenersatzgetränk besteht in einer Dreierkombination aus **sauberem, magerem Eiweiß, gesundem Fett** und **vielen Ballaststoffen**. Wenn Sie dann noch die richtigen Flüssigkeiten und eine gesunde Dosis grünes Gemüse, grünen Salat und/oder verschiedene Kräuter hinzufügen, haben Sie im Handumdrehen eine vollwertige, sättigende Mahlzeit!

Und raten Sie mal, welches perfekte Trio gleichzeitig auch für einen gesunden Hormonhaushalt sorgt? Richtig: Eiweiß, gesunde Fette und Ballaststoffe! Hier ein paar Tipps, wie man die ideale Mahlzeit für unterwegs zubereitet.

Wie bereitet man einen Smoothie zu?

1. **Sie brauchen einen Hochleistungsmixer,** denn sonst wird Ihr Smoothie nicht richtig glatt, sondern stückig!
2. **Verwenden Sie als Basis eine Flüssigkeit und achten Sie auf eine ausreichende Mixdauer.** Geben Sie zuerst die Flüssigkeit in den Mixer und füllen Sie ihn damit bis zur 600- oder 750-Milliliter-Marke, um 2 Liter Smoothie zu erhalten. Ich verwende als Basis für meine Smoothies gern Kokoswasser oder einfaches Wasser. Wer den Smoothie cremiger mag, kann auch ungesüßte Mandel- oder Kokosmilch verwenden.
3. **Geben Sie gewaschenes frisches Gemüse und/oder Kräuter dazu.** Kombinieren Sie grüne Blattgemüse, Kräuter und Salate wie beispielsweise Grünkohl, Spinat, Kopfsalat, Petersilie, Minze oder was auch immer Ihnen gut schmeckt. Solche grünen Zutaten sind die nährstoffdichtesten Lebensmittel, die es gibt! Als Neuling sollten Sie mit Spinat beginnen, da dieser Ihrem Smoothie ein besonders mildes Aroma verleiht.
4. **Pürieren Sie** alles mindestens 45 Sekunden lang, weil Ihr Smoothie sonst zu stückig wird.
5. **Am Ende geben Sie noch Obst (tiefgekühlt oder frisch) dazu.** Verwenden Sie vorzugsweise zuckerarmes Obst wie beispielsweise Beeren, aber auch Früchte der Saison sind eine gute Wahl. Mixen Sie Ihren Smoothie noch einmal kurz durch, und schon ist er fertig!

So wird Ihr Smoothie zu einer vollwertigen Mahlzeit

Um Ihren grünen Smoothie zu einer vollwertigen Mahlzeit zu machen, die vier bis sechs Stunden lang sättigt, können Sie ihn durch drei Zutaten ergänzen. So lassen sich Heißhungerattacken vermeiden, die Sie zum Zwischendurchessen verleiten und womöglich den ganzen Erfolg dieses Programms zunichtemachen!

1. **Reichern Sie den Smoothie mit Essentially Whole® Pure Daily Fiber an**. Wussten Sie, dass die durchschnittliche US-Amerikanerin weniger als 12 Gramm Ballaststoffe pro Tag zu sich nimmt, obwohl wir eigentlich 35 bis 45 Gramm pro Tag brauchen? Wenn Sie Ihre Smoothies täglich mit Ballaststoffen anreichern, erhalten Sie genau die Menge, die Sie brauchen, um Ihren Darm zu heilen und etwas für einen gesunden Hormonhaushalt zu tun. Das ist das absolute Erfolgsrezept für einen regelmäßigen Stuhlgang und einen ausgewogenen Östrogenspiegel, was viele Frauen leider ignorieren!
2. **Geben Sie täglich ein hormonfreundliches Eiweißpulver in Ihren Smoothie** (Paleo- oder Erbsenprotein als vegane Alternative). Wenn Sie älter werden, ist es für Ihr Wohlbefinden ganz besonders wichtig, Ihre Muskelmasse zu erhalten – vor allem, wenn Sie (so wie ich) abgenommen haben oder abnehmen möchten. Der Erhalt der Muskelmasse verlängert die Lebensdauer!
3. **Fügen Sie Ihrem Smoothie gesundes Fett hinzu.** Fette sind Hormonbausteine. Daher ist es wichtig, jeden Tag genügend gesunde Fette zu sich zu nehmen, um Ihren Körper im Gleichgewicht zu halten. Außerdem sorgen solche Fette für ein längeres Sättigungsgefühl und beugen Heißhungerattacken zwischen den Mahlzeiten vor. Am liebsten gebe ich **Avocado** in meine Smoothies, um ihnen eine leckere cremige Konsistenz zu verleihen und sie mit gesunden Fetten anzureichern. Avocados enthalten jede Menge herz- und hormonfreundliche einfach ungesättigte Fettsäuren. Sie sind die Geheimzutat, die Ihren Smoothie zu etwas ganz Besonderem macht! Eine andere gute Alternative ist die Zugabe von ein bis zwei Esslöffeln **Kokosbutter** (oder **Kokosöl**, falls Sie gerade keine Kokosbutter im Haus haben). Nun, da Sie wissen, was Sie brauchen, um Ihren Smoothie zu einer vollwertigen Mahlzeit zu machen, möchte ich Ihnen ein paar meiner Lieblingsrezepte vorstellen, die Sie in Ihr tägliches Ernährungsprogramm einbauen können.

Mariza Snyders Smoothie für einen gesunden Hormonhaushalt

Mit diesem Smoothie können Sie eine Menge für einen gesunden Hormonhaushalt tun. Gesunde Fette, sauberes Eiweißpulver und Ballaststoffe sind die wichtigsten Zutaten für eine gesunde Leber und einen gesunden Darm. Maca wirkt sich sehr positiv auf den Östrogenstoffwechsel aus und liefert Energie, und die Beeren enthalten darüber hinaus jede Menge Antioxidanzien.

1 Portion

140 g junger Grünkohl oder Spinat
125 ml gereinigtes Wasser
250 ml ungesüßte Mandelmilch mit Vanillegeschmack oder Kokosmilch
Saft von ½ Zitrone
½ mittelgroße Avocado, entkernt, geschält und gewürfelt

140 g TK-Himbeeren und/oder -Blaubeeren
1–2 Messlöffel Essentially Whole® Vanilla Protein (oder ähnliches Eiweißpulver)
2 TL Essentially Whole® Pure Daily Fiber (oder 1 EL frisch gemahlene Leinsamen)
½ EL Macapulver (optional)

1. Den Grünkohl oder Spinat, das Wasser und die ungesüßte Vanille-Mandelmilch in einen Hochleistungsmixer geben.
2. Auf niedriger Stufe pürieren. Sobald der Grünkohl zusammenzufallen beginnt, die Geschwindigkeit auf mittlere Stufe erhöhen, bis er vollständig zerkleinert und glatt püriert ist.
3. Anschließend die restlichen Zutaten hinzufügen.
4. Bei mittlerer bis hoher Geschwindigkeit noch ungefähr eine Minute lang gut durchmixen, bis die gewünschte Konsistenz erreicht ist. Sofort genießen!

Erdbeer-Schoko-Glücksshake

1 Portion

140 g gemischte grüne Zutaten
250 ml gereinigtes Wasser
250 ml ungesüßte Kokosmilch
140 g TK-Erdbeeren
2 TL Essentially Whole® Daily Fiber (oder 1 EL frisch gemahlene Leinsamen)
1 EL Mandel- oder Cashewbutter
1–2 Messlöffel Essentially Whole® Paleo Daily Protein Chocolate (oder ähnliches Eiweißpulver)
2 TL ungesüßter Kakao (optional)

1. Die grünen Zutaten, das Wasser und die ungesüßte Kokosmilch in einen Hochleistungsmixer geben.
2. Zunächst auf niedriger Stufe pürieren und die Geschwindigkeit dann auf mittlere Stufe erhöhen, bis die grünen Zutaten vollständig zerkleinert und glatt püriert sind.
3. Tiefkühlerdbeeren, Ballaststoffe, Mandelbutter, Schoko-Eiweißpulver und ungesüßten Kakao (falls gewünscht) dazugeben.
4. Auf mittlerer bis hoher Stufe noch ungefähr eine Minute lang gut durchmixen, bis die gewünschte Konsistenz erreicht ist. Sofort genießen!

Ultimativer entzündungshemmender grüner Smoothie

Ihre Leber und Ihr Gehirn werden es Ihnen danken, wenn Sie morgens diesen Smoothie trinken! Kurkuma, Zimt, Matcha und Kokosöl machen wach und verbessern Ihre kognitive Funktion. Beeren, Kurkuma und Matcha sind hochwirksame Antioxidanzien, die sich positiv auf die Entgiftungstätigkeit der Leber auswirken. Trinken Sie diesen Smoothie im Wissen, dass Ihr Körper Sie dafür lieben wird!

1 Portion

200 g gemischte grüne Zutaten
375 ml Kokoswasser
125 ml ungesüßte Kokosmilch
70 g TK-Blaubeeren
35 g TK-Himbeeren
2 TL Essentially Whole® Daily Fiber (oder 1 EL frisch gemahlene Leinsamen)
1 EL Kokosöl oder MCT-Öl
¼ TL Zimt
½ TL Kurkuma
1–2 Messlöffel Essentially Whole® Vanilla Protein (oder ähnliches Eiweißpulver)
1 TL Matcha

1. Die grünen Zutaten, das Wasser und die ungesüßte Kokosmilch in einen Hochleistungsmixer geben.
2. Zunächst auf niedriger Stufe pürieren und die Geschwindigkeit dann auf mittlere Stufe erhöhen, bis die grünen Zutaten vollständig zerkleinert und glatt püriert sind.
3. Tiefkühlbeeren, Ballaststoffe, Kokosöl, Zimt, Kurkuma, Vanille-Eiweißpulver und Matcha dazugeben.
4. Auf mittlerer bis hoher Stufe ungefähr eine Minute lang gut durchmixen, bis die gewünschte Konsistenz erreicht ist. Sofort genießen!

Mariza Snyders Schokokuchen-Shake

Mit diesem Smoothie wollte ich einen leckeren Schoko-Shake mit gesunden Fetten, sauberem Eiweiß und leberfreundlichen Antioxidanzien kreieren. Maca gibt Ihnen wieder mehr Energie und wirkt sich positiv auf Ihren Östrogenstoffwechsel und Ihre Stimmung aus. Kakaonibs enthalten jede Menge Antioxidanzien, Magnesium, Ballaststoffe und Flavonoide, die sich positiv auf Ihre Gehirn- und Herzfunktion auswirken. Dieser Dessert-Smoothie ist ein echter Energieschub für Ihren Hormonhaushalt!

1 Portion

140 g Spinat oder andere gemischte grüne Zutaten
1 EL Mandel- oder Cashewbutter
⅛ TL echter Vanilleextrakt
1 EL Kakaonibs
½ mittelgroße Avocado, gehackt
1–2 Messlöffel Essentially Whole® Chocolate Protein (oder ähnliches Eiweißpulver)
2 TL Essentially Whole® Daily Fiber (oder 1 EL frisch gemahlene Leinsamen)
500 ml ungesüßte Mandelmilch mit Vanillegeschmack oder Kokosmilch
½ EL Macapulver (optional)
3-4 Eiswürfel

1. Die grünen Zutaten und die ungesüßte Mandelmilch in einen Mixer geben.
2. Zunächst auf niedriger Stufe pürieren. Sobald die grünen Zutaten zusammengefallen sind, die Geschwindigkeit auf mittlere Stufe erhöhen, bis sie vollständig zerkleinert und glatt püriert sind.
3. Mandelbutter, Vanilleextrakt, Kakaonibs, Avocado, Eiweißpulver, Ballaststoffe, Mandelmilch, Macapulver (falls gewünscht) und Eiswürfel dazugeben.
4. Auf mittlerer bis hoher Stufe ungefähr eine Minute lang gut durchmixen, bis die gewünschte Konsistenz erreicht ist. Sofort genießen!

Tipp: Bestreuen Sie Ihren Smoothie mit Kakaonibs, damit Sie etwas zum Knabbern haben und um ihn mit Polyphenolen (wertvollen Antioxidanzien) anzureichern.

Blaubeer-Matcha-Smoothie

2 Portionen

140 g gemischte grüne Zutaten
500 ml Wasser
Saft von ½ Limette
1 kleine Avocado, entkernt, geschält und gewürfelt
140 g TK-Blaubeeren
1 TL Matcha-Grüntee
1–2 Messlöffel Essentially Whole® Vanilla Protein (oder ähnliches Eiweißpulver)
2 TL Essentially Whole® Daily Fiber (oder 1 EL frisch gemahlene Leinsamen)
3–4 Eiswürfel (optional)

1. Die gemischten grünen Zutaten und das Wasser in einen Hochleistungsmixer geben.
2. Zunächst auf niedriger Stufe pürieren und sobald die grünen Zutaten zusammenzufallen beginnen, die Geschwindigkeit auf mittlere Stufe erhöhen, bis sie vollständig zerkleinert und glatt püriert sind.
3. Limettensaft, Avocado, Blaubeeren, Matcha, Vanille-Eiweißpulver, Ballaststoffe und Eiswürfel dazugeben.
4. Auf mittlerer bis hoher Stufe noch ungefähr eine Minute lang gut durchmixen, bis die gewünschte Konsistenz erreicht ist. Sofort genießen!

Bowls und Salate für mittags oder abends

Bowls lassen sich schnell und einfach zusammenstellen, und die meisten kann man sowohl kalt als auch warm genießen. Kombinieren Sie nach Belieben stärke- und eiweißhaltige Lebensmittel, Gemüse und verschiedene Toppings miteinander. Solche Bowls eignen sich hervorragend für Mahlzeiten im Familienkreis, denn dann können wählerische Esser die Zutaten so kombinieren, wie sie möchten. Wenn man sie gleich in größeren Mengen vorkocht, kann man mehrere Tage hintereinander verschiedene Bowls oder Salate ausprobieren und braucht nur die Toppings und Saucen/Dressings zu variieren. Meiner Erfahrung nach schichtet man bei der Zubereitung einer Bowl am besten verschiedene Arten von Zutaten übereinander.

Mengenverhältnis für 1 Bowl für 1 Person

- **Schicht 1** (Basis): 100–200 g
- **Schicht 2** (Gemüse): 150–200 g
- **Schicht 3** (Eiweiß): 90–120 g (allgemeine Faustregel: Die Menge sollte ungefähr der Größe Ihrer Handfläche entsprechen)
- **Schicht 4** (Superfoods): 1–2 EL (je nach Intensität des Aromas), ½ Avocado
- **Schicht 5** (Dressing): 2–3 EL

Schicht 1: Basis (150–200 g)

- Beliebige Hülsenfrüchte aus der Liste (zum Beispiel: schwarze oder weiße Bohnen)
- Beliebige Zutaten aus der Liste der stärkehaltigen Gemüsesorten (zum Beispiel: Butternusskürbis, Kochbananen, Süßkartoffeln)
- Beliebige Zutaten aus der Liste der nicht stärkehaltigen Gemüsesorten (zum Beispiel: Blumenkohlreis, sautierter Spinat)
- Ideen für die Zubereitung der Basis: Bereiten Sie mit einem Spiralschneider Zoodles oder Nudeln aus Butternusskürbis oder Süßkartoffeln zu.
- Bohnen: Wenn Sie sie vor dem Kochen einweichen, verkürzt sich die Garzeit, außerdem beugt man auf diese Weise Blähungen und Darmwinden vor. Sie können auch Bohnen aus der Dose verwenden, aber denken Sie daran, sie vor dem Verzehr abzuspülen, da sie Salz enthalten können!

Schicht 2: Gemüse (150–200 g)

- Beliebige Zutaten aus der Liste der nicht stärkehaltigen Gemüsesorten
- Sauer eingelegtes Gemüse (40–50 g)

Schicht 3: Proteine (90–120 g; ungefähr der Größe Ihrer Handfläche entsprechend)

- Beliebiges Lebensmittel aus der Liste Fleisch, Geflügel und Fisch
- Falls Sie kein Fleisch essen, verwenden Sie Hülsenfrüchte als Eiweißquelle.

Schicht 4: Superfoods

- Diese dienen als Topping für Ihre Bowl.
- Gesunde Fette: 1–2 EL Kerne, 2 EL gehackte Nüsse, ½ Avocado
- Fermentiertes Gemüse: 40–50 g Kimchi, 2 EL Sauerkraut
- Gehackte Kräuter: 1 EL

Schicht 5: Dressing (2–3 EL)

- Olivenöl
- Avocadoöl
- Apfelessig
- Rotweinessig
- Zitronensaft
- Avocado-Dressing
- Salsa/Pico de Gallo
- Pesto

Baja Bowl

Schicht 1: Blumenkohlreis
Schicht 2: Schwarze Bohnen, sautierter Spinat und sautierte Pilze
Schicht 3: Gebratene Hähnchenschenkel ohne Haut und Knochen
Schicht 4: Gehacktes Korianderkraut, gehackte Jalapeños (die Avocado im Dressing – siehe Rezept unten – zählt als gesundes Fett)
Schicht 5: Avocado-Dressing (siehe Seite 294)

Mediterrane Bowl

Schicht 1: Gebratener Butternusskürbis
Schicht 2: Gebratene Zucchini, gebratener Blumenkohl, gedünsteter oder sautierter Grünkohl, entstielt und in dünne Streifen geschnitten
Schicht 3: Gebratenes Lachsfilet
Schicht 4: Gehacktes frisches Basilikum, Chiliflocken, geröstete Pinienkerne
Schicht 5: Fertig gekauftes oder selbst gemachtes natriumarmes Pesto (siehe Rezept auf Seite 285)

Thailändische Kokos-Curry-Bowl

Schicht 1: Zoodles (Zucchini, Brokkolistängel oder Süßkartoffeln mit dem Spiralschneider in Nudeln schneiden)
Schicht 2: Paprika, Zwiebel, grüne Bohnen
Schicht 3: Gewürfelte Hähnchenbrust
Schicht 4: Kürbiskerne, Thai-Basilikum, Korianderkraut
Schicht 5: Curry-Kokosmilch-Sauce

1. Für die Curry-Kokosmilch-Sauce fertig gekaufte Thai-Currypaste (sojafrei und ohne Mononatriumglutamat) in einem großen Topf in Kokosöl anbraten.
2. Gewürfelte Paprika, Zwiebel und grüne Bohnen hinzugeben und ungefähr 3 Minuten lang anbraten.
3. Die Hähnchenbrust (zusammen mit etwas Wasser zum Ablöschen) hinzufügen.
4. Etwa zwei Minuten lang anbraten, dann zwei 500-ml-Dosen Kokosmilch, Thai-Basilikum und Korianderkraut dazugeben.
5. Noch ungefähr 10 Minuten köcheln lassen, damit sich die Aromen entfalten können.

Zoodles (aus Zucchini) und Brokkoli-Nudeln können in der Pfanne sautiert, leicht gedünstet oder roh gegessen werden. Süßkartoffel-Zoodles sollten man dagegen nicht roh verzehren.

Buddha Bowl

Schicht 1: Mungbohnen oder andere Bohnen nach Wahl und gedünstete oder gebratene Süßkartoffel
Schicht 2: Gedünsteter Brokkoli, Pak Choi oder irgendein anderes Gemüse aus der Liste der nicht stärkehaltigen Gemüsesorten; Meeresalgen
Schicht 3: Gedünsteter oder gebratener Kohlenfisch oder Lachs
Schicht 4: Avocado, Noriflocken oder Furikake, Kimchi, gehackte Frühlingszwiebeln
Schicht 5: Tahini-Dressing (Rezept siehe Seite 294), ein Spritzer Kokosnuss-Aminos

Dies ist ein sehr variables Gericht: Man kann es kalt oder warm genießen und Eiweißquellen und Gemüse nach Belieben miteinander kombinieren.

So stellen Sie Ihren eigenen Salat zusammen

Salate sind eine einfache Möglichkeit, ein Mittag- oder Abendessen mit wertvollen Inhaltsstoffen in allen Regenbogenfarben zu kreieren. Ich bereite jeden Sonntag meine Salatzutaten für die ganze Woche vor, indem ich Gemüse und Beeren hacke oder in Scheiben schneide und dann alles in Glasbehältern aufbewahre. Auf diese Weise kann man einen Salat innerhalb von fünf Minuten zubereiten. Ich bereite auch gern Vinaigretten in größeren Mengen vor. Es ist tatsächlich eine gute Idee, sehr viel Dressing zuzubereiten, um es jederzeit vorrätig zu haben. Bewahren Sie das Dressing in einem Einmachglas auf, beschriften Sie es mit einem Etikett und schreiben Sie auch das Datum aufs Glas, damit Sie immer wissen, was sich darin befindet und wie alt es ist. Vinaigretten auf Ölbasis halten sich im Kühlschrank über einen Monat lang! Wenn das Öl fest wird oder sich von den anderen Zutaten trennt, lassen Sie das Glas eine Zeitlang bei Zimmertemperatur stehen oder stellen Sie es in die Nähe einer warmen Herdplatte, damit es sich wieder verflüssigt. Vor Gebrauch schütteln!

Mengenverhältnis für 1 Salat für 1 Person

- **Schicht 1:** Grüner Salat und/oder grünes Gemüse (100–150 g)
- **Schicht 2:** Stärke (200 g)
- **Schicht 3:** Proteine (90–120 g; allgemeine Faustregel: Die Menge sollte ungefähr der Größe Ihrer Handfläche entsprechen)
- **Schicht 4:** Gemüse/Obst (150–250 g)
- **Schicht 5:** Superfoods (1–2 EL, je nach Intensität des Aromas), ½ Avocado
- **Schicht 6:** Dressing (2–3 EL)

Schicht 1: Grüner Salat und/oder grünes Gemüse (100–150 g)

- Rucola
- Spinat
- Grünkohl
- Frühlingssalatmischung
- Salatmischung (fertig gekauft)

- Brunnenkresse (hat ein ziemlich kräftiges Aroma, daher sollte man sie mit anderen grünen Salaten mischen)
- Tatsoi
- Kapuzinerkresse
- Löwenzahnblätter
- Kopfsalat
- Romanasalat
- Beliebiges Lebensmittel aus der Liste der nicht stärkehaltigen Gemüsesorten

Schicht 2: Stärke (200 g) Beliebiges Lebensmittel aus der Liste der Hülsenfrüchte und/oder stärkehaltigen Gemüsesorten

Schicht 3: Proteine (90–120 g)
- Beliebiges Lebensmittel aus der Liste Fleisch, Geflügel und Fisch
- Falls Sie kein Fleisch essen, achten Sie darauf, Hülsenfrüchte als Eiweißquelle zu verwenden.

Schicht 4: Gemüse/Obst (150–250 g)
- Beliebiges Lebensmittel aus der Liste der nicht stärkehaltigen Gemüsesorten
- Beliebiges Lebensmittel aus der Obstliste
- Sauer eingelegtes/fermentiertes Gemüse (sauer eingelegte Zwiebeln, sauer eingelegter Rettich, Sauerkraut, Kimchi)

Schicht 5: Superfoods (1–2 EL): Diese dienen als Topping für Ihren Salat.
- Gesunde Fette: 1–2 EL Kerne, 2 EL gehackte Nüsse, ½ Avocado
- Fermentierte Gemüsesorten: 40–50 g Kimchi, 2 EL Sauerkraut
- Gehackte Kräuter: 1–2 EL

Schicht 6: Dressing (2–3 EL)
- Beliebige selbst gemachte Vinaigrette, Tahini
- Dressing, zum Beispiel cremiges Dressing »Grüne Göttin« (Seite 291)

Vegetarischer Nizza-Salat

Schicht 1: Romanasalat oder Kopfsalat, gehackt
Schicht 2: Gebratene oder gedünstete Süßkartoffeln, in große Würfel geschnitten
Schicht 3: Weißer Thunfisch aus der Dose in Wasser
Schicht 4: Gedünstete grüne Bohnen, in Stücke geschnitten; Kirschtomaten; Oliven; Radieschen
Schicht 5: Avocado, gehackte Walnüsse
Schicht 6: Rotweinvinaigrette mit gehacktem Thymian und gehackter Petersilie

Warmer Grünkohlsalat

Schicht 1: Grünkohl, entstielt, gründlich gewaschen und in 1 cm breite Streifen geschnitten, in Oliven- oder Kokosöl sautiert
Schicht 2: Süßkartoffel oder Butternusskürbis, in kleine Würfel geschnitten und gebraten
Schicht 3: Gebratene Putenbrust, in dünne Scheiben geschnitten, oder ein beliebiges Lebensmittel aus der Liste Fleisch, Geflügel und Fisch
Schicht 4: Kleine geschälte Apfelwürfel, die vor dem Hinzufügen zu dem Salat in etwas Zitronensaft geschwenkt werden sollten, damit sie nicht oxidieren/braun werden
Schicht 5: Geröstete Pinienkerne
Schicht 6: Einfache Zitronenvinaigrette (siehe Seite 292)

Salat »Grüne Göttin«

Schicht 1: Gemischtes grünes Gemüse und/oder gemischter grüner Salat
Schicht 2: Kichererbsen
Schicht 3: Gebratene Hähnchenbrust oder gentechnikfreies Bio-Tempeh, gewürfelt
Schicht 4: Blaubeeren, geraspelte Karotten, Alfalfasprossen, sauer eingelegte rote Zwiebeln
Schicht 5: Geröstete gehackte Pistazien
Schicht 6: Cremiges Dressing »Grüne Göttin« (siehe Seite 293) oder Dressing Ihrer Wahl

Sauer eingelegte rote Zwiebeln

Sauer eingelegte Zwiebeln verleihen Salaten und Hauptgerichten ein apartes Aroma.

10–12 Portionen

1 rote Zwiebel, in hauchdünne Scheiben geschnitten
250 ml Rotweinessig
1 Lorbeerblatt
¼ TL schwarze Pfefferkörner
Salz

1. Zwiebel schälen und vierteln. Zwiebelviertel mit einem Gemüseschneider oder Küchenmesser in hauchdünne Scheiben schneiden.
2. In einem kleinen Topf den Rotweinessig mit Lorbeerblatt, Pfefferkörnern und einer Prise Salz erhitzen, bis sich das Salz auflöst.
3. Zwiebeln in ein Halbliter-Einmachglas geben, mit dem Essig übergießen und nach unten drücken, bis sie vollständig bedeckt ist. 20 Minuten ziehen lassen, bis sie weich wird.
4. Das Glas in den Kühlschrank stellen und bis zu einem Monat lang aufbewahren.

Herbstlicher Salat

Schicht 1: Rucola

Schicht 2: Gebratener Winterkürbis nach Wahl (Butternusskürbis, Eichelkürbis, Currykürbis, Kabochakürbis usw.), in kleine Würfel geschnitten; gebratene oder gekochte geschälte Rote Bete, in 1-cm-Würfel geschnitten

Schicht 3: Irgendein Lebensmittel aus der Liste Fleisch, Geflügel und Fisch

Schicht 4: Rohe, in dünne Scheiben geschnittene Fenchelknolle

Schicht 5: Granatapfelkerne, Kürbiskerne

Schicht 6: Kräutervinaigrette (Seite 292)

Mexikanischer Salat

4 Portionen

80–100 g Romanasalat, gehackt
70 g Grünkohl, gehackt
100 g Rotkohl, gehackt
1 Dose (450 g) schwarze Bohnen, abgespült und abgetropft
5 Romatomaten, gewürfelt
150 g Gurke mit Schale, gehackt
½ mittelgroße Avocado, entkernt, geschält und gewürfelt
20 g Zwiebel, gewürfelt oder in sehr dünne Scheiben geschnitten
50 ml Limettensaft
30 ml extra natives Olivenöl
2 EL frisches Korianderkraut, gehackt
Salz und Pfeffer

1. Romanasalat, Grünkohl, Rotkohl, schwarze Bohnen, Tomaten, Gurke, Avocado und Zwiebel in einer großen Schüssel miteinander vermischen.
2. Den Limettensaft und das Olivenöl über den Salat gießen und gut durchschwenken.
3. Mit Korianderkraut, Salz und Pfeffer würzen und mit einer Eiweißquelle Ihrer Wahl servieren.

Tipp: Mit gegrilltem Fisch oder irgendeiner anderen Eiweißquelle wird dieser Salat zu einer vollwertigen Mahlzeit.

Curryhähnchen auf gemischtem grünem Salat

4 Portionen

2 große Hähnchenbrüste ohne Haut und Knochen
70 g Karotten, gehackt
150 g Rote Bete, gekocht und geraspelt
2 Selleriestangen, gewürfelt
1 mittelgroße Avocado, entkernt und gewürfelt
30 g frisches Korianderkraut und/oder frische Petersilie, gehackt
1 EL Tahini (optional)
½ EL Rotweinessig
1 TL Currypulver
⅛ TL Zimt
240 g gemischter grüner Salat
8 Kirschtomaten, in Scheiben geschnitten
35 g Cashewnüsse

1. Das Fett von den Hähnchenbrüsten abschneiden und sie vierteln.
2. Einen mittelgroßen Topf mit Wasser füllen und zum Kochen bringen. Die Hähnchenbrüste hineingeben und 8–10 Minuten kochen, bis sie in der Mitte nicht mehr rosa sind; dann abgießen und zum Abkühlen beiseitestellen.
3. Karotten, Rote Bete und Sellerie in einer Schüssel miteinander vermischen. Das abgekühlte Hähnchenfleisch mit zwei Gabeln zerkleinern und in die Schüssel geben.
4. Avocado, frisches Korianderkraut und/oder Petersilie, Tahini (falls gewünscht), Essig, Currypulver und Zimt hinzufügen und alle Zutaten gründlich miteinander vermischen. Für 30 Minuten in den Kühlschrank stellen.
5. Den Hähnchen-Gemüse-Mix auf den gemischten grünen Salat geben, mit Kirschtomaten und Cashewnüssen garnieren und servieren.

Tipp: Sie können das Hähnchenfleisch durch Tofu als pflanzliche Eiweißquelle ersetzen.

Hauptgerichte

Gegrillter Heilbutt mit Erdbeer-Avocado-Salsa

4 Portionen

1 mittelgroße reife Avocado, entkernt und in 1-cm-Würfel geschnitten
250 g Erdbeeren, entstielt und in 2-cm-Würfel geschnitten
150 g Kirschtomaten, geviertelt
1 Jalapeño, entkernt und gehackt
1 EL frisches Korianderkraut, gehackt
2 EL Limettensaft
4 Heilbuttfilets (jeweils 120–180 g), mit Haut
2 EL extra natives Olivenöl
½ TL grobes Meersalz
¼ TL schwarzer Pfeffer aus der Mühle
1 Limette, in 4 Spalten geschnitten
1 Prise Salz

1. Den Grill auf mittlere bis hohe Temperatur vorheizen.
2. Avocado, Erdbeeren, Tomaten, Jalapeño, Korianderkraut und 1 EL Limettensaft in einer großen Schüssel vorsichtig miteinander vermischen. Die Salsa mit Salz und Pfeffer abschmecken und bei Zimmertemperatur beiseitestellen.
3. Die Fischfilets in eine Auflaufform legen. Auf beiden Seiten mit dem Olivenöl und dem restlichen Limettensaft bepinseln. Mit Salz und Pfeffer würzen und 10 Minuten lang bei Zimmertemperatur marinieren lassen.
4. Den Grillrost mit Öl bepinseln und den Fisch grillen, bis er in der Mitte glasig wird (ungefähr 5 Minuten pro Seite).
5. Die Fischfilets auf Teller legen, die Erdbeer-Avocado-Salsa nochmals vorsichtig durchmischen und löffelweise über den Fisch geben. Über jedem Filet eine Limettenspalte ausdrücken und servieren.

Tipp: Dieses Gericht lässt sich auch mit anderen Weißfischen wie Wahoo oder Mahi-Mahi (Goldmakrele) zubereiten.

Lachsfilets mit Zitrone und Knoblauch

4 Portionen

480 g Wildlachsfilet (4 Portionen à 120 g)
4 EL extra natives Olivenöl
2 große Zitronen, in Scheiben geschnitten
Schale von 1 großen Zitrone
3 Knoblauchzehen, gehackt
1 TL Thymianblätter, gehackt
1 TL getrockneter Oregano
1 TL Meersalz
Schwarzer Pfeffer aus der Mühle, grob gemahlen
2 EL fein gehackte frische Petersilie

1. Den Backofen auf 200 °C vorheizen. Den Lachs bei Zimmertemperatur ruhen lassen.
2. Ein großes Backblech mit hohem Rand mit Backpapier auslegen und mit Olivenöl einfetten. Die Zitronenscheiben in einer gleichmäßigen Schicht auf das Backblech legen, die Lachsstücke auf beiden Seiten mit Salz und Pfeffer würzen und auf die Zitronenscheiben legen.
3. In einer kleinen Schüssel Olivenöl, Zitronenschale, Knoblauch, Thymian und Oregano miteinander verquirlen und die Kräutermischung mit der Hand in die vier Lachsscheiben einreiben.
4. Ungefähr 25 Minuten backen, bis der Lachs durchgegart ist. Dann den Backofen auf Grillfunktion umschalten und den Lachs noch 2 Minuten lang grillen, bis die Olivenöl-Kräuter-Mischung leicht eingedickt ist.
5. Vor dem Servieren mit Petersilie garnieren.

Tipp: Reichen Sie zu diesem Gericht Ihr gebratenes Lieblingsgemüse oder gedünstetes Knoblauchgemüse (siehe Rezept auf Seite 296).

Gesunder italienischer Thunfischsalat

4 Portionen

Saft von 1 Zitrone
1 EL Kapern, abgetropft und gehackt
20 g rote Zwiebel, fein gehackt
1 TL Dijonsenf
4 EL frische Petersilie, fein gehackt

4 EL extra natives Olivenöl
¼ TL Salz
⅛ TL schwarzer Pfeffer aus der Mühle, grob gemahlen
270 g Cannellini-Bohnen, abgetropft und abgespült
2 Dosen weißer Thunfisch in Wasser, ohne Salzzusatz, abgetropft

1. In einer großen Glasschüssel Zitronensaft, Kapern, Zwiebel, Dijonsenf und frische Petersilie miteinander vermischen und dabei das Olivenöl langsam hineinträufeln. Salz und Pfeffer hinzufügen.
2. Die Cannellini-Bohnen zu dem Dressing geben und mit einem Löffel leicht zerdrücken. Den Thunfisch hinzufügen und mit einer Gabel in mundgerechte Stücke zerteilen. Vorsichtig schwenken, damit sich die Zutaten mit dem Dressing überziehen. 30 Minuten durchziehen lassen.
3. Auf einem Bett aus Salat oder Rucola und in Scheiben geschnittener Avocado servieren.

Sautierte Garnelen mit Zitrone und Petersilie

2 Portionen

2 EL extra natives Olivenöl
4 Knoblauchzehen, fein gehackt
300 g mittelgroße, wild gefangene Garnelen, geschält und entdarmt (ca. 30 Stück)
Schale von 1 Zitrone
1 Bund frische glatte Petersilie, gehackt
Saft von 1 Zitrone
1–2 Prisen Meersalz und schwarzer Pfeffer aus der Mühle

1. In einer großen Hochrandpfanne bei niedriger bis mittlerer Hitze ungefähr 1 ½ EL Olivenöl erwärmen und den fein gehackten Knoblauch hinzufügen.
2. Die Garnelen dazugeben und gleichmäßig in der Pfanne verteilen. Die Zitronenschale hinzufügen und mit Meersalz und frisch gemahlenem Pfeffer würzen. 1 bis 2 Minuten garen, bis die Garnelen leicht glasig werden, und zwischendurch wenden.
3. Petersilie, Zitronensaft und noch ½ EL Olivenöl dazugeben und alles miteinander vermischen, damit sich die Garnelen mit Öl, Zitronensaft und den Kräutern und Gewürzen überziehen.
4. Die Garnelen heiß auf gekochtem Spaghettikürbis oder warm auf einem frischen gemischten Salat servieren.

Putenhackfleischbällchen mit Spaghettikürbis und Kirschtomaten-Basilikum-Sauce

4–6 Portionen

900 g mageres Putenfleisch
3 Knoblauchzehen, fein gehackt
20 g frische Petersilie, fein gehackt
⅛ TL Kreuzkümmel
¼ TL Kurkuma
½ TL getrocknete italienische Kräuter (Fertigmischung verwenden oder Thymian, Oregano, Petersilie und Basilikum miteinander kombinieren)
⅛ TL schwarzer Pfeffer aus der Mühle, grob gemahlen
1 kleine Prise Meersalz
4 EL extra natives Olivenöl

1. Den Backofen auf 180 °C vorheizen und ein Backblech mit hohem Rand mit Backpapier auslegen.
2. Alle Zutaten in eine große Schüssel geben und mit den Händen gründlich vermischen, bis alle Zutaten in das Hackfleisch eingearbeitet sind. Das Hackfleisch zu golfballgroßen Kugeln formen.
3. Die Fleischbällchen auf das vorbereitete Backblech legen und dazwischen jeweils etwas Platz lassen. 15 bis 20 Minuten backen.

Italienische Kirschtomaten-Basilikum-Sauce

4–6 Portionen

60 ml Olivenöl
3 Knoblauchzehen, fein gehackt
20 g Zwiebel, gewürfelt
600 g Kirschtomaten, halbiert oder geviertelt
1 TL Salz
½ TL schwarzer Pfeffer aus der Mühle
20 g frische Basilikumblätter, in kleine Stücke zerrissen

1. In einer großen Pfanne bei mittlerer Hitze das Olivenöl erhitzen. Den Knoblauch hinzufügen und eine Minute lang anbraten, bis er seinen Duft entfaltet. Die Zwiebelwürfel dazugeben und 4 bis 5 Minuten braten, bis sie glasig, aber nicht braun sind.
2. Kirschtomaten, Salz und Pfeffer hinzufügen. Die warmen Tomaten mit einem Spatel oder einer Gabel leicht zerdrücken, sodass eine stückige Tomatensauce entsteht. Die Tomaten insgesamt ungefähr 6 Minuten lang kochen lassen. Mit Basilikum bestreuen.
3. Die Tomatensauce in eine Schüssel mit gekochtem Spaghettikürbis geben und schwenken, damit der Kürbis sich gründlich mit der Sauce vermischt. Putenhackfleischbällchen auf den Spaghettikürbis geben und warm servieren.
4. Je nach Geschmack mit mehr Basilikum garnieren.

Tipp: Sie können diese Kirschtomatensauce auch zu gebratenem Gemüse reichen, um ihm ein herzhafteres Aroma zu verleihen.
Hinweis: Wenn Sie keine Nachtschattengewächse vertragen, können Sie die Kirschtomatensauce durch Pesto ersetzen (siehe nachstehendes Rezept).

Cremig-pikantes Pesto

ergibt ca. 500 ml, für 10–12 Portionen (1–2 EL pro Portion)

40 g Pinienkerne oder Walnüsse (falls Sie keine Nüsse vertragen, verwenden Sie stattdessen Sonnenblumenkerne)
2 EL Nährhefe
2 Knoblauchzehen, grob gehackt
150 g Basilikum (Blätter von den Stielen zupfen)
1 TL Zitronenschale
Saft von 1 Zitrone
60 ml extra natives Olivenöl
½ TL Meersalz
¼ TL schwarzer Pfeffer aus der Mühle, grob gemahlen
60–120 ml gefiltertes Wasser (bei Bedarf mehr)

1. Pinienkerne, Nährhefe, Knoblauch, Basilikum, Zitronenschale, Zitronensaft, Olivenöl, Salz und Pfeffer in einer kleinen Küchenmaschine miteinander vermischen.
2. Bei laufender Maschine langsam Wasser einträufeln, bis das Pesto eine leicht dünnflüssige Konsistenz hat.

Hähnchen-Fajitas mit Blumenkohlreis

4 Portionen

600 g Hähnchenschenkel ohne Haut und Knochen
1 TL Paprikapulver
½ TL Kreuzkümmelpulver
1 TL Meersalz
½ TL schwarzer Pfeffer aus der Mühle, grob gemahlen
2 EL kalt gepresstes Bio-Kokosöl
2 Paprika
1 Zwiebel
2 mittelgroße Zucchini
400 g Blumenkohlreis (siehe Seite 295)
1 Dose (450 g) schwarze Bohnen, abgespült und abgetropft
2 EL Korianderkraut, gehackt
Avocado-Dressing (Seite 294) oder Vinaigrette (siehe Seiten 292/293)

1. Die Hähnchenschenkel in einer großen Schüssel mit Paprikapulver, Kreuzkümmel, ½ TL Salz und dem Pfeffer würzen.
2. Eine große Pfanne auf mittlerer bis hoher Stufe vorheizen. 1 EL Kokosöl auf ein Küchenhandtuch geben und die Pfanne damit einfetten. Sobald sie heiß ist, die Hähnchenschenkel hineinlegen. Pro Seite 4 bis 5 Minuten garen, dann herausnehmen und zum Abkühlen auf einen Teller legen.
3. Die Paprikaschoten in 1 cm breite Streifen schneiden. Die Zwiebel halbieren, schälen und eine Hälfte in 2,5 cm breite Streifen schneiden, die andere Hälfte beiseitestellen. Die Zucchini in 1 cm dicke Halbmonde schneiden.
4. Paprika, Zucchini und Zwiebel ungefähr 8 bis 10 Minuten in der Pfanne garen, bis sie weich sind, und dabei alle 2 bis 3 Minuten umrühren. Herdplatte ausschalten.
5. In der Zwischenzeit die zweite Zwiebelhälfte würfeln. Einen mittelgroßen Kochtopf auf mittlerer bis hoher Stufe vorheizen. Das restliche Kokosöl in den Topf geben und die Zwiebelwürfel unter ständigem Rühren darin anbraten.
6. Sobald die Zwiebelwürfel glasig sind (nach ungefähr 3 bis 4 Minuten), den Blumenkohlreis und die schwarzen Bohnen hinzufügen und mit dem restlichen Meersalz bestreuen.
7. Mischung 4 bis 5 Minuten unter ständigem Rühren erhitzen. Das gehackte Korianderkraut dazugeben und gründlich durchmischen. Den Herdplatte ausschalten.
8. Die gegarten Hähnchenschenkel in Streifen schneiden. Die Blumenkohlreis-Bohnen-Mischung auf Teller verteilen, Gemüse und Hähnchenfleisch darauf anrichten und mit Dressing beträufeln.

Ich reiche zu diesem Gericht gern Avocado-Dressing (Seite 294) oder das cremige Dressing »Grüne Göttin« (Seite 293). Warm genießen!

Tipps: Falls von der Blumenkohlreis-Bohnen-Mischung etwas übrig bleiben sollte, können Sie diese am nächsten Morgen zum Frühstück essen.

Sie können dieses Gericht auch vegetarisch zubereiten, indem Sie das Hähnchenfleisch durch ein herzhaftes Gemüse oder eine Stärkequelle wie beispielsweise Süßkartoffeln ersetzen. Reichen Sie zu diesem Gericht Guacamole, um Ihrem Körper eine Portion gesundes Fett zu gönnen.

Schnelle Putenfleisch-Burger

4–5 Portionen

450 g mageres Putenhackfleisch
20 g rote oder weiße Zwiebel, gehackt
1 TL Salz
¼ TL schwarzer Pfeffer
¼ TL Knoblauchpulver
1 TL Kreuzkümmel
20 g frisches Basilikum, gehackt
20 g frische Petersilie, gehackt
1 EL extra natives Olivenöl
Salatblätter zum Anrichten und Topping nach Wahl, zum Beispiel Tomate, Avocado, rote Zwiebeln und Essiggurken

1. Putenhackfleisch, Zwiebel, Salz, Pfeffer, Knoblauchpulver, Kreuzkümmel, Basilikum und Petersilie in eine große Schüssel geben und mit den Händen gründlich miteinander vermischen. Zu 4–5 Putenhackfleischküchlein formen.
2. In einer Pfanne auf mittlerer Stufe das Olivenöl erhitzen und die Fleischküchlein sofort hineinlegen. Pro Seite 5 Minuten lang braten.
3. Jedes Fleischküchlein auf einem Salatblatt anrichten und mit Topping nach Wahl (Tomate, Avocado, rote Zwiebeln und Essiggurken) servieren.

Tipps: Mit Avocado-Dressing oder Pesto schmecken diese Burger noch aromatischer, und mit einem frischen gemischten Salat und Süßkartoffelpommes (siehe Seite 297) wird ein vollwertiges Gericht daraus.

Übrig gebliebene Fleischküchlein können Sie für Salate verwenden oder auf Spaghettikürbis servieren, das ergibt eine schnelle, einfache Mahlzeit.

Suppen

Hühnerbrühe für einen gesunden Hormonhaushalt

ergibt knapp 6 l, für 12 Portionen

1 Suppenhuhn, ca. 1,5–2,5 kg
225 g (etwa 4–5 große) Karotten
½ (ca. 4 bis 5 Stangen) Sellerie, grob gehackt
1 große gelbe Zwiebel, geschält und geviertelt
3 Lorbeerblätter
½ Bund Thymian
½ Bund Petersilie
4 Knoblauchzehen, ungeschält
5 cm Ingwerwurzel, grob gehackt
2 EL Apfelessig
1 EL rosa Himalayasalz oder anderes farbintensives Salz (optional)
Knapp 4 l gefiltertes Wasser (genug, um das Huhn zu bedecken)
2 TL Kurkuma

1. Einen großen Topf mit schwerem Boden bei hoher Temperatur erhitzen. Sobald der Topf heiß ist, das Huhn hineinlegen, sodass das Rückgrat nach unten zeigt, um die Haut zu bräunen.
2. Huhn ungefähr 2 bis 3 Minuten lang anbräunen, dann die restlichen Zutaten (außer dem Kurkuma) hinzufügen und so viel gefiltertes Wasser dazugießen, dass das Huhn bedeckt ist.
3. Sprudelnd aufkochen lassen, dann den Topf zudecken und auf niedrige Hitze zurückschalten.
4. Bis zu 24 Stunden lang köcheln lassen. Das Kurkumapulver erst in der letzten Stunde dazugeben.
5. Alle Zutaten abseihen und wegwerfen und die Brühe zur Aufbewahrung auf mehrere Glasbehälter verteilen.

Trinken Sie die Hühnerbrühe zwischen den Mahlzeiten oder verwenden Sie sie statt Wasser zum Kochen von Quinoa.
Tipp: Diese Hühnerbrühe lässt sich auch in einem Schongarer zubereiten.

Weiße Bohnensuppe mit Mangold

6–8 Portionen

2 EL extra natives Olivenöl
3 mittelgroße Karotten, in Scheiben geschnitten
3 Selleriestangen, in Scheiben geschnitten
1 große gelbe Zwiebel, gehackt
3 Knoblauchzehen, fein gehackt
2 gelbe Zucchini, gewürfelt
½ TL getrockneter Oregano
⅛ TL Meersalz
1 l natriumarme Gemüsebrühe oder Hühnerbrühe (siehe Seite 288)
3 frische Thymianzweige, gehackt
80 g Mangold, grob gehackt
1 Dose (270 g) Cannellini-Bohnen, abgespült und abgetropft

1. Olivenöl bei mittlerer Hitze in einem großen Topf erwärmen. Karotten, Sellerie, Zwiebel und Knoblauch hinzufügen und ungefähr 4 bis 5 Minuten lang in dem Öl andünsten, bis sie weich werden.
2. Zucchini, Oregano und Meersalz hinzufügen und noch eine Minute lang weiterdünsten.
3. Die Brühe und den Thymian hinzufügen. Aufkochen lassen, dann die Hitze zurückschalten und die Suppe noch 10 Minuten zugedeckt köcheln lassen.
4. Zum Schluss Mangold und Bohnen dazugeben und das Ganze noch ungefähr 8 bis 10 Minuten weiterköcheln lassen, bis der Mangold zusammengefallen ist und die Karotten richtig weich sind. Heiß servieren.

Cremige Hühner-Gemüse-Suppe

Diese cremige, milchfreie Hühner-Gemüse-Suppe ist eines meiner Lieblingsgerichte und sehr einfach zuzubereiten. Sie enthält viel Gemüse, Hähnchenfleisch, frische Kräuter und einen Schuss Cashewcreme, was sie in kalten Nächten zu einem Hochgenuss macht.

6 Portionen

Für die Cashewcreme
140 g Cashewnüsse
250 ml gefiltertes Wasser (plus Wasser zum Einweichen der Cashewnüsse)
1 Prise Salz zum Abschmecken

Für die Hühner-Gemüse-Suppe

60 ml extra natives Olivenöl
1 mittelgroße Zwiebel, gewürfelt
4–5 Karotten, in Scheiben geschnitten
4 Selleriestangen, in dünne Scheiben geschnitten
3 Knoblauchzehen, gehackt
1 TL Meersalz
1 EL italienische Gewürzmischung
1 Lorbeerblatt
1 ½ l Hühner- oder Gemüsebrühe
900 g Hähnchenbrust ohne Haut und Knochen
90 g junger Blattspinat
20 g frische Petersilie, gehackt
Salz und Pfeffer

1. Die rohen Cashewnüsse in einer kleinen hitzefesten Schüssel mit kochendem Wasser übergießen, beiseitestellen und mindestens eine Stunde lang einweichen. Oder noch besser Cashewnüsse über Nacht einweichen.
2. In einem großen Suppentopf Zwiebel, Karotten, Sellerie, Knoblauch und Meersalz bei mittlerer Hitze in dem Öl unter gelegentlichem Rühren 8 bis 10 Minuten andünsten, bis die Zutaten weich sind und zu karamellisieren beginnen.
3. Italienische Gewürzmischung und Lorbeerblatt dazugeben und unter gelegentlichem Rühren 1 bis 2 Minuten weiterkochen. Brühe und Hähnchenbrüste hinzufügen und das Ganze zum Köcheln bringen.
4. Ungefähr 20 bis 25 Minuten köcheln lassen, bis das Hähnchenfleisch durchgegart und das Gemüse weich ist.
5. Sobald das Hähnchenfleisch gar ist, aus der Suppe nehmen und auf ein Küchenbrettchen legen. Sobald es etwas abgekühlt ist, mit zwei Gabeln zerkleinern.
6. Für die Cashewcreme die eingeweichten Cashewnüsse abtropfen lassen, abspülen und mit ungefähr 250 ml kochendem Wasser und 1 Prise Salz in einen Hochleistungsmixer geben.
7. 1 bis 2 Minuten auf höchster Stufe pürieren, bis die Mischung glatt ist und keine Cashewstücke mehr enthält.
8. Das Hähnchenfleisch zusammen mit der Cashewcreme wieder in den Topf geben und zum Köcheln bringen. Ungefähr 5 bis 10 Minuten köcheln lassen, damit die Suppe etwas eindickt.
9. Den Herd ausschalten, den Blattspinat dazugeben und unter Rühren so lange mitköcheln lassen, bis er zusammenfällt.
10. Die frische Petersilie unterrühren, mit Salz und Pfeffer abschmecken und warm servieren!

Cremige Süßkartoffel-Karotten-Suppe

6–8 Portionen

2 EL extra natives Olivenöl
1 große Knoblauchzehe, fein gehackt
¾ weiße Zwiebel, gehackt
2 ½ l natriumarme Gemüse- oder Hühnerbrühe
670 g (ca. 2 kleine) Süßkartoffeln, geschält und in etwa 2,5 cm große Stücke geschnitten
4 große Karotten, geputzt, halbiert oder geviertelt und klein geschnitten
1 großer Granny-Smith-Apfel, geschält, entkernt und in Scheiben geschnitten
2,5 cm frische Ingwerwurzel, geschält und in Scheiben geschnitten
½ EL frischer Thymian, fein gehackt
1 EL Zitronensaft
schwarzer Pfeffer aus der Mühle
1 EL frische Petersilie, gehackt

1. Olivenöl, Knoblauch und Zwiebel in einem großen Topf einige Minuten anbraten, bis die Zwiebel weich ist.
2. Brühe, Süßkartoffeln, Karotten, Apfel, Ingwer und Thymian hinzufügen und bei mittlerer Hitze zum Kochen bringen. 15 bis 20 Minuten kochen, bis die Kartoffeln und Karotten sehr weich sind.
3. Den Zitronensaft einrühren, auf niedrige Hitze zurückschalten und die Suppe portionsweise in einen Mixer geben. Zuerst auf niedriger, dann auf hoher Stufe glatt pürieren.
4. Mit schwarzem Pfeffer und Salz abschmecken. Vor dem Servieren mit frischer Petersilie bestreuen.

Dressings

Hinweis: Um mit diesen Dressings Emulsionen zu erzeugen, fügen Sie langsam Olivenöl hinzu, während Sie den Essig mit einem Schneebesen verquirlen. Das bezeichnet man als Emulgieren – und es bedeutet, dass Öl und Essig durch die Luftblasen, die durch das ständige Quirlen entstehen, zu einer dickflüssigen Mischung werden, statt dass Essig und Öl getrennt bleiben.

Für Vinaigretten auf Ölbasis gilt folgende Faustregel: 1 Teil Säure : 2 Teile Öl

1. Als Säure kann man einen beliebigen Essig aus der Liste Essige (Seite 256) und Zitronen- oder Limettensaft verwenden.
2. Das Öl kann ein beliebiges Öl aus der Liste der Öle sein (Kokosöl vor der Verwendung verflüssigen).
3. Geben Sie stets Senf (Senfpulver geht auch) als Verdickungsmittel hinzu.

Einfache Zitronenvinaigrette

ergibt 180 ml, für 6 Portionen

Saft von 3 Zitronen (ca. 60 ml)
½ TL Zitronenschale
⅛ TL Meersalz
⅛ TL schwarzer Pfeffer aus der Mühle, grob gemahlen
125 ml extra natives Olivenöl

1. Zitronensaft, Zitronenschale, Salz und Pfeffer in einer kleinen Schüssel miteinander verquirlen.
2. Ganz langsam unter ständigem Quirlen das Olivenöl hineinträufeln.
3. In einem luftdicht verschlossenen Behälter oder Glas aufbewahren und später verwenden.

Kräutervinaigrette

ergibt 250 ml, für 6 Portionen

40 g frische Petersilie, grob gehackt
10 große frische Basilikumblätter
¼ TL getrockneter Oregano
2 mittelgroße Knoblauchzehen, grob gehackt
½ TL Dijonsenf oder brauner Senf
60 ml Apfel- oder Rotweinessig
180 ml extra natives Olivenöl
⅛ TL Meersalz
Schwarzer Pfeffer aus der Mühle, grob gemahlen

1. Petersilie, Basilikum, Oregano, Knoblauch, Senf und Essig in der Küchenmaschine zu einer Paste verarbeiten.
2. Bei laufender Maschine das Olivenöl hineinträufeln, bis eine Emulsion entsteht.
3. Mit Salz und Pfeffer abschmecken.

Die Vinaigrette sollte man am besten sofort verwenden. In einem dicht verschlossenen Behälter hält sie sich im Kühlschrank jedoch bis zu 5 Tage.

Himbeer-Limetten-Vinaigrette

ergibt 250 ml, für 6 Portionen

140 g Himbeeren (frisch oder TK)
125 ml kalt gepresstes Olivenöl
60 ml Rotweinessig
Saft von ¼ Limette
½ TL Limettenschale
⅛ TL Meersalz
Schwarzer Pfeffer aus der Mühle, grob gemahlen

Alle Zutaten in einen Mixer geben und glatt pürieren. Falls das Dressing zu dickflüssig sein sollte, geben Sie mehr Wasser dazu. In einem luftdicht verschlossenen Behälter oder Glas hält es sich im Kühlschrank bis zu einer Woche.

Cremiges Dressing »Grüne Göttin«

ergibt 300–360 ml

2 kleine bis mittelgroße Avocados
Saft von 1 großen Limette
60 ml Avocadoöl oder extra natives Olivenöl
80 ml gefiltertes Wasser
60 g Basilikumblätter
20 g gehackte Petersilie
20 g gehackte Frühlingszwiebeln (entspricht ca. 2 Frühlingszwiebeln)
2 EL Apfelessig
Salz und weißer Pfeffer

1. Alle Zutaten in einer Küchenmaschine oder einem Hochleistungsmixer glatt und cremig pürieren.
2. In einem luftdicht verschlossenen Einmachglas aufbewahren.

Vor dem Gebrauch kräftig schütteln. Hält sich im Kühlschrank höchstens drei Tage lang.
Tipps: Dieses Rezept ist sehr variabel. Für mehr Säure geben Sie mehr Limetten- oder Zitronensaft hinein. Soll es dünnflüssiger werden? Dann fügen Sie mehr Wasser hinzu.
Variante: Für südamerikanische Gerichte können Sie die meisten Kräuter durch Korianderkraut und Zitronen- durch Limettensaft ersetzen und außerdem eine halbe entkernte Jalapeño und eine Prise Kreuzkümmelpulver hinzufügen.

Tahini-Dressing

ergibt ca. 250 ml, für 8–10 Portionen

3 EL Tahini
120 ml gefiltertes Wasser
1 TL Olivenöl
1 rohe Knoblauchzehe
Saft von ½ mittelgroßen Zitrone
Salz und Pfeffer

1. Alle Zutaten in einer Küchenmaschine oder einem Hochleistungsmixer pürieren.
2. Wenn das Dressing eine dünnflüssigere Konsistenz haben soll, fügen Sie beim Pürieren einfach noch mehr Wasser hinzu.

Avocado-Dressing

4 Portionen

1 mittelgroße Avocado, entkernt
¼ Tasse Korianderkraut, gehackt
Saft von 1 Limette
½ mittelgroße weiße Zwiebel, gehackt
¼ TL Knoblauchpulver
½ TL Meersalz
½ TL schwarzer Pfeffer aus der Mühle, grob gemahlen
½ Jalapeño oder Serrano-Chili, fein gehackt (optional)
60 ml gefiltertes Wasser

1. Alle Zutaten zusammen mit dem Wasser in einen Mixer oder eine Küchenmaschine geben und glatt pürieren.
2. Falls die Masse zu dickflüssig ist, esslöffelweise noch mehr Wasser dazugeben. Als Dressing für die Baja Bowl, andere Bowls oder zu sonstigen Gerichten servieren, wenn Sie wie ich gern Avocado essen.

Beilagen

Blumenkohlreis

4 Portionen

1 Blumenkohl, gewaschen
2 EL extra natives Olivenöl
½ Zwiebel, gewürfelt
Salz und Pfeffer

1. Den Blumenkohl halbieren und in kleine Röschen schneiden, die in eine Küchenmaschine passen. Raspelaufsatz in die Küchenmaschine einsetzen und die Blumenkohlröschen auf Reisgröße zerkleinern.
2. In einer großen Pfanne das Olivenöl erhitzen und die Zwiebelwürfel darin glasig dünsten. Den Blumenkohlreis zu den Zwiebeln in die Pfanne geben und noch 5 bis 7 Minuten weiterdünsten.
3. Mit Salz und Pfeffer abschmecken und sofort servieren.

Mariza Snyders Guacamole

4–6 Portionen

6 Avocados, entkernt
75 g Kirschtomaten, geviertelt
20 g weiße Zwiebel, gehackt
30 g Korianderkraut, gehackt
Saft von 2 Limetten
¼ TL Knoblauchpulver
½ TL Meersalz
½ TL schwarzer Pfeffer aus der Mühle, grob gemahlen
½ Jalapeño- oder Serrano-Chili, fein gehackt (optional)

1. Heben Sie beim Entkernen der Avocados zwei Kerne auf. Das Fruchtfleisch der Avocados herausschaben, in eine große Schüssel geben und mit einer Gabel oder einem Kartoffelstampfer so lange zerdrücken, bis es die gewünschte Konsistenz hat.
2. Die restlichen Zutaten hinzufügen und alles gründlich miteinander vermischen.

Bewahren Sie die Guacamole zusammen mit den beiden Kernen auf, um den Oxidations- beziehungsweise Bräunungsprozess zu verlangsamen.

Gedünstetes Knoblauchgemüse

4 Portionen

2 EL extra natives Olivenöl
¼ weiße Zwiebel, gehackt
1 große Knoblauchzehe, gehackt
150 g Blumenkohlröschen, in dicke Scheiben geschnitten
1 grüne Zucchini, in Scheiben geschnitten
1 gelbe Paprikaschote, in Scheiben geschnitten
1 EL frische Petersilie, gehackt
Saft von ½ Zitrone
Salz und Pfeffer

1. Das Olivenöl bei mittlerer Hitze in einer großen Pfanne erwärmen. Zwiebel und Knoblauch hinzufügen und ungefähr 1 Minute andünsten.
2. Blumenkohl dazugeben und alles noch 2 bis 3 Minuten weiterdünsten.
3. Zucchini, Paprika, Petersilie und Zitronensaft hinzufügen und 4 bis 5 Minuten garen. Gemüse vor dem Servieren mit Salz und Pfeffer abschmecken.

Spaghettikürbis

2–4 Portionen

1 Spaghettikürbis
1 TL extra natives Olivenöl
Salz und Pfeffer

1. Den Backofen auf 200 °C vorheizen.
2. Den Spaghettikürbis längs halbieren und die Kerne herausschaben. Beide Hälften mit Olivenöl beträufeln und mit je einer Prise Salz und Pfeffer bestreuen.
3. Die Kürbishälften mit der Schnittfläche nach unten auf ein Backblech legen und mit einer Gabel Löcher hineinstechen. 30 bis 40 Minuten lang backen, bis sie außen leicht gebräunt sind. Die Backzeit hängt von der Größe des Kürbisses ab.
4. Kürbishälften aus dem Ofen nehmen und umdrehen, sodass die Schnittflächen nach oben zeigen. Sobald sie etwas abgekühlt sind, mit einer Gabel die faserigen Stränge herauskratzen und warm als Beilage servieren.

Tipp: Garnieren Sie den Kürbis mit Pesto oder Tomatensauce (siehe Rezepte auf Seite 284/285).

Süßkartoffelpommes

3–4 Portionen

2 große Süßkartoffeln (ca. 450 g)
1 EL extra natives Olivenöl
1 TL getrockneter Oregano
1 TL Zwiebelpulver
1 TL Knoblauchpulver
1 TL Kreuzkümmelpulver
1 TL Paprikapulver edelsüß
¼ TL Cayennepfeffer (optional)
½ TL Meersalz
⅛TL schwarzer Pfeffer aus der Mühle

1. Den Backofen auf 200 °C vorheizen.
2. Die Süßkartoffeln schälen (optional) und in Stifte schneiden.
3. Die Kartoffelstifte zusammen mit den restlichen Zutaten in eine große Schüssel geben und gründlich miteinander vermischen. Die Stifte gleichmäßig auf einem mit Backpapier ausgelegten Backblech verteilen. Sie sollten sich nicht berühren, da sie sonst womöglich zu weich werden!
4. Die Pommes 15 Minuten lang backen, dann wenden und noch weitere 10–15 Minuten backen, bis sie knusprig und goldbraun sind.
5. Pommes salzen und pfeffern und 5 Minuten lang ruhen lassen. Warm genießen!

Kapitel 18

TAG 22 UND DANACH: EIN BLICK ZURÜCK UND IN DIE ZUKUNFT

Herzlichen Glückwunsch! Sie haben es geschafft. Sie haben das 21-Tage-Hormonumstellungsprogramm abgeschlossen.

Ich weiß, dass Sie jetzt viel mehr Energie haben. Ihre Haut strahlt, Sie haben ein paar Kilo abgenommen, trinken jeden Tag genügend Flüssigkeit, bewegen sich – und vor allem kümmern Sie sich um sich selbst. Das ist jetzt Ihr neuer Normalzustand!

Tag 22: Ziehen Sie Bilanz!

Nun sollten Sie kurz darüber nachdenken, was Sie aus diesem Programm gelernt haben und wie es jetzt weitergehen soll. Welche Teile des Programms haben gut funktioniert und Ihnen etwas gebracht? Warum? Was davon möchten Sie in den kommenden Tagen und Monaten beibehalten? Um das herauszufinden, können Sie Folgendes tun:

Lesen Sie nochmals nach, was Sie sich als Erfolgsvision notiert haben. Wo stehen Sie nach diesen 21 Tagen? Haben Sie Ihre Ziele erreicht? In welchen Bereichen sind Sie hinter Ihren Erwartungen zurückgeblieben? In welcher Hinsicht haben Sie sie übertroffen? Denken Sie über Ihre Erfolge und Stolpersteine nach und überlegen Sie, in welche Bereiche Sie noch mehr Zeit investieren sollten, um eine dauerhafte Veränderung zu erzielen. Sie wissen ja nun, dass Sie das schaffen können! Nehmen Sie sich fest vor, Ihre Reise morgen fortzusetzen. Das hier ist nicht das Ende, sondern erst der Anfang!

Ernährungs- und Selbstfürsorgetagebuch. In diesen beiden Tagebüchern können Sie nachlesen, wie Sie sich in den letzten drei Wochen weiterentwickelt und verändert haben. Achten Sie bei Ihrem Ernährungstagebuch vor allem darauf, welche Lebensmittel Ihnen besonders viel Energie geschenkt haben, und machen Sie sich auch bewusst, welche Nahrungsmittel Ihrem Heilungspotenzial nicht förderlich waren. Beim Nachlesen Ihres Selbstfürsorgetagebuchs sollten Sie darauf achten, wie Ihre Stimmung, Ihr Stressniveau und Ihr Verhältnis zum Thema Selbstfürsorge und Essen sich in letzter Zeit verändert haben. Suchen Sie nach Mustern, die darauf hindeuten, dass bestimmte Lebensmittel Ihre Stimmung heben und Sie dadurch vitaler werden, und auch nach Beispielen dafür, wie Lebensmittel mit negativen Auswirkungen Ihnen Ihre Energie oder Konzentration geraubt haben. Denken Sie darüber nach, wie weit Sie inzwischen schon gekommen sind! Das kann Ihr Wegweiser sein, der Sie zu dauerhaftem Erfolg führt.

Hören Sie in Ihren Körper hinein! Sitzen Sie ein paar Minuten lang ruhig da, schließen Sie die Augen und hören Sie auf Ihren Körper. Beginnen Sie bei Ihrem Kopf: Haben Sie das Gefühl, jetzt klarer denken zu können? Sind Ihr Gehirnnebel oder Ihre Kopfschmerzen verschwunden? Und wie steht es mit Ihrer emotionalen Verfassung? Fühlen Sie sich psychisch stabiler, optimistischer und innerlich gestärkt? Wandern Sie in Gedanken nun allmählich in Ihrem Körper nach unten und machen Sie sich bewusst, welche Veränderungen bei Ihnen in den letzten 21 Tagen eingetreten sind. Wo hat sich am meisten verändert? Welche Veränderungsprozesse möchten Sie auch in Zukunft weiter vorantreiben?

Wählen Sie drei Selbstfürsorgerituale, die Sie beibehalten möchten. Vielleicht haben Sie sich zum ersten Mal in Ihrem Leben jeden Tag für eine gewisse Zeit intensiv um sich selbst gekümmert? Denken Sie darüber nach, was Ihre Seele in den letzten drei Wochen zum Jubeln gebracht hat, und beglückwünschen Sie sich für Ihre gute Arbeit! Egal ob es sich dabei um eine neue ätherische Ölmischung oder ein abendliches Entspannungsritual handelt – nehmen Sie sich vor, diesen Selbstfürsorgeritualen von nun an absolute Priorität in Ihrem Leben einzuräumen!

Was hat Ihnen an diesem Programm gefallen? Was würden Sie gern ändern? Nehmen Sie sich Zeit, die Erfahrung zu bewerten, in die Sie die letzten drei Wochen Ihres Lebens investiert haben, und blicken Sie mit Anerkennung und Optimismus darauf zurück, wie weit Sie gekommen sind. Seien Sie dabei ganz ehrlich zu sich selbst. Wenn das Hormonumstellungsprogramm bei Ihnen nicht funktioniert hat – kein Problem! Dann versuchen Sie es ruhig noch einmal. Dank des Wissens, das Sie sich inzwischen angeeignet haben, wird es diesmal bestimmt besser klappen.

Und wie geht es jetzt weiter?

Nachdem Sie dieses Programm absolviert haben, ist es höchste Zeit, einen Plan für Ihre Zukunft zu entwickeln: Nun, da Sie wissen, dass es ein Programm gibt, das eine erstaunliche heilende Wirkung hat und für das Sie nur bestimmte Lebensgewohnheiten anzupassen brauchen, sollte Ihr Ziel darin bestehen, diese Gewohnheiten beizubehalten, um in Zukunft noch mehr Erfolg zu haben. Aber es ist auch wichtig, einen festen Plan zu machen, damit Sie nicht wieder in schlechte alte Gewohnheiten zurückfallen, die womöglich alle erreichten Erfolge zunichtemachen würden.

Können Sie dieses 21-Tage-Programm noch weitere 7, 14 oder sogar 21 Tage fortsetzen? Natürlich! Ich persönlich habe dieses Programm 90 Tage lang durchgezogen. Sie werden auch weiterhin erstaunliche Erfolge damit erzielen – sogar noch mehr als in den ersten 21 Tagen. Ich habe die Rezepte, Einnahmepläne für Nahrungsergänzungsmittel und Selbstfürsorge-Anleitungen so konzipiert, dass sie sich leicht in Ihren Alltag integrieren lassen, sodass Sie dieses Programm auf jeden Fall auch noch länger fortsetzen können, wenn Sie möchten.

Doch noch viel erstaunlicher ist die innere Kraft, die Sie durch Umsetzung dieses Programms für Ihr tägliches Leben gewonnen haben: Sie wissen jetzt, dass all diese positiven Veränderungen Ihnen immer mehr zur zweiten Natur werden, je länger Sie das Programm praktizieren. Bald werden Sie feststellen, dass Sie gar nicht mehr über alle Details des Programms nachdenken müssen, weil es Ihnen längst in Fleisch und Blut übergegangen ist und Sie Ihr Leben bereits erfolgreich verändert haben. Und noch besser: Nun, da Sie die wichtigsten Grundkenntnisse über dieses Programm erworben haben, können Sie es noch besser an Ihre individuelle Situation und Ihre persönlichen Bedürfnisse anpassen und auf diese Weise noch mehr Erfolg damit haben.

Woran sehen Sie, ob Sie mit diesem Programm dauerhafte Fortschritte erzielt haben?

Nehmen Sie sich Ihre Labor- und sonstigen Werte noch einmal vor, um zu prüfen, was sich bei Ihnen in der Zwischenzeit verändert hat. Noch viel wichtiger ist aber, dass Sie sich einmal genau im Spiegel betrachten. Achten Sie auf Veränderungen Ihrer Hautfarbe und Haarstruktur! Wie sehen Sie jetzt in Ihrer Kleidung aus, und wie fühlen Sie sich darin? Mit was für einem Lächeln schauen Sie in den Spiegel, wenn Sie Ihren Erfolg auf dieser körperlichen Ebene wahrnehmen? Wie haben sich Ihr Selbstbild und Ihr Selbstwertgefühl dadurch verändert? Es ist wichtig, dass Sie sich über Ihr Spiegelbild und Ihre äußere Erscheinung freuen – viel wichtiger als irgendwelche abstrakten Zahlen wie beispielsweise Taillenumfang oder Körpergewicht!

So können Sie das Programm in Ihr weiteres Leben integrieren

Alle Prinzipien aus dem 21-Tage-Hormonumstellungsprogramm lassen sich problemlos in Ihr »normales Leben« integrieren. Bevor wir auf die Details eingehen, sollten Sie sich folgende Frage beantworten: Wie soll Ihr neuer Normalzustand aussehen? Jetzt ist genau der richtige Zeitpunkt, um Ihre Ziele höher zu stecken, als Sie es je für möglich gehalten hätten. Sie brauchen nie wieder unter Hitzewallungen, Müdigkeit, Verdauungsstörungen, sexueller Unlust oder Übergewicht zu leiden!

Im Folgenden möchte ich Ihnen für alle Lebensbereiche, um die es in diesem Programm gegangen ist, ein paar einfache Tipps mit auf den Weg geben, wie Sie wieder zu Ihrem normalen Alltagsleben zurückkehren und sich dabei gleichzeitig die Fortschritte bewahren können, die Sie inzwischen gemacht haben.

Nutzen Sie Ihr Ernährungstagebuch

Analysieren Sie Ihr Ernährungstagebuch, um festzustellen, welche Lebensmittel Sie gern gegessen haben und auf welche Sie in Zukunft getrost verzichten können. Noch wichtiger ist es, herauszufinden, welche Lebensmittel sich positiv oder negativ auf Ihren Körper auswirken. Achten Sie bei der Durchsicht Ihres Ernährungstagebuchs genau darauf, wie Sie sich nach jeder Mahlzeit gefühlt haben. In Zukunft können Sie dieses Tagebuch für die Dokumentation einer vollwertigen, individuell auf Ihre Bedürfnisse zugeschnittenen Ernährungsweise nutzen. Auf Ihren Einkaufslisten sollten nach wie vor nur vollwertige Lebensmittel und Speisen stehen, die Sie weitgehend selbst zubereiten können. Halten Sie sich auch in Zukunft an die Ja/Nein-Lebensmittellisten, die für Ihren Erfolg so wichtig sind. Sie können jetzt ruhig mit der Wiedereinführung von Lebensmitteln beginnen (siehe unten), aber gehen Sie dabei achtsam und vorsichtig vor! Es spricht nichts dagegen, mit Ihrem neu gewonnenen Wissen eigene Rezepte zu kreieren, wenn Sie sich dabei weiterhin an die Grundsätze meines Essensplans halten. Wenn Sie von diesem Plan abweichen möchten, achten Sie dabei bitte unbedingt auf die richtigen Portionsgrößen und gönnen Sie Ihrem Körper auch weiterhin Speisen und Getränke, die eine heilende Wirkung auf ihn haben – vor allem grüne Smoothies mit hochwertigem Eiweißpulver, Ballaststoffen und Superfoods!

Halten Sie sich bei der Wiedereinführung von Lebensmitteln an die 1-2-3-Regel

Wenn Sie einige Lebensmittel, die Sie während des 21-Tage-Programms von Ihrem Speisezettel gestrichen hatten, nun wieder einführen möchten, sollten Sie dabei Geduld haben und ganz langsam anfangen. Führen Sie nicht alle Lebensmittel auf einmal wieder ein, auch wenn es nicht viele sind. Wählen Sie ein bestimmtes Lebensmittel aus, essen Sie es einmal, warten Sie dann einen Tag ab und machen Sie sich Notizen darüber, wie Ihr Körper darauf reagiert. Als Nächstes essen Sie dieses Lebensmittel an einem Tag zweimal, warten zwei weitere Tage und notieren sich die Ergebnisse. Zum Schluss essen Sie es dreimal an einem Tag und warten drei Tage lang. Schreiben Sie genau in Ihr Ernährungstagebuch, was Ihnen dabei alles auffällt – von Ihrer Stimmung über Ihre Verdauung bis hin zu Ihrem Stuhlgang. Bleiben Sie in den Wochen danach weiterhin aufmerksam, denn es kann durchaus sein, dass erst dann Beschwerden auftreten, wenn sich die Inhaltsstoffe dieses Lebensmittels wieder in größeren Mengen in Ihrem Körper ansammeln! Nach diesen drei Tagen – und nachdem Sie festgestellt haben, ob Ihr Körper dieses Lebensmittel auch wirklich verträgt und Sie es wieder in Ihre Ernährung aufnehmen sollten – können Sie mit dem nächsten Lebensmittel weitermachen. Führen Sie die Lebensmittel in folgender Reihenfolge wieder ein: rotes Fleisch, Milchprodukte, Getreide, Gluten, Zucker, Koffein und Nachtschattengewächse.

Wenn Sie wissen, dass Sie an einer Autoimmunerkrankung oder chronischen Krankheit leiden, die sich durch Nahrungsmittel mit stark entzündungsfördernder Wirkung verschlimmert, sollten Sie ganz auf Gluten, Milchprodukte und zu viel Zucker verzichten. Denn ich weiß aus Erfahrung, dass diese drei Lebensmittelgruppen Entzündungsprozesse verstärken und den Hormonhaushalt durcheinanderbringen können.

Achten Sie jeden Tag darauf, genug zu trinken!

Auch wenn »Infused Water« nicht unbedingt »Ihr Ding« ist, braucht Ihr Körper immer genügend Flüssigkeit. Probieren Sie doch einmal »Infused Water«-Rezepte mit verschiedenen Obst- und Gemüsesorten aus, um herauszufinden, was Ihnen schmeckt! Tun Sie, was Sie können, um Ihrem Körper genügend Flüssigkeit zuzuführen. Wenn Sie Ihre Trinkmenge mithilfe einer App aufzeichnen, wird Ihnen das leichterfallen. Versuchen Sie es ruhig mal eine Zeit lang mit einer solchen App, bis Sie sich angewöhnt haben, genügend zu trinken.

Trinken Sie auch in Zukunft grüne Smoothies

Ich trinke seit Jahren jeden Tag einen grünen Smoothie zum Frühstück, und mein körperlicher Zustand war noch nie besser. Das ist der beste Weg, um den Tag mit spielerischer Leichtigkeit zu meistern. Nun, da Sie wissen, wie man solche Smoothies zusammenmixt, wünsche ich Ihnen viel Spaß dabei! Denken Sie nur daran, Ihre Smoothies immer mit viel Blattgemüse und gesundem Obst oder sonstigem Gemüse, gesunden Fetten, Eiweißpulver und Ballaststoffen zuzubereiten, um eine vollwertige Mahlzeit daraus zu machen.

Nehmen Sie weiterhin Nahrungsergänzungsmittel ein

Setzen Sie das »Tägliche Basisprogramm für einen gesunden Hormonhaushalt« auch in Zukunft fort, um Ihre Erfolge aufrechtzuerhalten. Wenn Sie ein bestimmtes Zusatzprogramm praktiziert haben (zum Beispiel zur Unterstützung der Funktion von Schilddrüse, Darm oder Leber, zur Stressbewältigung oder Verbesserung Ihrer Stimmung oder für einen ausgewogenen Blutzucker- und Insulinspiegel) und auf diesem Gebiet gerne noch mehr Fortschritte machen möchten, setzen Sie dieses Programm noch ein paar Wochen lang fort und bewerten Sie seine Wirkung dann erneut. Wenn Sie dagegen das Gefühl haben, dass die Nahrungsergänzungsmittel bei Ihnen nicht wirken und Sie lieber erst mal eine Pause einlegen möchten, um zu sehen, wie Ihr Körper darauf reagiert, dann tun Sie das! Dokumentieren Sie die Reaktionen Ihres Körpers anhand Ihres Tagebuchs. (Sie sollten aber nichts an den Nahrungsergänzungsmitteln verändern, während Sie Lebensmittel wieder einführen!)

Behalten Sie Ihre Selbstfürsorgerituale mit ätherischen Ölen bei

Ich empfehle Ihnen dringend, Ihre Gewohnheiten und Rituale zur Selbstfürsorge beizubehalten. Achten Sie darauf, bewusst zu leben und Ihre Ziele nicht aus den Augen zu verlieren. Führen Sie regelmäßig ein Dankbarkeitstagebuch. Verbreiten Sie eine Atmosphäre der Liebe um sich herum. Nehmen Sie sich Zeit zum Essen. Genießen Sie alles Schöne, was das Leben zu bieten hat. Wenden Sie weiterhin Ihre ätherischen Öle an – vor allem die Ölmischungen, die Sie besonders gern mögen.

Seien Sie auch in Zukunft jeden Tag körperlich aktiv

Bewegung ist für Frauen in unserer Lebensphase ungeheuer wichtig. Wenn Sie über 30, über 40, über 50 oder noch älter sind, dürfen Sie Ihr Bewegungsprogramm ruhig Ihren Bedürfnissen anpassen. Hören Sie auf Ihren Körper: Was fühlt sich für Sie gut an, was verursacht unnötigen Stress? Aber egal was Sie tun: Sie sollten auf jeden Fall weiterhin körperlich aktiv bleiben!

Reduzieren Sie Ihre Giftstoffbelastung

Achten Sie auch in Zukunft darauf, hormonfreundliche Körper- und Schönheitspflegeprodukte und Reinigungsmittel zu verwenden. Alles, was Sie auf Ihren Körper auftragen oder in ihn aufnehmen, sollte frei von Giftstoffen sein! Halten Sie auch Ihr näheres Umfeld möglichst giftstofffrei, indem Sie Ihre Wohnung regelmäßig reinigen und lüften.

Setzen Sie Grenzen

Planen Sie besondere Anlässe wie Geburtstagspartys und andere Feste genau voraus. Sie wissen ja nun, welche Lebensmittel bei Ihnen negative Reaktionen hervorrufen, und können entsprechende Vorkehrungen treffen – zum Beispiel, indem Sie bereits vor der Feier etwas essen, eigene Snacks einpacken, genügend Wasser mitnehmen und sich von Ihrem Supportpartner oder Ihrer -partnerin begleiten lassen. Achten Sie auch darauf, wie destruktive Menschen sich auf Ihre Energie auswirken! Wenn jemand Sie nicht innerlich aufbaut, zieht er Sie mit Sicherheit herunter. Also gehen Sie auf Distanz zu solchen Menschen und achten Sie darauf, wie Sie sich dabei fühlen. Schließlich geht es darum, was das Beste für Sie und Ihre Gesundheit ist! Alles, was Stress verursacht, behindert Sie in Ihren Fortschritten.

Und zum Schluss das Allerwichtigste: Seien Sie stolz auf sich!

Sie haben in den letzten drei Wochen enorm viel geleistet! Nehmen Sie sich ein bisschen Zeit, um diese Errungenschaft anzuerkennen, und denken Sie auch in Zukunft jeden Tag an dieses großartige Gefühl zurück. Machen Sie sich bewusst, dass Selbstfürsorge wichtig für Ihre Gesundheit ist und dass Sie Ihre Gesundheit selbst in der Hand haben. Selbstfürsorge hat nichts mit Egoismus zu tun – Sie brauchen deshalb also kein schlechtes Gewissen zu haben. Ganz im

Gegenteil: Sie wirkt sich positiv auf Körper, Geist und Seele aus, damit Sie Ihr bestmögliches Ich sein und der Welt Ihr Bestes geben können.

Egal an welchem Punkt Ihrer Reise Sie gerade stehen: Stellen Sie sich vor, dass ich und eine ganze Community von Frauen Sie tagtäglich anspornen. Ich bin so stolz auf Sie, weil Sie gut für sich selbst sorgen und sich für Ihre Gesundheit engagieren! Und ich bin überzeugt davon, dass Sie mit den Hilfsmitteln und Informationsquellen in diesem Buch auch weiterhin Entscheidungen treffen werden, die Ihrem höchsten Wohl dienen. Sie haben dieser Welt so viel zu geben! Wenn Sie das Gefühl haben, stark und energiegeladen zu sein, kann nichts Sie aufhalten.

Zum Schluss möchte ich Sie dazu ermutigen, Hobbys und andere Aktivitäten zu entdecken, die Ihnen Freude machen! Vielleicht sollten Sie einmal eine »Spaßliste« aufstellen und Dinge, die Sie begeistern, systematisch in Ihr tägliches Leben integrieren. Fragen Sie sich jeden Morgen: »Was würde ich gern tun?« – und dann warten Sie einfach, was Ihnen in den Sinn kommt.

Die kommende Phase Ihres Lebens wird Ihnen neue Türen öffnen und neue Perspektiven aufzeigen. Ich weiß genau, dass Sie einen positiven Einfluss auf die Welt haben. Wenn Sie sich vornehmen, das Leben mit Freude und positiver Energie anzugehen, werden Sie empfänglicher für die unendlich vielen kreativen Möglichkeiten, die es gibt. Es ist höchste Zeit, diese Chancen zu ergreifen und Ihr helles Licht auf Schritt und Tritt erstrahlen zu lassen!

WEITERFÜHRENDE INFORMATIONEN UND BEZUGSQUELLEN

Weitere Informationen (in englischer Sprache), Empfehlungen für ätherische Öle, Mariza Snyders Selbstfürsorgetagebuch, Checklisten, Experten und vieles mehr finden Sie auf meiner Webseite www.drmariza.com.

Mariza Snyders umfassenden Hormon-Selbsttest für Frauen in der Perimenopause und den Wechseljahren, mit dessen Hilfe Sie den Ursachen für Ihre peri/menopausalen Beschwerden auf den Grund gehen und dieses Buch noch besser nutzen können, finden Sie Buch *Aromatherapie für die Hormonbalance*.

Die Essentially-Whole®-Nahrungsergänzungsmittel für Frauen in der Perimenopause und den Wechseljahren finden Sie unter www.drmariza.com/store.

LITERATUR

Agnoli, A., V. Andreoli, M. Casacchia und R. Cerbo. 1976. »Effect of S-adenosyl-{l}-methionine (SAMe) upon Depressive Symptoms.« Journal of Psychiatric Research 13, Nr. 1: 43–54. https://doi.org/10.1016/0022-3956(76)90008-X.

Aguilar, M., T. Bhuket, S. Torres, B. Liu und R. J. Wong. 2015. »Prevalence of the Metabolic Syndrome in the United States, 2003–2012.« Journal of the American Medical Association 313, Nr. 19: 1973. https://doi.org/10.1001/jama .2015.4260.

Andersen, M. L., R. A. Bittencourt, I. B. Antunes und S. Tufik. 2006. »Effects of Progesterone on Sleep: A Possible Pharmacological Treatment for Sleep-Breathing Disorders?« Current Medicinal Chemistry 13, Nr. 29: 3575–82. https://doi.org/10.2174/092986706779026200.

Ayers, B., M. Forshaw und M. S. Hunter. 2010. »The Impact of Attitudes Towards the Menopause on Women's Symptom Experience: A Systematic Review.« Maturitas 65, Nr. 1: 28–36. https://doi.org/10.1016/j.maturitas.2009.10.016.

Boneva, R. S., J. M. Lin und E. R. Unger. 2015. »Early Menopause and Other Gynecologic Risk Indicators for Chronic Fatigue Syndrome in Women.« Menopause 22, Nr. 8: 826–34. https://doi.org/10.1097/GME.0000000000000411.

Born, L., G. Koren, E. Lin und M. Steiner. 2008. »A New, Female-Specific Irritability Rating Scale.« Journal of Psychiatry and Neuroscience: JPN 33, Nr. 4: 344–54. PMID: 18592028.

Breus, Michael J. 2019. »3 Amazing Benefits of GABA.« Psychology Today. https://www.psychologytoday.com/us/blog/sleep-newzzz/201901/3-amazing-benefits-gaba.

Brown, R., P. L. Gerbarg und Z. Ramazanov. »Rhodiola rosea: A Phytomedicinal Overview.« http://www.medref.se/rosenrot/Brown_Rhodiola_rosea.pdf.

Caliceti, C., P. Rizzo und A. Cicero. 2015. »Potential Benefits of Berberine in the Management of Perimenopausal Syndrome.« Oxidative Medicine and Cellular Longevity Nr. 1: 1–9. https://doi.org/10.1155/2015/723093.

Calsolaro, V., G. Pasqualetti, F. Niccolai et al. 2017. »Thyroid Disrupting Chemicals.« International Journal of Molecular Sciences 18, Nr. 12: 2583. https://doi .org/10.3390/ijms18122583.

Castaneda, Ruben. 2018. »Why Many Women Unnecessarily Get a Hysterectomy.« U.S. News & World Report. https://health.usnews.com/health-care/patient-advice/articles/2018-01-18/why-many-women-unnecessarily-get-a -hysterectomy.

Christie, A. D., E. Seery und J. A. Kent. 2016. »Physical Activity, Sleep Quality, and Self-Reported Fatigue Across the Adult Lifespan.« Experimental Gerontology 77: 7–11. https://doi.org/10.1016/j.exger.2016.02.001.

Clarke, G., R. M. Stilling, P. J. Kennedy et al. 2014. »Gut Microbiota: The Neglected Endocrine Organ.« Molecular Endocrinology 28, Nr. 8: 1221–38. https://doi.org/10.1210/me.2014-1108.

Daher, R., T. Yazbeck, J. B. Jaoude und B. Abboud. 2009. »Consequences of Dysthyroidism on the Digestive Tract and Viscera.« World Journal of Gastroenterology 15, Nr. 23: 2834–38. https://doi.org/10.3748/wjg.15.2834.

Dalal, P. K. und M. Agarwal. 2015. »Postmenopausal Syndrome.« Indian Journal of Psychiatry 57, Suppl. 2: S222–S232. https://doi.org/10.4103/0019 -5545.161483.

Dienes, K. A., N. A. Hazel und C. L. Hammen. 2013. »Cortisol Secretion in Depressed At-Risk Adults.« Psychoneuroendocrinology 38, Nr. 6: 927–40. doi:10.1016/j.psyneuen.2012.09.019.

Domingo, S. und A. Pellicer. 2009. »Overview of Current Trends in Hysterectomy.« Expert Review of Obstetrics and Gynecology 4, Nr. 6: 673–85. doi: 10.1586/eog.09.51.

Epperson, C. N., M. D. Sammel, T. L. Bale et al. 2017. »Adverse Childhood Experiences and Risk for First-Episode Major Depression During the Menopause Transition.« Journal of Clinical Psychiatry 78, Nr. 3: e298—e307. https://doi .org/10.4088/JCP.16m10662.

Fallahi, P., S. M. Ferrari, G. Elia et al. 2018. »Myo-inositol in Autoimmune Thyroiditis, and Hypothyroidism.« Reviews in Endocrine and Metabolic Disorders 19, Nr. 4: 349–54. https://doi.org/10.1007/s11154-018-9477-9.

Filler, K., D. Lyon, J. Bennett, N. McCain et al. 2014. »Association of Mitochondrial Dysfunction and Fatigue: A Review of the Literature.« BBA Clinical 1: 12–23. https://doi.org/10.1016/j.bbacli.2014.04.001.

Freedman, R. und T. Roehrs. 2007. »Sleep Disturbance in Menopause.« Menopause 14, Nr. 5: 826–29. https://doi.org/10.1097/gme.0b013e3180321a22.

Gartoulla, P., R. Worsley, R. J. Bell und S. R. Davis. 2015. »Moderate to Severe Vasomotor and Sexual Symptoms Remain Problematic for Women Aged 60 to 65 Years.« Menopause 22, Nr. 7: 694–701. https://doi.org/10.1097/GME.0000000000000383.

Glade, M. J. und K. Smith. 2015. »Phosphatidylserine and the Human Brain. « Nutrition 31, Nr. 6: 781–86. https://doi.org/10.1016/j.nut.2014.10.014.

Golbidi, S., M. Badran und I. Laher. 2011. »Diabetes and Alpha Lipoic Acid.« Frontiers in Pharmacology 2: 69. https://doi.org/10.3389/fphar.2011.00069.

Grady, D. und G. F. Sawaya. 2005. »Discontinuation of Postmenopausal Hormone Therapy.« American Journal of Medicine 118, Nr. 12, Supp. 2: 163–65. https://doi.org/10.1016/j.amjmed.2005.09.051.

Harvard Health Publishing, Harvard Medical School. 2019. »The Lowdown on Thyroid Slowdown.« https://www.health.harvard.edu/diseases-and -conditions/the-lowdown-on-thyroid-slowdown.

Howell, A. B. und B. Foxman. 2002. »Cranberry Juice and Adhesion of Antibiotic-Resistant Uropathogens.« JAMA 287, Nr. 23: 3082–83. https://doi .org/10.1001/jama.287.23.3082.

Hu, M. L., C. K. Rayner, K. L. Wu et al. 2011. »Effect of Ginger on Gastric Motility and Symptoms of Functional Dyspepsia.« World Journal of Gastroenterology 17, Nr. 1: 105–10. https://doi.org/10.3748/wjg.v17.i1.105.

Hunter, M. und M. Rendall. 2007. »Bio-psycho-socio-cultural Perspectives on Menopause.« Best Practice & Research Clinical Obstetrics and Gynaecology 21, Nr. 2: 261–74. https://doi.org/10.1016/j.bpobgyn.2006.11.001.

Jokar, T. O., L. T. Fourman, H. Lee et al. 2018. »Higher TSH Levels Within the Normal Range Are Associated with Unexplained Infertility.« Journal of Clinical Endocrinology & Metabolism 103, Nr. 2: 632–39. https://doi.org/10.1210/jc.2017-02120.

Jones, R. K. 2011. »Beyond Birth Control: The Overlooked Benefits of Oral Contraceptive Pills.« New York: Guttmacher Institute. https://www.guttmacher .org/sites/default/files/report_pdf/beyond-birth-control.pdf.

Kashefi, F., M. Khajehei, M. Alavinia et al. 2015. »Effect of Ginger (Zingiber officinale) on Heavy Menstrual Bleeding: A Placebo-Controlled, Randomized Clinical Trial.« Phytotherapy Research: PTR 29, Nr. 1: 114–19. https://doi.org/10.1002/ptr.5235.

Katz, T. A., Y. Qiwei, S. Treviño et al. 2016. »Endocrine-Disrupting Chemicals and Uterine Fibroids.« Fertility and Sterility 106, Nr. 4: 967–77. https://doi.org/10.1016/j.fertnstert.2016.08.023.

Kumar, V., R. Chodankar und J. K. Gupta. 2016. »Endometrial Ablation for Heavy Menstrual Bleeding.« Women's Health (London) 12, Nr. 1 (Jan.): 45–52. https://doi.org/10.2217/whe.15.86.

Lauritano, E. C., A. L. Bilotta, M. Gabrielli et al. 2007. »Association Between Hypothyroidism and Small Intestinal Bacterial Overgrowth.« Journal of Clinical Endocrinology & Metabolism 92, Nr. 11: 4180–84. https://doi.org/10.1210/jc.2007-0606.

Licznerska, B. E., H. Szaefer, M. Murias et al. 2013. »Modulation of CYP19 Expression by Cabbage Juices and Their Active Components: Indole 3-carbinol and 3,3′-diindolylmethene in Human Breast Epithelial Cell Lines.« European Journal of Nutrition 52: 1483–92. https://doi.org/10.1007/s00394-012-0455-9.

Mackawy, A. M. H., B. M. Al-Ayed und B. M. Al-Rashidi. 2013. »Vitamin D Deficiency and Its Association with Thyroid Disease.« International Journal of Health Sciences 7, Nr. 3: 267–75. https://doi.org/10.12816/0006054.

Manson, J. E. und A. M. Kaunitz. 2016. »Menopause Management – Getting Clinical Care Back on Track.« New England Journal of Medicine 374: 803–6. https://doi.org/10.1056/NEJMp1514242.

Mao, J. J., S. X. Xie, J. Zee et al. 2015. »Rhodiola rosea Versus Sertraline for Major Depressive Disorder: A Randomized Placebo-Controlled Trial.« Phytomedicine 22, Nr. 3: 394–99. https://doi.org/10.1016/j.phymed.2015.01.010.

Mishra, S. und K. Palanivelu. 2008. »The Effect of Curcumin (Turmeric) on Alzheimer's Disease: An Overview.« Annals of Indian Academy of Neurology 11, Nr. 1: 13–19. https://doi.org/10.4103/0972-2327.40220.

Mullaicharam, A. R. 2014. »A Review on Evidence Based Practice of Ginkgo biloba in Brain Health.« International Journal of Chemical and Pharmaceutical Analysis 1, Nr. 1: 24–30.

National Center for Complementary and Integrative Health. 2017. »St. John's Wort and Depression: In Depth.« https://www.nccih.nih.gov/health/st-johns-wort-and-depression-in-depth.

Nouveau, S., P. Bastien, F. Baldo und O. de Lacharriere. 2008. »Effects of Topical DHEA on Aging Skin: A Pilot Study.« Maturitas 59, Nr. 2: 174–81. https://doi .org/10.1016/j.maturitas.2007.12.004.

Nygaard, I., M. D. Barber, K. L. Burgio et al. 2008. »Prevalence of Symptomatic Pelvic Floor Disorders in U.S. Women.« JAMA 300, Nr. 11: 1311–16. https://doi.org/10.1001/jama.300.11.1311.

Oyelowo, Tolu. 2007. »Menorrhagia.« In: Mosby's Guide to Women's Health. St. Louis, Missouri: Mosby Elsevier. https://doi.org/10.1016/B978-0-323 -04601-5.X5001-1.

Palacios, S., V. W. Henderson, N. Siseles et al. 2010. »Age of Menopause and Impact of Climacteric Symptoms by Geographical Region.« Climacteric 13, Nr. 5: 419–28. https://doi.org/10.3109/13697137.2010.507886.

Pulipati, S., P. S. Babu, M. L. Narasu und N. Anusha. 2017. »An Overview on Urinary Tract Infections and Effective Natural Remedies.« Journal of Medicinal Plants Studies 5, Nr. 6: 50–56. http://www.plantsjournal.com/archives/2017/vol5issue6/PartA/5-6-7-566.pdf.

Pyykkönen, A. J., B. Isomaa, A. K. Pesonen, J. G. Eriksson et al. 2012. »Subjective Sleep Complaints Are Associated with Insulin Resistance in Individuals Without Diabetes: The PPP-Botnia Study.« Diabetes Care 35, Nr. 11: 2271–78. https://doi.org/10.2337/dc12-0348.

Saaresranta, T., U. Anttalainen und O. Polo. 2015. »Sleep Disordered Breathing: Is It Different for Females?« ERJ Open Research 1, Nr. 2: 00063-2015. https://doi.org/10.1183/23120541.00063-2015.

Saccomani, S., J. F. Lui-Filho, C. R. Juliato et al. 2017. »Does Obesity Increase the Risk of Hot Flashes Among Midlife Women?: A Population-Based Study.« Menopause 24, Nr. 9: 1065–70. https://doi.org/10.1097/GME .0000000000000884.

Secades, J. J. und J. L. Lorenzo. 2006. »Citicoline: Pharmacological and Clinical Review, 2006 Update.« Methods and Findings in Experimental and Clinical Pharmacology 28, Suppl. B: 1–56. PMID: 17171187.

Severo, J. S., J. Morais, T. de Freitas et al. 2019. »The Role of Zinc in Thyroid Hormones Metabolism.« International Journal for Vitamin and Nutrition Research 89, Nr. 1–2: 80–88. https://doi.org/10.1024/0300-9831/a000262.

Sharma, S. und N. Aggarwal. 2017. »Vitamin D and Pelvic Floor Disorders.« Journal of Mid-Life Health 8, Nr. 3: 101–2. https://doi.org/10.4103/jmh .JMH_88_17.

Shoskes, D. A. und J. C. Nickel. 2011. »Quercetin for Chronic Prostatitis/Chronic Pelvic Pain Syndrome.« Urologic Clinics of North America 38, Nr. 3: 279–84. https://doi.org/10.1016/j.ucl.2011.05.003.

Siegel, A. M. und S. B. Mathews. 2015. »Diagnosis and Treatment of Anxiety in the Aging Woman.« Current Psychiatry Reports 17, Nr. 12: 93. https://doi .org/10.1007/s11920-015-0636-3.

Stewart, E. A., L. T. Shuster und W. A. Rocca. 2012. »Reassessing Hysterectomy.« Minnesota Medicine 95, Nr. 3: 36–39. PMID: 22611818.

Thurston, R. C. 2013. »Cognition and the Menopausal Transition: Is Perception Reality?« Menopause 20, Nr. 12: 1231–32. https://doi.org/10.1097/GME .0000000000000137.

Tuomikoski, P., O. Ylikorkala und T. S. Mikkola. 2012. »Menopausal Hot Flashes and Insulin Resistance.« Menopause 19, Nr. 10: 1116–20. https://doi .org/10.1097/gme.0b013e3182503d5d.

Vahratian, A. 2017. »Sleep Duration and Quality Among Women Aged 40–59, by Menopausal Status.« NCHS data brief Nr. 286. Hyattsville, MD: National Center for Health Statistics. https://blogs.cdc.gov/nchs/2017/09/07/3942/

Ventura, M., M. Melo und F. Carrilho. 2017. »Selenium and Thyroid Disease: From Pathophysiology to Treatment.« International Journal of Endocrinology 2017: 1297658. https://doi.org/10.1155/2017/1297658.

Vollmer, G., A. Papke und O. Zierau. 2010. »Treatment of Menopausal Symptoms by an Extract from the Roots of Rhapontic Rhubarb: The Role of Estrogen Receptors.« Chinese Medicine 5: 7. https://doi.org/10.1186/1749-8546-5-7.

Wolburg, H. und A. Lippoldt. 2002. »Tight Junctions of the Blood-Brain Barrier: Development, Composition and Regulation.« Vascular Pharmacology 38, Nr. 6: 323–37. https://doi.org/10.1016/S1537-1891(02)00200-8.

Wurtman, R. J., M. Regan, I. Ulus und L. Yu. 2000. »Effect of Oral CDP-choline on Plasma Choline and Uridine Levels in Humans.« Biochemical Pharmacology 60, Nr. 7: 989–92. https://doi.org/10.1016/s0006-2952(00)00436-6.

Wang, S., C. Zhang, G. Yang und Y. Yang. 2014. »Biological Properties of 6-gingerol: A Brief Review.« Natural Product Communications 9, Nr. 7: 1027–30. PMID: 25230520.

Wu, Y., Y. Zhang, G. Xie et al. 2012. »The Metabolic Responses to Aerial Diffusion of Essential Oils.« PLoS One 7, Nr. 9: e44830. https://doi.org/10.1371/journal.pone.0044830.

Xie, L., H. Kang, Q. Xu et al. 2013. »Sleep Drives Metabolite Clearance from the Adult Brain.« Science 342, Nr. 6156: 373–77. https://doi.org/10.1126/science.1241224.

Zhou, J., J. Y. Ko, S. C. Haight und V. T. Tong. 2019. »Treatment of Substance Use Disorders Among Women of Reproductive Age by Depression and Anxiety Disorder Status, 2008–2014.« Journal of Women's Health 28, Nr. 8: 1068–76. https://doi.org/10.1089/jwh.2018.7597.

Ziaei, S., A. Kazemnejad und M. Zareai. 2007. »The Effect of Vitamin E on Hot Flashes in Menopausal Women.« Gynecologic and Obstetric Investigation 64, Nr. 4: 204–7. https://doi.org/10.1159/000106491.

Zou, J., B. Chassaing, V. Singh et al. 2017. »Fiber-Mediated Nourishment of Gut Microbiota Protects Against Diet-Induced Obesity by Restoring IL-22-Mediated Colonic Health.« Cell and Host Microbe 23, Nr. 1: 41–53. https://doi.org/10.1016/j.chom.2017.11.003.

REZEPTVERZEICHNIS

U, V, W, Z

VERZEICHNIS DER ÖLMISCHUNGEN

K, M, N

R

DANK

Folgenden Personen möchte ich für ihre Hilfe bei meiner Arbeit an diesem Buch danken – sie haben mich dabei unterstützt, es zu schreiben und in die Welt hineinzutragen, um vielen wunderbaren, schönen Frauen das Leben zu erleichtern!

Meinem großartigen Ehemann Alex Dunks danke ich dafür, dass er während der vielen Monate, in denen ich an diesem Buch gearbeitet habe, ungeheuer viel für mich getan hat. Du bist mir der liebste Mensch auf der Welt!

Meiner wunderbaren Mutter Jody DeLeone bin ich dankbar dafür, dass ich ihre Geschichte erzählen durfte und dass sie mich dazu inspiriert hat, immer für die Verwirklichung meiner Träume zu kämpfen.

Meinen Großmüttern Rachel Anguiano und Sharon Snyder danke ich für ihre unerschütterliche Unterstützung.

An meine Leserinnen: Ich bin Ihnen so dankbar dafür, dass Sie mir erlaubt haben, an Ihrem Heilungsprozess teilzuhaben! Sie sind der Grund, warum ich dieses Buch geschrieben habe.

Tami, Erin, Rebecca, Kristen, Jan, Caurel, Anne, Isabela und dem Rest meines Superteams hinter den Kulissen: Ich bin euch unendlich dankbar für eure Leidenschaft und euer Engagement für unsere Mission.

Ein ganz herzliches Dankeschön auch an mein fantastisches Wolfsrudel Jennifer Hudye, Amber Spears, Alona Rudnitsky und Alex Moscow, die mit mir durch dick und dünn gehen und alle Erfolge mit mir feiern.

Mein besonderer Dank gilt JJ Virgin, die mir eine wunderbare Inspirationsquelle, Mentorin und Freundin ist. Bridgit Danner danke ich für unsere wöchentlichen Telefongespräche. Gabrielle Lyon bin ich dankbar dafür, dass sie sich so liebevoll um mich kümmert, und bei Candace Romero bedanke ich mich dafür, dass sie mir seit meinem 22. Lebensjahr den Rücken stärkt und sich stets selbst treu geblieben ist.

Danke auch an alle Wellness-Superstars, die sich genau wie ich dafür einsetzen, andere Menschen zu einem gesünderen Leben zu motivieren: Stephanie Estima, Anna Cabeca, Elisa Song, Bree Argetsinger, Elena Brower, Vivian Glyck, Lisa Sasevich, Cleopatra Kamperveen, Joan Rosenberg, Amy Medling, Debra Atkinson, Izabella und Michael Wentz, Isa Herrera, Ari Whitten, Samantha Gladish, Melissa Esguerra, Nicole Jardim, McCall McPherson, Lauren Noel, Alan Christianson, Melissa Kathryn, Vincent Pedre, Dave Asprey, Teri Cochrane, Emily Fletcher, Alexandra Jamieson, Ann Shippy, Kevin und Annmarie Gianni, Zia Nicks, Brianne Hovey, Christiana Maia, Cynthia Pasquela, Summer Bock, Kellyann Petrucci, Jessica Drummond, Lisa Hendrickson-Jack, Amy Myers, Maru Davila, Nat Kringoudis, Shawn Tassone, Robyn Benson, Will Cole, Lara Adler und Tricia Nelson – gemeinsam verändern wir die Welt!

Außerdem möchte ich mich bei meinem großartigen Verlagsteam bedanken. Wendy Sherman, danke dafür, dass du die beste Literaturagentin bist, die es gibt, und immer an mich geglaubt hast.

Julia Pastore, Erin Hubbard und Rebecca Grow: Danke dafür, dass ihr mir geholfen habt, dieses Buch zu schreiben und es meinen Leserinnen zugänglich zu machen!

Anna Z. Bohbot danke ich dafür, dass sie stets bei allen meinen Büchern mit mir zusammenarbeitet und hervorragende, gesunde Rezepte dafür entwickelt.

Dem fantastischen Team von Rodale – Marnie Cochran, Christina Foxley, Odette Fleming und all den Superstars aus der Lektoratsabteilung – danke ich für die Zusammenarbeit an diesem Buchprojekt.

ÜBER DIE AUTORIN

Mariza Snyder ist Heilpraktikerin, Podcasterin und Autorin. Seit über zehn Jahren behandelt sie Patienten, hält Vorträge und schreibt Bücher zu den Themen hormonelle Gesundheit und Aromatherapie, Ernährung und Entgiftung. Sie hat es sich zur Aufgabe gemacht, durch pflanzliche Ernährung und einfache Veränderungen des Lebensstils Menschen zu einem gesunden und nachhaltigen Leben zu inspirieren.

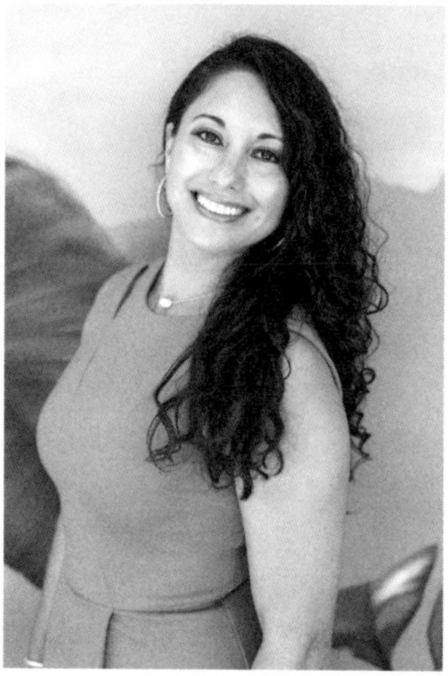